Miteinander, füreinander, voneinander

Marianne und Reinhard Kopp

MITEINANDER FÜREINANDER VONEINANDER

Wir christlichen Großeltern von heute

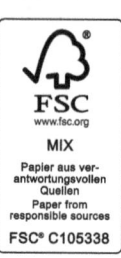

Bibliografische Information der Deutschen Nationalbibliothek: Die Deutsche Nationalbibliothek verzeichnet diese Publikation in der Deutschen Nationalbibliografie; detaillierte bibliografische Daten sind im Internet über http://dnb.dnb.de abrufbar.

Titelbild: Reinhard Kopp

Edition GroßelternAkademie

Herstellung und Verlag: BoD – Books on Demand, Norderstedt

ISBN: 978-3-751-99732-4

Liebe Großeltern, was wir als Lebensglück empfinden, muss nicht zwangsläufig das der Kinder und Enkel sein, weshalb wir gut daran tun, ihnen die Freiheit zur eigenen Suche zu lassen.

Marianne und Reinhard Kopp, GroßelternAkademie

Sie finden in diesem Buch häufig Verweise auf unsern Ratgeber *Typisch Oma, typisch Opa?!*, weil wir inhaltliche Wiederholungen vermeiden möchten.

Die Generationen und das Miteinander

Liebe Großeltern,

miteinander leben, *füreinander da sein*, *voneinander lernen* – in diesem Ratgeber geht es um die Beziehung zwischen Enkeln und christlichen Großeltern. Ausgehend von dem Brief des Paulus an Philemon, den Gemeindeleiter der jungen Christengemeinde in Kolossä, einem Ort in der heutigen Westtürkei. Im Philemonbrief könnte es sich auch um ein Generationenproblem handeln: Ein junger Mensch will hinaus in die Welt und sein Leben selbst in die Hand nehmen. Dass solches Selbstständigkeitsstreben nicht problemlos verläuft, versteht sich von selbst. Dann sind wir Großeltern gefragt. Wie hilfreich sind wir, wenn es darum geht, Enkeln beizustehen? Wie motivierend, damit unsere Enkel sich trauen, das Leben in die eigenen Hände zu nehmen? Wann sollten wir uns aktiv einbringen, wann zurückhaltend sein? Diese und andere Fragen beantworten wir diesmal anhand der Bibel. Im Anhang finden Sie Bibeltexte und weiterführende Erklärungen zu einigen Themen.

Aber auch wenn Sie, liebe Großeltern, mit Glauben und Bibel wenig anzufangen wissen, kann Ihnen unser Ratgeber eine wertvolle Hilfe für Ihre Großelternschaft sein. Unser Buch „missioniert" nicht, sondern gibt Tipps für das Miteinander der Generationen. Dazu ist es wichtig, einen Standpunkt zu haben und Sinnhaftigkeit im Leben. Unser Motto lautet: *Gemeinsam für die Enkelgeneration*. Für uns persönlich schließt das auch himmlischen Beistand ein. Deshalb wünschen wir Ihnen ausdrücklich eine gesegnete Zeit mit diesem Buch!

Marianne und Reinhard Kopp

Miteinander auf einem Fundament

Ich bete, dass die Gemeinschaft, zu der du so treu hältst, sich noch weiter auswirkt: Du sollst in vollem Umfang erkennen, wie wir bei uns gut und richtig für Christus wirken können. (Philemonbrief Vers 6, Basis Bibel)

- Sein Fundament kennen
- Braucht eine Kirchengemeinde Großeltern?

Die Kirchengemeinde, in der ich großgeworden bin, hatte ihren Versammlungsraum im Areal eines ehemaligen Dominikaner-Klosters. Das zur Straße offene Gelände, in dessen Mitte sich der ehemalige Klosterfriedhof befunden hatte, wurde von einer Schule und den ehemaligen Klosternebengebäuden flankiert. In den Nebengebäuden lebten alte Frauen und ein paar Rentner-Ehepaare. Unser Gemeindesaal befand sich im ehemaligen Refektorium, dessen dicke Backsteinmauern selbst im Hochsommer eine unangenehme, feuchte Kühle verströmten.

Der Gemeindesaal war mit Klappstuhlreihen beidseitig des Hauptganges bestuhlt. Die Fenster auf der rechten Seite waren zu weit oben für einen ablenkenden Blick nach draußen. Auf der anderen Seite hingen schwere Altarbilder. In der Mitte des Saales standen rechts und links die beiden Öfen.

Das Heizen mit Kohle war Aufgabe eines alten Mannes, der mit seiner Frau zwei Zimmer bewohnte, die von der großen Diele vor dem Gemeindesaal abgingen. Der ausgetretene Backsteinfußboden wurde von einer schummerigen Deckenfunzel beleuchtet, nur nachmittags fielen ein paar Sonnenstrahlen durch das schmale Oberlicht der schweren Haustür mit dem alten Kastenschloss. Der Mann hatte riesige, knochige Hände und einen gewaltigen Schnauzbart. Meistens tat er seine Arbeit schweigend, doch wenn er sprach, hörte es sich poltrig laut an. Seine Frau war klein, eine verhuschte, freundliche, hilfsbereite Person, die schon mal ihre

Zimmertür öffnete, damit ein Säugling bei ihr auf dem Sofa trockengelegt werden konnte. Meiner Oma borgte sie Sicherheitsnadeln, womit die meinen Unterrock zusammen klammerte, nachdem ich eingepinkelt hatte. Lange Hosen trugen Mädchen damals noch nicht und der Herbstwind konnte schon ganz schön kühl unters Röckchen wehen.

Das Klo des Ehepaares wurde von unsern Gemeindegliedern mitbenutzt, wobei die meisten dachten, es gehöre zum Saal. Wir Kinder ekelten uns vor diesem Verschlag unter der Treppe, der immer stank. Unsere Gemeinde hatte keine Nebenräume. Die Garderobenhaken befanden sich gleich bei der Eingangstür im Saal.

Der Platz um die Öfen war den älteren Gemeindegliedern vorbehalten. Vorne links saßen wir Kinder unter den Argusaugen der Erwachsenen. Gegenüber, auf der anderen Seite des Ganges, saß die Jugendgruppe. Um von links nach rechts wechseln zu können, musste man ein bestimmtes Alter und eine bestimmte Klassenstufe erreicht haben.

Es gab einige aktive Familien, die das Gemeindeleben am Laufen hielten. Und es gab eine Menge älterer Menschen. Wenn ich zurückdenke und zurückrechne, waren die meisten damals kaum älter, als ich es heute bin und trotzdem wirkten sie auf mich greisenhaft. Viele alte Frauen waren verwitwet oder unverheiratet.

Interessanterweise wohnten ein paar in einer Straße, die nach einer Sozialistin benannt war, mitten in der Stadt. Nach meiner kindlichen Auffassung wohnten nur solche Menschen in alten Häusern, die arm waren oder den Anschluss verloren hatten. Wir lebten in einem Reihenhaus, andere Familien aus der Gemeinde wohnten ähnlich. Darum war es für mich folgerichtig, dass vergreiste alte Menschen in der Altstadt hängen geblieben waren.

Alte Häuser hatten damals keinen Komfort, moderne Möbel wirkten in diesen Stuben deplatziert. Häuser in der Altstadt waren meistens marode und in Privatbesitz. Wo hängten sie Wäsche, wo konnten die Kinder ihren Brummkreisel tanzen lassen? Alles Fragen, die mich als Kind beschäftigten, wenn ich solche alten Häuser betrat. Ich fand alte Häuser schrecklich und war froh, nicht darin leben zu müssen. Später befand sich manche unserer Dienstwohnungen in Altbauten, was ich seinerzeit wie einen *sozialen Abstieg* empfand. Heute denke ich anders.

Zwei Frauen aus der Gemeinde wohnten vorne in der Straße mit dem Namen der Sozialistin. Im Parterre ihres Wohnhauses war eine Bäckerei. Die Haustür war nicht abgeschlossen und es gab keine abgeschlossenen Wohnungen. Im ersten Stock, hinter der einen Tür, hatte die eine ihr Zimmer, schräg gegenüber die andere. Während die eine sehr agil herumwuselte, lag die andere meistens im Bett. Ihre Wangen waren ausgezehrt, sie trug ein elegantes Nachtjäckchen über dem Nachthemd, hatte schlohweißes Haar und eine sehr weiche Stimme. In meinen Augen schien sie todkrank. Doch sie überlebte die Agile und die Gemeinde sorgte dafür, dass eine andere Glaubensschwester ins Haus zog. Bei diesen Frauen versammelte sich einmal die Woche abends ein Gebetskreis, zu dem unsere Mutter mich und meine Schwester, die noch ein Kind war, schickte.

Im Haus gegenüber hatte eine Zeitlang eine schwerkranke Frau gelebt, die ebenfalls zu unserer Freikirche gehörte. Manchmal brachte man sie im Rollstuhl, einem unförmigen Ding, in die Gemeinde. Später kam sie in ein städtisches Pflegeheim, das sich in einer alten Villa befand. Dort lag sie jahrelang mit sieben anderen Frauen in einem großen Saal. Ich weiß bis heute nicht, was diese Frau für eine Krankheit hatte. Selbst das Sprechen bereitete ihr mit den Jahren immer mehr Mühe. Sie verzog das ganze Gesicht, um sich verständlich zu machen. Diese Hässlichkeit bestärkte meine kindliche Abneigung vor alten Leuten.

Ich mochte alte Menschen nicht. Sie rochen komisch, legten ihre Zähne abends in ein Wasserglas, was ich eklig fand und wenn sie mich mit prüfendem Blick maßen, gaben sie mir stets das Gefühl, ein schlechtes Kind zu sein. Ich schien in keine ihrer Schablonen zu passen. Anders diese alte Frau, sie tat das nie. Wer immer aus der Gemeinde Zeit hatte, besuchte sie. Ich erinnere mich, wie einmal eine alte Frau im sieben-Betten-Saal bitterlich zu weinen begann. Auf die Frage, ob ihr etwas fehle, schluchzte sie, sie habe fünf Kinder, aber keines habe sie hier je besucht und diese kinderlose Frau bekäme ständig Besuch. Weihnachten, Ostern, an den Wochenenden, stets war ihr Bett *belagert*. Sie war sozusagen die *Gebetsinstanz* der Gemeinde. Mehr konnte sie nicht zum Gemeindeleben beitragen, aber damit war sie eine tragende Säule.

Später richtete ihr die Heimleitung sogar ein eigenes Zimmer ein und sie durfte einen Fernseher haben mit – das war wirklich eine ebenso gewaltige Ausnahme, wie ein Vertrauensbeweis – Westfernsehempfang. Sie hatte der Heimleitung hoch und heilig versprochen, niemals Nachrichten oder andere politische Sendungen anzuschauen, sondern nur Filme, Opern oder bunte Sendungen. Sie hat sich daran gehalten. Später ließ sie jedem jungen Menschen der Gemeinde ein Vermächtnis zukommen. Für mich hatte sie ein Buch ausgesucht und eine Karte schreiben lassen. Beides hüte ich bis heute. An meinen letzten Besuch bei ihr erinnere ich mich noch sehr gut: Ich erzählte ihr von meinem Freund, wie er heißt und dass wir uns sehr mögen. Sie freute sich sichtlich für mich und schnaufte unter Mühen: „Dann wirst du also seine Frau". Soweit hatte ich noch gar nicht gedacht, aber sie hat Recht behalten.

Gegenüber dem Haus, wo die Gelähmte gewohnt hatte, war die Haustür, im Gegensatz zu den andern Häusern, stets verschlossen. Der Hausbesitzer war gleichzeitig der Besitzer des kleinen Lebensmittelladens im Erdgeschoss. Aus Mangel an Kapazität lagerten die Getränkekisten im Hausflur. Eine Klingelanlage zu installieren, war der Mann zu geizig, Telefone waren damals Luxusgut, für normale Bürger gar nicht dran zu denken. In diesem Haus, im zweiten Stock, lebte meine Großtante, eine Schwester meines Opas, der in der ersten Hälfte der fünfziger Jahre, zusammen mit Oma, in den Westen geflohen war. Die Familie meines Vaters war bis zum Ende des Zweiten Weltkrieges in Ostpreußen ansässig gewesen. Nach ein paar Jahren Zwischenaufenthalt in Ostdeutschland flohen meine Großeltern weiter in den Westen, nachdem mein Großvater sich bei der Regierung der DDR über die Zustände in der Landwirtschaft unter sowjetischer Knute beschwert hatte. Die Großtante war in Allenstein von den sowjetischen Truppen überrollt worden und erst später, zusammen mit der Uroma, aus Polen ausgereist. Warum sie nicht mit in den Westen gegangen ist, bleibt ihr Geheimnis. Diese Tante gehörte nicht zu unserer Freikirche, sie war evangelisch. Manchmal besuchte sie sonntags den Gottesdienst. Sie tat es, weil es sich so gehörte, denn schon ihre Vorfahren waren evangelisch gewesen. An Weihnachten sang sie mit tiefer, rauer Stimme, die Zarah Leander Konkurrenz gemacht hätte, mit uns Weihnachtslieder. Sie hatte geheiratet, als sie bereits über sechzig war. Ihr Ehemann war ein Witwer aus der alten Heimat. Man hatte sich sogar, weil es sich schickte, vorher verlobt. Den Ring bekam sie per Post in einem Briefumschlag. Leider waren ihr die Freuden des Ehelebens nicht lange vergönnt, er starb, da war ich noch nicht mal in der Schule. Und so blieb sie als ehrbare Witwe zurück.

Natürlich kannte unser *Tantchen* die Frauen aus unserer Gemeinde, vermied aber sorgsam jede Bemerkung darüber. Ob die beiden Damen aus dem Bäckerhaus ledig oder verwitwet waren, hat mich als Kind nicht interessiert.

Ein paar Häuser weiter lebte eine Witwe mit ihrer Tochter. Sie erinnerte mich an ein Huhn, das unentwegt gackert. Der Mund in ihrem faltigen Gesicht entblößte schlecht sitzende Zähne. Sie keifte und giftete in einem fremden Dialekt. Dass der junge Pastor unserer Gemeinde die Jugendstunde sausen ließ, um zu seiner Frau, die frisch entbunden hatte, in die Klinik zu fahren, akzeptierte sie nicht. Laut zeternd bekamen alle zu hören, dass sie auch allein gewesen war bei der Geburt ihrer Tochter. Sie trug meistens selbstgestrickte Wollstrümpfe und ein Tuch um den Kopf. Ich nahm an, dass diese

Tochter ihr einziges Kind sei. Doch dem war nicht so. Ihre anderen Kinder waren selber Eltern und lebten woanders. Daheim bei uns galt die Alte als faul. Sie habe *welke* Hände, welche die Hausarbeit scheuten. Alles müsse ihre Tochter erledigen. Die Tochter und ich waren einige Zeit etwas miteinander befreundet, obwohl ich viel jünger war. Schließlich verkuppelte man sie innerhalb der Gemeinde mit einem Mann, der schwul war. Homosexualität in den Reihen einer christlichen Gemeinde war damals undenkbar und darum kein Thema. Diese arrangierte Hochzeit war eine Mischung aus falsch verstandenem Gottvertrauen und Naivität. Am Hochzeitstag kam dann die Stunde der Wahrheit, Braut und Bräutigam suchten abends getrennte Zimmer auf.

Später hat sie sich scheiden lassen und lebte lange allein. Es wurde nicht gerne gesehen, wenn junge Menschen aus unserer Kirchengemeinde in die *Welt* heirateten, wie meine Mutter es getan hatte. Mein Vater hat sich nie für Glauben und Kirche interessiert. Daher waren meine Mutter und wir Kinder in einem besonderen Status. Ich hatte das Gefühl, *beweisen* zu müssen, dass wir trotz des *ungläubigen* Einflusses von daheim, unsern Glaubensweg gingen.

Wenige Schritte von der Hühner-Frau – die Straße mit dem Namen der Sozialistin war lang – lebten zwei Schwestern. Die eine war groß und stabil, die andere klein und dick. Die große hatte einen Hüftschaden und ein verkürztes Bein. Sie trug orthopädische Schuhe und stützte sich beim Laufen immer auf die Schulter der kleineren. Sie waren beide sehr, sehr fromm, wirkten lieb und waren freundlich. Ich mochte sie bis zu jenem Tag, an dem wir einen Gemeindeausflug unternahmen. Meine Mutter, wir hatten bereits ein Auto, nahm die beiden mit. In den Bus hätte die behinderte Schwester ja nicht einsteigen können. Wir Kinder und unsere Oma, die Mutter meiner Mutter, wurden auch noch reingequetscht.

Ich freute mich besonders auf die Heimkehr, denn wir erwarteten Besuch. Tante, Onkel, Cousine und Cousin wollten bei uns übernachten und am nächsten Tag zu ihren Schwiegereltern weiterfahren. Der Onkel war ein sehr jovialer Mann, der stets viel redete und wenig realisierte. Er qualmte eine Zigarette nach der andern, gemeinsam mit meinem Vater, der damals noch Zigarren rauchte. Gerne erzählte der Onkel Witze, auch politische. Beim Lachen entblößte er eine Reihe brauner Zähne. Die vier Erwachsenen saßen im Wohnzimmer, auf dem Tisch Schnaps, Bier und Wein. Mit jedem Glas wurde die Stimmung lustiger, ohne dass es zu einem Besäufnis kam. Dafür sorgten schon die Frauen. Meine Tante war eine patente, fröhliche Frau, die sich in keiner noch so schwierigen Lage entmutigen ließ. Meine Mutter war das Gegenteil: verschlossen und streng. Waren die Schwestern beieinander, hatten auch wir Kinder mehr Freiheiten: Unsere Mutter ließ ihr kontrollierendes Auge weniger auf uns ruhen, wir durften toben und machten Sachen, die ansonsten verboten waren: Wir quatschen lange im Bett, wir plünderten heimlich die Schränke nach etwas zum Naschen, ärgerten andere Kinder oder fremde Erwachsene. Ich liebte diese kleinen Freiheiten und genoss das Frechsein. Danach war unser Leben wieder reglementiert und kontrolliert. Solange der Besuch da war, spielte auch kaum eine Rolle, was uns von Seiten der Kirche verboten war.

Meine Mutter hatte versprochen, pünktlich daheim zu sein, denn mein Vater, Mitglied in einem Motorsportklub, würde erst spät von der Rennstrecke kommen. Doch wie das so ist an solchen Ausflügen, es verzögert sich. Deshalb beschloss Mutter, schon vor dem Kaffeetrinken unverzüglich die Heimreise anzutreten, damit unser Besuch nicht vor verschlossener Türe stand. Sie bat deshalb die beiden Schwestern, sofort zum Auto zu kommen. Doch die ließen sie abblitzen. Als sie einen zweiten Versuch unternahm, saßen sie schon vergnügt bei Kaffee und Kuchen und blafften meine Mutter an: „Aber den Kuchen dürfen wir doch wohl noch essen!" So kamen wir zu spät nach Hause, unsere Verwandten hatten vergeblich geklingelt und waren weiter gefahren zu den Schwiegereltern. Meine Enttäuschung war genauso riesig wie mein Ärger über diese beiden Frauen.

In unmittelbarer Nachbarschaft dieser Schwestern lebte ein stets kränkliches Fräulein unbestimmten Alters. Meinem kindlichen Eindruck nach war sie ebenfalls im *Oma*-Alter. Sie kam mit ihrem, heute würden wir sagen, Singledasein, überhaupt nicht zurecht. Ihre Wohnung war ein einziges Chaos, weder die Küche war nutzbar noch hatte sie einen gescheiten Schlafplatz. Ich vermute, die Frau hatte schwere Depressionen, denn sie war oft energie- und antriebslos. Ein Mensch, der keine Wurzeln hatte. Ihre einzige Schwester lebte im Westen und stammte von einem anderen Erzeuger. Ihre Mutter war schon gestorben. Man munkelte, sie sei ein Russenkind. Schwer nur war sie davon abzuhalten, in der damaligen Sowjetunion nach ihrem *Vater* zu suchen. Sie hatte plötzlich den Spleen, dass er alt sein und Hilfe brauchen könnte. Sie ging zwar arbeiten, aber kein Betrieb hielt es lange mit ihr aus. Eine Zeitlang versuchte sie ihr Glück als Haushaltshilfe, aber auch das war nicht von Dauer. Manchmal ließ meine Mutter sie bei uns übernachten, jedoch fand sie nie selbst den Absprung, wusste nicht, wann es Zeit war, zu gehen. Man musste sie dann regelrecht vor die Tür setzen, was wiederum Mutter ein schlechtes Gewissen verursachte. Später hat sich dann ihre Schwester erbarmt und sie zu sich in den Westen geholt.

Gleich um die Ecke wohnte meine Großmutter, die Mutter meiner Mutter. Auch bei ihr, ähnlich wie bei der Hühner-Frau, mochten Unwissende vermuten, sie hätte nur eine einzige Tochter, so sehr klammerte sie sich an unsere Familie und besonders an meine Mutter. Dabei hatte sie noch vier Töchter und einen Sohn. Doch ignorierte sie ihre übrigen Kinder. Nur abends, wenn sie, vor dem Bett kniend ihr Nachtgebet sprach, kam jedes Einzelne an die Reihe. Dann bat sie Gott, dass sich ihre Kinder bekehren sollten. Es hat, außer bei meiner Mutter, nur noch bei einer Tochter funktioniert.

Als meine Eltern vom Dorf in die Stadt zogen, das war kurz vor meiner Geburt, löste meine Oma überstürzt ihre kleine Bauernwirtschaft auf, verschleuderte alles und suchte sich ebenfalls in aller

Eile eine neue Bleibe. Mein Opa lebte da schon nicht mehr. Oma war noch keine siebzig, als ich sie bewusst wahrzunehmen begann. Sie hatte schlohweißes, dünnes Haar, das sie zu einem dürren Zopf flocht, den sie, zu einer Schnecke gedreht, im Nacken befestigte.

Oma lebte in einem langgezogenen, schmalen Dachzimmer. Das Licht, das durch die Dachgaube fiel, reichte gerade für das Bett und die Couch gegenüber. Mit einem Kleiderschrank, dem Küchenbuffet und einem kleinen Wäscheschrank, in der Mitte der runde Tisch und zwei Stühle, war das Zimmer übervoll. Gleich neben der Tür waren der Kachelofen und daneben ein kleiner Tisch mit einem zweiflammigen Kocher oben drauf. Vor dem Ofen stand das Gestell für die Waschschüssel. Wasser mussten die Bewohner des Dachgeschosses vom Dachboden holen, der gegenüber von Omas Zimmer, zur Aufbewahrung alter Sachen diente. Omas Bleibe war mehr eine Schlafstatt, leben konnte man hier nicht. Genauso hatte Oma sich das wohl vorgestellt. An die dreißig Jahre, bis man sie ins Altersheim brachte, war dies ihre Adresse.

Das Klo für alle Hausbewohner befand sich auf halber Treppe in der ersten Etage. Oma aber war praktisch veranlagt. Sie schwenkte den Nachttopf. Wenn ich bei ihr übernachtete, durfte erst ich darauf *thronen*, anschließend hob sie ihr Nachthemd und pinkelte im Stehen hinein, dann öffnete sie das Fenster und entleerte das Nachtgeschirr in die Dachrinne.

Man könnte meinen, angesichts der räumlichen Nähe zu den anderen alten Frauen unserer Kirchengemeinde, wäre meine Oma beschäftigt gewesen mit Besuchen und Gegenbesuchen, aber dem war nicht so. Sie mied diese Frauen, wie sie auch die Großtante mied. Sie mied sogar die pflegebedürftige, bettlägerige Frau, denn die hatte sie durchschaut und meiner Mutter einmal gesagt: „Du hast das aber auch nicht leicht mit deiner Mutter ..." Oma hatte es nicht gehört, aber geahnt.

Alte Menschen rochen damals nach Rheumasalbe, Franzbrannt-wein oder Mottenkugeln und waren Fortschrittsfeinde, bis auf weni-ge. Alte Menschen meiner Kindheit waren meistens krank, gebrech-lich, jammerig und verbiestert. Sie lebten in der Vergangenheit und fanden die Gegenwart beängstigend. Die alten Menschen meiner Kirchengemeinde füllten die ganze Bandbreite unseres kindlichen Empfindens aus: von nett und freundlich bis zu streng und abwei-send.

Ganz früher, noch vor den Klappstühlen, fand im Gemeindesaal, dem ehemaligen Refektorium, eine sogenannte *Altenehrung* statt. Wie man diesen logistischen Aufwand, die Alten mit Kaffee und Kuchen an Tischen zu bewirten, gemeistert hat, ich weiß es nicht, ich war damals noch nicht mal ein Schulkind. Wir Kinder hatten für diesen Anlass Lieder und Gedichte geübt, die wir vortragen muss-ten. Der Pastor hielt eine Andacht. Die Alten saßen da, als sei alt zu werden schon eine Leistung, die einen Preis verdiente. Bis heute – und ich bin inzwischen altersmäßig auch seniorennachmittagstaug-lich – weigere ich mich standhaft, an solchen Kaffeekränzchen teil-zunehmen. Ein kleines Kindheitstrauma. Auch wenn wir damals artig unsere Lieder sangen und unsere Gedichte aufsagten, es war kein Miteinander, sondern ein Nebeneinander. Weil wir jung waren und sie alt, ergab sich dieser Automatismus: Jugend hat dem Alter zu dienen und ihm zu gehorchen. Solange diese Menschen alters-mäßig vor uns waren, galt diese Reihenfolge. Hier die ehrwürdigen Alten, dort die unreifen Jungen. Eine andere Form von: *Solange du die Füße unter meinen Tisch stellst…*

Sie wirkten alle irgendwie geschlechtsneutral, alleinstehende Män-ner und Frauen, wie auch die Ehepaare. Alte Ehepaare machten meistens einen abgeklärten Eindruck. Schwer, sie sich früher oder gar jetzt beim Sex vorzustellen. Sexualität gehörte zu meiner Zeit noch zu den schlüpfrigen Geheimnissen, etwas, das sehr mythen-umwoben war. Wo kamen die Kinder her? Wie kamen sie zustan-de? Darüber durfte nicht gesprochen werden, das war *schweinisch*.

Und wenn derartige Praktiken doch mal ans Licht der Sonne gezerrt werden mussten, etwa, weil jemand vor der Ehe schwanger geworden war oder vor versammelter Gemeinde bekennen musste: Wir haben schon mal... dann war es sündenbehaftet. Meistens wurden solche Bekenntnisse schriftlich erledigt. Der Gemeindeleiter las dann einen kurzen Brief vor und die Gemeinde übte sich kollektiv in Entsetzen, Vergebung und Erbarmen.

Ich weiß aus berufenem Munde, dass für viele Frauen ihr Sexualleben mit Mitte fünfzig vorbei war. Eine sagte es der andern und eine tat es der andern gleich: dem Mann zu sagen, dass sie *dieses* nicht mehr wollten. Kein Wunder, dass sich viele ältere Ehepaare nur noch angifteten, wenn sie sich unbeobachtet fühlten. In der Gemeinde hatte man ja andere Themen: Die Mission und die Menschen in der Welt da draußen, die gerettet werden mussten. Dafür zog man an einem Strang. Eine bessere Ablenkung aus dem privaten Dilemma konnte es nicht geben.

Daheim, in den eigenen vier Wänden, keiften viele Frauen mit ihren Männern. Die eine wurde giftig, weil ihr Gatte sich an seinem eigenen Tisch im Beisein der Gäste ungefragt ein zweites Stück Kuchen nahm. Wie ein ungezogenes Kind wurde er abgekanzelt und gezwungen, den Kuchen zurückzulegen, was er auch wirklich tat. Eine andere schickte ihren Alten, weil die Stühle in der Stube nicht reichten, kurzerhand in die Küche zum Essen, mit einer Schimpftirade.

Diese Generation wachte über uns junge Menschen. Dabei ging es ihnen weniger um uns als Persönlichkeiten, vielmehr waren sie um die Glaubensüberzeugungen, die für sie in Stein gemeißelt schienen, besorgt. Für sie war die wahre Lehre die, wie sie von ihren Eltern überliefert war, genauso und unverrückbar. Darum schlug ihre anfängliche Skepsis gegenüber allem, was modern und neu war, wie beispielsweise die Musik, schnell in Ablehnung um. *Verweltlichung* war noch einer ihrer harmloseren Bezeichnungen. Meistens war für sie der Teufel im Spiel. Sie waren eine Generation, die gerade den Krieg überlebt hatte, die Männer auf den Schlachtfeldern, die Frauen daheim. Viele waren Flüchtlinge oder Vertriebene und hatten außer ihrem nackten Leben nur ihren Glauben gerettet. Sie hatten sich eine Kirchengemeinde gesucht und darin wieder ein Stück *Zwischenheimat* gefunden, bis sie dermal einst, in der oberen Heimat, ihr richtiges Zuhause finden würden. Das war die Hoffnung, die sie trug. Dafür lebten sie und waren bereit, Zeit, Geld und Kraft zu opfern. Sie nutzten ihre freien Wochenenden für Missionseinsätze, Instandhaltungsarbeiten an den Kirchenräumen, hielten Kindersonntagsschule oder trafen sich zum Studium der Heiligen Schrift. Sie hatten ein Ziel und einen Lebenssinn, der sie vereinte.

So waren wir jungen Menschen damals, in der DDR, einem zweifachen Druck ausgesetzt: dem Druck von Staat und Partei und dem vonseiten der Kirchengemeinde. An den Schultagen indoktrinierte man uns zu sozialistischen Persönlichkeiten. Um das werden zu können, gab es eine Reihe Verbote: Westfernsehen verboten wegen des schädlichen Einflusses. Westmusik hören verboten, aus demselben Grund. Wer westliche Kleidung trug, offenbarte einen labilen Charakter. In meiner Schulzeit wurde ein Mädchen heimgeschickt, weil es Jeanshosen trug, was für die Lehrerin ein Zeichen westlicher Dekadenz war. Die Schülerin sollte sich einen Rock anziehen und dann wiederkommen. Leider war daheim abgeschlossen, die Eltern zur Arbeit. Die hilfsbereite Nachbarin lieh ihr einen Rock.

Wir lernten schnell, doppelzüngig zu sein. Sonntagabend schauten viele Mitschüler heimlich *Bonanza* oder hörten im Westradio die Hitparade. Darüber sprechen konnte man nur in ganz vertrautem Kreis, offen in der Klasse vor den Lehrern, unmöglich. Einmal wagte sich jemand doch hervor und sagte frei heraus, dass vieles aus dem Westen so viel besser sei und die Menschen frei reisen könnten. Die ganze Schulstunde über hat die Lehrerin uns angeschrien und heruntergeputzt mit jenen Worthülsen, die da lauteten: Im Westen sind die Mieten viel teurer, Fahrscheine für Bus und Bahn auch, es gäbe keine Krankenversicherung, die Ausbeutung der Arbeiter würde immer schlimmer und es gäbe unzählige Arbeitslose.

In der Gemeinde war der Druck andersherum und es gab weitere Verbote. Hier war man zwar nicht offen staatsfeindlich, leistete aber dennoch Widerstand, indem wir Schulkinder nicht zu den Pionieren geschickt wurden. Hier galt die Maxime: Man muss Gott mehr gehorchen als dem Menschen. Wegen politischer Inaktivität hat so mancher von uns nicht studieren können, was in die Verfolgungstheologie einiger Gemeindeglieder perfekt passte.

Der politische Druck wurde zunehmend mit sexueller Freizügigkeit kompensiert. FKK-Strände, die Pille auf Rezept und ein liberales Abtreibungsgesetz leisteten dem Vorschub. Wir christlichen jungen Menschen sind durch unsere Gemeinden davor einigermaßen bewahrt geblieben, denn *so tat man nicht in Israel.*

Unsere Gemeinde verachtete die weltliche Lebensweise und schützte sich durch Verbote: keinen Fernseher, keinen Schmuck, nicht zum Tanz, keine auffällige Kleidung – und vor allem, keine Hosen für Mädchen und Frauen und keine Minikleider oder -röcke. Meine Oma schickte mir aus dem Westen ein schickes Minikleid, was meine Oma hier im Osten in Tränen ausbrechen ließ. Es war ihr einfach zu *sündig.* Danach kamen die Schlaghosen. Dank Westoma hatte ich bald eine. Frauen und Hosen, die ganze Gemeinde geriet in Aufruhr und sah ihre Glaubensüberzeugungen wanken. Schminken, Haare färben oder -abschneiden – es gab manchen Eklat, weil Frauen anstelle eines züchtigen Dutts Dauerwelle trugen.

Was uns sechzig Jahre später nur ein verständnisloses Kopfschütteln kostet, war damals Gegenstand heißer Diskussionen und inbrünstiger Gebete. Die Älteren fanden seinerzeit, dass wir jungen Menschen doch furchtbaren Versuchungen ausgesetzt seien – offensichtlich hatten sie ihre Jugendzeit unter Hitler total ausgeblendet. Was würden sie wohl zur heutigen Zeit sagen, mit digitalen Medien und einer beinahe unbegrenzten Freiheit und Freizügigkeit?

Die ältere Generation meiner Kindheit taugt nur noch bedingt als Vorbild für die Senioren von heute.

Wir brauchen statt einer *Altenehrung* unsere Freiräume und Aktivitäten, mit dem Rentenalter beginnt für die meisten nochmal ein Lebensabschnitt der Selbstentfaltung. Wenn es Gesundheit und Finanzen zulassen – und das ist bei vielen so – leben sie nochmal so richtig los. Auch in die Jahre gekommene gläubige Großeltern wollen noch etwas von ihrem irdischen Leben haben. Sie kaufen sich ein Wohnmobil oder eine Wohnung in Spanien oder auf Mallorca. Sie genießen ihre Unabhängigkeit.

Andere fühlen sich für ihre Kirchengemeinde verantwortlich oder übernehmen ein Ehrenamt innerhalb ihrer Dörfer oder Städte. Oft glauben sie, es tun zu müssen, weil ja die jungen Menschen ihrer Meinung nach nicht gewillt sind, Verantwortung zu übernehmen. Vielleicht aber auch, weil viele aus der Großelterngeneration unsicher sind, was ihre Rolle, auch innerhalb einer christlichen Gemeinde, angeht. Heute wird ganz anders gesungen wie zu unserer Jugendzeit, heute wird auch ganz anders Gottesdienst gefeiert wie damals. Heute geht man ganz anders mit Kindern und Jugendlichen um. Ich musste in meiner Kindheit *Tante* und *Onkel* sagen und den Nachnamen. Heute sprechen kleine Kinder Neunzigjährige mit dem Vornamen an. Die junge Generation kleidet sich legere, es gibt keinen *Gottesdienstdress* mehr.

Wie sollen wir Großeltern damit umgehen? Aufgebracht, weil wir Angst haben, alles gehe den Bach runter? Fatalistisch, weil wir befürchten, nicht dagegen anzukommen? Unkritisch, weil wir doch alle liebhaben wollen? Offen, weil wir Neuem schon immer unkritisch gegenüber standen? Es ist schon nicht leicht, außerhalb einer Gemeinde seine Rolle und seinen Weg als Großeltern zu finden, innerhalb einer Kirchengemeinde mag es ebenso schwer sein.

Sein Fundament kennen

Nicht nur unser familiäres Fundament ist wichtig, wenn es um unsern Stand in Glaubenssachen geht. Unsere persönliche Glaubensgeschichte spielt hier eine große Rolle.

Seit wann sind Ihnen Gott und die Bibel vertraut?

☐ seit Ihrer Geburt

☐ seit Ihrer Jugend

☐ seit Sie erwachsen sind

☐ später

Wer hat mit dazu beigetragen, dass Sie Christ geworden sind?

☐ Mutter

☐ Vater

☐ Geschwister

☐ Oma

☐ Opa

☐ andere Verwandte

☐ andere Christen

Im Ratgeber *Typisch Oma, typisch Opa?!* schreiben wir von sogenannten *Familienaufträgen.* Das sind ungeschriebene, imaginäre Aufträge, die von Generation zu Generation weitergegeben werden: Z.B. dass jeder aus der Familie Arzt werden muss, weil seit Generationen alle Ärzte waren. Dasselbe kann für Familienunternehmen gelten, aber auch für Glaubensüberzeugungen. Vielleicht waren seit Generationen alle männlichen Familienmitglieder Pastoren. Dann ist es ein ungeschriebenes Gesetz, dass weiterhin jedes männliche

Familienmitglied Theologie studiert. Was *man* seit Generationen praktizierte, kann eine bereichernde, gute Tradition sein oder eine Bürde. Oft entsteht schon ein Auftrags-Druck, wenn seit mehreren Generationen eine Familie einer bestimmten Kirchengemeinde angehört und die Nachkommen sich verpflichtet fühlen, das beizubehalten. Meine Großtante, die ich anfangs erwähnte, erfüllte diesen Auftrag ganz selbstverständlich.

Die heutige Generation reflektiert alles bisher Dagewesene viel genauer und gründlicher, weshalb sie solche Aufträge, besonders im Bereich des Glaubens, nicht einfach mehr übernimmt oder ausführt. Wozu soll ich in eine Gemeinde gehen, wenn ich gar nicht mehr glaube?, fragen sie und bleiben, folgerichtig und ehrlicherweise, weg. Was uns Großeltern Kummer bereiten und peinlich sein könnte. Für uns stellt sich in solchem Fall die Frage: Haben wir versagt? Was würden unsere Vorfahren dazu sagen? Wie der Sklave Onesimus seinem Herrn entfloh, entfliehen viele junge Menschen dem Dach ihrer Kirche und leben nach eigenem Gutdünken. Das muss nicht heißen, dass ihr Leben ein einziges Chaos wird. Sie werden durchaus brauchbare Bürger, Arbeitnehmer, Unternehmer, Familienmenschen. Nur mit dem Unterschied, dass sie sich, anders als ihre Eltern und Großeltern, keiner Kirche oder Glaubensüberzeugung mehr zugehörig fühlen. Die christliche Unterweisung wird nicht mehr gewollt. Unsere Bemühungen laufen ins Leere und lassen uns ratlos zurück. Wir leben heute im Zeitalter des Individualismus und der Beliebigkeit. Da scheinen christliche Gebote und Regeln nicht so richtig zusammenzupassen. Lange Zeigefinger, Drohungen oder Schelte haben als Mittel, die junge Generation auf den Pfad des Glaubens zurückzubringen oder gar zu zwingen, längst ausgedient. Die jungen Menschen machen, was sie für richtig halten. Dabei halten sie uns, wenn wir es drauf ankommen lassen, ungeniert unsere Fehler vor. Unsere Fehler sind ihr scheinheiliges Argument, sich nicht mehr nach den Grundsätzen der Bibel richten zu müssen.

Welche Argumente hören Sie von Ihren Enkeln, wenn es um Glauben und Gemeinde geht?

☐ Gottesdienst ist langweilig

☐ Christen sind Heuchler

☐ die Bibel ist voller Widersprüche

☐ wenn es Gott gibt, warum gibt es Leid?

☐ es gibt zu viel Missbrauch

☐ ich glaube nicht an Gott

Im Laufe unseres Dienstes lernte ich verschiedene Kirchengemeinden kennen. Manche ältere Christen waren unreife Menschen geblieben, andere hatten sich zu liebenswerten Persönlichkeiten entwickelt. Die einen waren erstarrt in ihren Ansichten, andere lebten eine bemerkenswerte, beispielhafte Toleranz und Gelassenheit, die anziehend war.

Ich habe mich schon lange davon gelöst, Familienaufträge erfüllen zu müssen, auch in christlicher Hinsicht. Dennoch weiß ich um mein Fundament. Aber *gebaut*, wenn man mir diese Metapher gestattet, habe ich nicht mehr hundertprozentig nach ihren Vorgaben. Wir besitzen einen Fernseher und nutzen digitale Medien, ich trage Schmuck und habe mir zeigen lassen, wie man sich dezent schminkt. Seitdem mein Mann pensioniert ist, erlauben wir uns auch mal eine Auszeit vom Gemeindedienst. Das alles tut unserer Glaubensüberzeugung keinen Abbruch. Vielleicht können wir heute so handeln, weil wir ein festes Fundament haben.

Braucht eine Kirchengemeinde Großeltern?

Paulus hatte weder Kinder noch Enkel. Als der Sklave Onesimus bei ihm aufkreuzt, wird er erstmal verdutzt gewesen sein. Da kommt einer, dem es in seiner vertrauten Umgebung zu eng geworden ist, der raus will in die Freiheit. Mancher junge Mensch fühlt sich in seiner Familie oder/und Gemeinde unfrei. Mancher spricht sogar von Sklaverei. Gebote und Verbote empfindet er oder sie als Fesseln. Nicht selten schlagen solche Menschen dann über die Stränge und nennen das *Befreiung*. Mitunter werden Tragödien daraus, weil mancher junge Mensch unter Freiheit das bewusste Übertreten auch staatlicher Gesetze versteht.

Damit das nicht passieren muss und junge Menschen sich auch gegen etwas entscheiden dürfen, z.B. Glauben und Gemeinde, müssen Großeltern auf den Plan treten.

Wir Großeltern sind viel gelassener und verfügen über einen breiteren Erfahrungsschatz, als Eltern und Enkel. Den dürfen wir hier anwenden. Statt zu sagen: „Wenn du aus der Gemeinde gehst oder vom Glauben abfällst, brauchst du mir nicht mehr zu kommen", dürfen wir sie einladen, jederzeit und in jeder Lage, bei uns Zuflucht zu suchen. Unabhängig von ihren Ansichten oder ihrer Lebensweise. Wenn Ihr Enkel, aus Opposition zu den elterlichen Ansichten zum Hausbesetzer geworden ist, müssen Sie das nicht gutheißen, aber auch nicht Ihre Tür versperren. Dasselbe gilt für Frisur oder Kleidung, für Piercings oder anderes.

Seien Sie Vorbild

Ihre Enkel durchschauen Sie schneller, als Ihnen lieb ist. Bleiben Sie darum echt und aufrichtig. Stehen Sie zu Ihren Fehlern und Schwächen und hüten Sie sich vor Pathos innerhalb der Gemeinde. Ein Großvater, der unter Gläubigen über Unzucht wettert, daheim aber Pornos auf dem Rechner hat, ist kein Vorbild. Einer, der gegen Raucher stänkert und jeden Abend mit dem Hund Gassi geht, damit er sich eine anzünden kann, auch nicht. Sie müssen kein besonderer Mensch sein, auch kein besonders guter, aber ein ehrlicher, aufrechter. Stehen Sie zu Ihren Fehlern, praktizieren Sie das, was die Bibel Demut nennt und leben Sie von der Gnade Gottes. Sie dürfen sich um Charakterreife bemühen, aber Sie müssen nicht zähneknirschend an Ihren Schwächen arbeiten. Seien Sie ein fröhlicher Christ, ein dankbarer, denn Jesus ist für Ihre Sünden genauso gestorben wie für die der nächsten Generation.

Das gleiche gilt für Großmütter. Wer aus dem Glauben lebt, braucht keine Angst zu haben, dass mit einem gottlosen Enkel etwas *Teuflisches* ins Haus kommt. Hüten Sie sich davor, den Enkel, der Ihren Glauben noch teilt und den Sie regelmäßig im Gottesdienst treffen, dem andern, der das nicht tut, vorzuziehen. Und hüten Sie sich davor, den einen dem andern vorzuhalten in dieser oder jener Weise.

Seien Sie Mentor

Sie dürfen die Enkelfamilie in Sachen Glauben anleiten. Beten Sie für deren Anliegen. Wenn es Schwierigkeiten gibt, dann bieten Sie an, im Beisein aller zu beten. Stellen Sie Ihre Sicht der Dinge dar, ohne die andern zu zwingen, genau so zu verfahren. Verbreiten Sie Hoffnung und Zuversicht. Verweisen Sie auf unsern Vater im Himmel, der immer eine Lösung weiß. (Mehr zum Gebet im Kapitel *Füreinander beten*.)

Unsere Haltung zum Lebensende

Wie trägt uns unser Glaube zum Ende der Lebenszeit? Was glauben Sie, kommt danach? Welche Hoffnung trägt Sie dann? Sie dürfen Ihren Enkeln vermitteln, dass es wichtig ist, angstfrei auch an die letzten Dinge zu denken. Trösten Sie die jungen Menschen, erklären Sie anhand der Bibel, dass das Beste zum Schluss kommt und Gott seine Kinder auch hier nicht im Stich lässt. (Siehe Kapitel *Miteinander trauern*.)

Auf dem Fundament stehen

Gebaut auf dem Grund der Apostel und Propheten, so steht es im Neuen Testament. Solche *bodenständigen* Großeltern werden in jeder Gemeinde gebraucht. Menschen, die ihren Glauben unbeirrt von irgendwelchen Zeitströmungen leben. Die weder verknöchert, noch starr auf etwas Unsinnigem beharren, wie der Farbe der Saalbestuhlung oder Ähnlichem, die aber dabei bleiben, dass Christus gestorben und auferstanden und gen Himmel gefahren ist. Und nichts anderes gilt. Punkt. Die trotzdem den jungen Menschen, die manchmal *das Kind mit dem Bade ausschütten* wollen, d.h. sämtliche Glaubensansichten über Bord kippen, liebevoll begegnen.

Gläubige Großeltern erzählen den Enkeln von ihrer Beziehung zu Gott

Pflegen Sie Ihre Beziehung zu Gott. Gott ist jederzeit bereit, uns zu helfen. Das dürfen Sie täglich für sich erkennen, anerkennen und erfahren.

Gläubige Großeltern machten und machen Glaubenserfahrungen, von denen sie gerne weitererzählen. Damit sind nicht vorrangig Erfahrungen von vor fünfzig Jahren gemeint, sondern dass, was sie gerade mit Gott erlebten. Natürlich gibt es einschneidende Glaubenserlebnisse, die in der Familie von Generation zu Generation weitergetragen werden sollen und müssen. Wer sich aber darauf ausruht oder beschränkt und sich nur aus dem Fundus seiner Vorfahren bedient, wird schließlich als Legendenerzähler, aber nicht als lebendiger Christ wahrgenommen. In Psalm 9,2 heißt es, *Ich danke dem Herrn von ganzem Herzen und erzähle alle deine Wunder.* Etwas Persönliches über die Beziehung zu Gott zu berichten, ist allemal einprägsamer, als etwas vorzulesen. Wobei das Vorlesen guter Geschichten keinesfalls zweitrangig ist. Doch hier geht es um ein Bezeugen, um persönliche Erlebnisse mit Gott. Beim Vorlesen kann uns Großeltern schon mal passieren, dass wir einschlafen. Beim Erzählen wohl eher nicht. Denn dann tauchen wir nochmal in das Erlebte ein, nehmen unsere Zuhörer mit und betrachten alles erneut. Das schärft die Sinne.

Gläubige Großeltern helfen den Enkeln, etwas mit Gott zu erleben

Über Glaubensgrundsätze lässt sich diskutieren, über die Form des Gottesdienstes, über christliche Lieder, über die Predigt – aber nicht über eigene Eindrücke und Erlebnisse.

Als Kinder kam uns beim Spielen einmal der Kellerschlüssel abhanden. Das hätte mächtigen Ärger gegeben. Weshalb unser Spielkamerad den Kellerschlüssel bei sich trug, weiß ich nicht mehr. Jedenfalls war er weg. Wir suchten eine Weile vergebens, bis ich vorschlug, zu beten. Unsere kindliche Spielgruppe war gemischt: Ein paar kannte ich aus der Gemeinde, der Rest glaubte nicht an Gott und fand meinen Vorschlag zum Totlachen. Mehr aus Hilflosigkeit als aus Glauben beteten wir christlichen Kinder zu Gott, er möge uns zeigen, wo der Schlüssel sei. Danach spielten wir weiter. Irgendwann kam jener Unglücksrabe kam jubelnd gelaufen: Der Schlüssel steckte im Schloss wie von Geisterhand! Später erzählte er seiner Mutter von diesem Wunder. Doch die antwortete nur, sie sei es gewesen, die den Schlüssel gefunden und ins Kellerschloss gesteckt habe. Für sie war es kein Wunder. Für uns schon. Bis heute. Gott hatte diese Frau den Schlüssel finden lassen und dafür gesorgt, dass er an seinen Platz kam. Andere würden von Zufall sprechen, für uns war das keiner.

Sorgen Sie dafür, dass Ihre Enkel Gebetserfahrungen machen. Mit einem wiedergefundenen Schlüssel kann es beginnen. Mit solchen Erfahrungen wächst Vertrauen, mit wachsendem Vertrauen können betende Enkel auch damit umgehen, dass Gott manchmal nein sagt, oder wir abwarten müssen. Gebetserfahrungen lehren Geduld.

Paulus war kein Großvater

Es geht um deinen Sklaven Onesimus, der hier durch mich zum Glauben an Christus gefunden hat und für mich deswegen wie ein Sohn geworden ist. (Philemonbrief Vers 10, Hoffnung für Alle)

Der Brief an Philemon ist der kürzeste alle Briefe, die uns von Paulus im Neuen Testament überliefert worden sind. Trotz befremdlichen Hintergrunds, es geht um Sklaven und Sklavenhalter, enthält er eine Botschaft für uns. Briefe des Paulus an Einzelpersonen, wie Timotheus oder Titus, enthalten Botschaften für Familien und Gemeinde. Der Brief an Philemon dagegen ist ein ganz persönlicher. In allen anderen Briefen, die uns von Paulus erhalten geblieben sind, befasst sich Paulus aufschlussreich mit göttlichen Geheimnissen, wie der Menschwerdung Jesu, Tod und Sterben, Vergebung, während er in diesem Brief ein privates Thema behandelt. Wie umgehen mit dem entlaufenen Sklaven Onesimus?

Über den Philemonbrief wird wenig gepredigt. Vielleicht weil es um einen Sklavenhalter und seinen entlaufenen Sklaven geht. Es ist für uns befremdend, dass Paulus den Sklaven wieder zu seinem Herrn zurückschickt, anstatt das ganze System anzuprangern und die Freilassung aller Sklaven zu fordern. Die Sklaverei war in der Antike Teil der staatlichen Ordnung. Historiker schätzen die Zahl der Sklaven auf eine bis anderthalb Millionen, was etwa 20 Prozent der Bevölkerung im Römischen Reich ausmachte. Der Sklave wurde wie ein Werkzeug von seinem Besitzer gebraucht und hatte keine Menschenrechte in heutigem Sinn. War er weggelaufen, hatte er schlimmste Folgen zu erwarten bis zur Todesstrafe.

Obwohl die Sklaverei weltweit längst nicht abgeschafft ist, finde ich diesen Brief aus einem anderen Grund bemerkenswert.

Ich erweitere die Auslegung, den Interpretationsspielraum darauf, was unser Anliegen ist: das Miteinander der Generationen.

Das Anliegen des Paulus an Philemon ist Gnade und Liebe. Im Philemonbrief finden wir keine Lehre, sondern die praktische Anwendung von theologischen Grundsätzen. Stellen wir uns vor, Paulus ist der Großvater, Philemon sein Sohn und Onesimus der Enkel.

Onesimus hat sich zu Paulus geflüchtet, weil er daheim Schaden angerichtet hat. Das passiert immer wieder, dass Enkel versehentlich das Haus anzünden, das Auto zu Schrott fahren, die Festplatte löschen oder anderes. Gut, wenn es Großeltern gibt, zu denen sie sich fürs erste flüchten können. Großeltern, die als Mediatoren zwischen den beiden Generationen klug und weise vermitteln, ohne zu beschönigen oder den Ärger zu potenzieren. Klugen Großeltern geht es in solchem Fall nicht darum, gleich mal eine eigene Abrechnung zu beginnen, sondern ihnen liegt daran, die Streithähne in ordentlicher Weise wieder zusammenzubringen.

Als Onesimus zu Paulus ins Gefängnis flieht, muss er darauf gefasst sein, dass er ausgeliefert wird. Damals war eine Spezialeinheit Soldaten ständig unterwegs, entlaufene Sklaven einzufangen. Entweder wurden sie zu ihren Herren zurückgebracht oder auf dem Sklavenmarkt erneut verkauft.

Der Name Onesimus bedeutet *der Nützliche*. Ein entlaufener Sklave ist seinem Herrn alles andere als nützlich. Somit tut sich im Philemonbrief auch ein Wortspiel auf zwischen profitabel und unrentabel.

Großeltern, die in jeder Lebenslage bereit sind, sich für ihre Enkel einzusetzen, werden heute mehr denn je gebraucht.

Gleichzeitig bitte ich dich auch, mir eine Unterkunft bereitzuhalten. Denn ich hoffe, dass eure Gebete erhört werden und Gott mir in seiner Gnade ein Wiedersehen mit euch schenkt. (Philemonbrief Vers 22, Neue Genfer Übersetzung)

- Isolation – ein Wesenszug alter Menschen?
- Toleranz und Integration
- In der Bibel gibt es viele Verheißungen für alte Menschen

Die Erwerbsarbeit geht nach ungefähr 45 Jahren definitiv zu Ende. Wir freuen uns auf den Ruhestand. Wie wird es werden? Was wird es mit uns machen? Tun sich neue Tätigkeitsfelder auf? Reisen, Haus- und Gartenarbeit, Nebenjobs, ehrenamtliche Tätigkeiten, mehr Zeit fürs Familienleben und die Enkel? Können wir endlich Dinge tun, zu denen wir selten oder nie kamen, Liegengebliebenes aufbereiten?

Ebenso drängen sich andere Fragen auf: Wie lange werden wir gesund bleiben? Wie viel Lebenszeit verbleibt uns gemeinsam oder allein? Sollen wir jetzt alle Fünfe gerade sein lassen? Wir haben doch genug gearbeitet! Gibt es neue Perspektiven?

Alles wird anders: Wir haben keinen Arbeitsvertrag mehr. Wir müssen nicht mehr, wir können uns einbringen, wann oder wie wir wollen. Wir müssen nichts mehr leisten. Alles ist jetzt nicht mehr Pflicht, sondern Kür oder sogar Zugabe. Unsere Verantwortung wird weniger und anders. Das alles ist entlastend.

Darum freute ich mich auf den Ruhestand, aber es kam anders. Ein Unwetterschaden nahm mich für die ersten Monate in Beschlag. So wurde aus meinem *Ruhe*stand zunächst ein *Unruhe*stand. Das warf mich aber nicht aus der Bahn, weil meine Erfahrungen mir sagten, nach dem Regen kommt wieder Sonnenschein. So war es auch und schließlich kam wieder die Zeit, mich meiner Großelternarbeit zuzuwenden. Die Großelternarbeit war etwas, das sich in meinen letzten Arbeitsjahren schon andeutete, mir jetzt aber immer mehr neue Facetten aufzeigt. Langeweile wird sich nicht einstellen!

Gehen wir noch einmal zurück. Wie und wann sollte man sich auf die nachberufliche Lebensphase vorbereiten? Bereits Mittvierziger sollten sich auf das Alter bzw. den Ruhestand vorbereiten. Man könnte es etwa mit der Vorbereitung auf den Beruf vergleichen – eine Entscheidung, die man nicht Hals über Kopf trifft. Wichtig ist, dass Sie sich auf den Ruhestand freuen und entsprechend vorbereiten. Das Alter ist eine besondere Lebenszeit. Ein gesundes Selbstvertrauen und Glaube tragen uns im Alter, wenn sie vorher schon praktiziert wurden. Ebenso wichtig ist, das Miteinander der Generationen zu leben. Jung und alt gehören zusammen und brauchen einander.

Alte mit den Jungen! Die sollen loben den Namen des Herrn ... (Psalm 148,12)

Oftmals lebt die Gesellschaft Abgrenzung: hier die Jungen – dort die Alten. Dann kommt das Klischee *alt, arm, einsam* noch dazu. Alleinsein können wir nicht verhindern, aber Einsamkeit. Großeltern, alte Menschen, sind ein wichtiges Kapital an Erfahrung, Wissen, Brauchbarkeit, was heute vielfach unterschätzt und daher nicht genug abgerufen wird. Dabei wird im Jahr 2050 jeder dritte Deutsche im Seniorenalter sein. Der demografische Wandel zeigt schon heute seine Spuren.

Es ist einfach falsch, wenn sich Ältere zum fünften Rad am Wagen oder *alten Eisen* zählen. Das kommt aus dem Denken der alten Griechen, die Männer mit 55 Jahren als *Greise* einstuften. Damals war die Lebenserwartung viel niedriger, als sie heute ist. Alt zu sein bedeutet, zurückzublicken, Lasten und Sorgen abzugeben. Solche Lebensinventur kann dankbar stimmen über gelöste Schwierigkeiten und positive Erlebnisse. Bei der Beschäftigung mit unsern Fehlern und Schwächen müssen wir nicht verbittern. Vergebungsbereitschaft, Achtsamkeit und Milde wären eine gute *Frucht des Al-*

ters. Solange wir leben, sind wir wichtig und bedeutsam. Unsere *Brauchbarkeit* hat viel mit unserer Einstellung zu tun.

Aus dem Land der Bibel gibt es ein interessantes geografisches Gleichnis. Im Norden Israels liegt der See Genezareth, im Süden das Tote Meer. Beide sind durch den Jordan verbunden. Der See Genezareth nimmt Flusswasser auf und gibt es wieder ab. Damals, zur Zeit Jesu, war er sehr reich an Fischen. Das Tote Meer dagegen nimmt nur auf – man könnte sagen, es konsumiert. Aber es ist ohne Leben. Liebe Großeltern, wir haben im Laufe unseres Lebens vieles gelernt, erarbeitet, Erfahrungen gesammelt. Nun ist es an der Zeit, unseren Enkel davon etwas abzugeben. Wir dürfen ihnen solche Lebenserfahrungen und -weisheiten, zugutekommen lassen. Wenn wir alles nur für uns behalten, sind wir wie das Tote Meer. Bleiben wir darum aufgeschlossen und neugierig darauf, was unsere Enkel beschäftigt und wie sie in dieser Zeit leben. Denn wer nicht mit der Zeit geht, geht mit der Zeit und mustert sich dann selber aus. Versuchen Sie darum, neue Kontakte zu knüpfen, Neues zu entdeckten, und Ihre Enkel zu begeistern.

Isolation – ein Wesenszug alter Menschen?

Auch in einer Menschenansammlung kann man isoliert sein. Da spielt das Alter keine Rolle. Seien Sie deshalb bemüht, Kontakte zu knüpfen und sich geistig zu bewegen. Viele der *alten Einsamen* sind schon als Jugendliche einsam gewesen.

Selbstgewählte Isolation hilft weder Ihnen noch Ihrer Gesundheit. Halten und knüpfen Sie Kontakte. Ziehen Sie sich nicht in Ihr Schneckenhaus zurück. Warten Sie nicht, bis jemand kommt. Ergreifen Sie selbst die Initiative. Nutzen Sie Telefon und digitale Medien. Schreiben Sie Mails oder WhatsApp. Oder schreiben Sie, wie früher, Briefe. Die Hauptsache, Sie bleiben in Kontakt mit Freunden, Verwandten, Familie. Es gilt: miteinander leben und voneinander lernen! Ältere Menschen brauchen körperliche und geistige Herausforderung – *beweglich* bleiben heißt es darum.

Toleranz und Integration

Verfallen Sie mit den Jahren nicht ins destruktive Kritisieren, gewöhnen Sie sich gar nicht erst an, anderen schon fast pathologisch mit Misstrauen zu begegnen. Von Größe zeugt, die Fehler anderer zu tolerieren. Nicht alles richtet sich gegen uns persönlich.

Zur Vorbereitung aufs Altern gehört auch unser Lebensumfeld. Machen Sie sich deshalb beizeiten Gedanken darüber, ob Sie in Ihrer Wohnung/Ihrem Haus bleiben. Wollen Sie an einen anderen Ort ziehen, zu den Kindern oder einen Heimplatz anmelden? Haben Sie eine Patientenverfügung, Betreuungsverfügung, Vorsorgevollmacht, ein Testament erstellt? Manche Frage stellt sich anders, wenn man einen Ehepartner hat, Verwandte oder Freunde in der Nähe sind. Grundsätzlich kommen wir um solche Regelungen nicht herum. Informieren Sie sich beizeiten über diese Themen.

Weise ist, es selbst zu regeln. Die Bibel sagt dazu: *bestelle dein Haus* (2. Könige 20,1), anstatt dass wir unseren Kindern und Enkeln ein Chaos hinterlassen. Mit guter persönlicher Vorsorge können wir praktisch zeigen, wie das Miteinander der Generationen gelingt.

Welche Betätigung passt zu mir?

Der Ruhestand bietet uns neue Perspektiven und Freiräume. Sie sind jetzt frei, zu entscheiden, wie Sie die kommenden Jahre verbringen möchten. Eventuell noch ein Studium? Endlich mal reisen? Sich nur noch um Haus und Hof und Garten kümmern? Mit den Enkeln beschäftigen? Ein Ehrenamt übernehmen?

Die Entscheidung, welche Aufgaben Sie behalten wollen und welche Sie abgeben, wird Sie ständig begleiten. Ein vernünftiges Maß *gefordert* zu sein, hilft, wenn Sie nicht *rosten* wollen. Eine sinnvolle Betätigung ist wichtig. Lassen Sie sich nicht über- noch unterfordern. Seniorengerechte Aufgaben müssen angemessen, d.h. *interessendosiert* sein. Nicht jeder will sich an Seniorennachmittagen *verbasteln* lassen.

Was ändert sich bei älteren Menschen?

Die Sinne lassen nach und die Beweglichkeit nimmt ab.

Was bleibt erhalten?

Unsere Identität, unser Charakter.

Was wächst?

Die Urteilsfähigkeit, die Gesprächsfähigkeit, die Zuverlässigkeit, das Verantwortungsbewusstsein.

Ein Maler hat folgende Szene aus dem Leben auf die Leinwand gebracht: Einem Mädchen ist der Milchkrug zerbrochen und die Milch verschüttet. Traurig schaut sie auf ihr Unglück. Die Bildunterschrift lautet: *Hast du keine Großmutter?*

Wie wichtig sind Großmütter, die ihr Enkelkind in den Arm nehmen und ihm übers Haar streichen, wie in den Pechsituationen des Mädchens auf dem Bild!

Wie steht es um die Lebenserwartung?

Innere Zufriedenheit, Glaube und Geborgenheit stärken unser Immunsystem und lassen uns gesund altern. Nutzen Sie Ihre Zeit auch zu Besinnung und geistlicher Reife. Grübeln Sie nicht über Schuld und Versäumtes – es gibt Vergebung bei Jesus Christus und Heilsgewissheit. Sicher würden Sie manches anders machen, wenn Sie noch einmal von vorn anfangen könnten. Aber machen Sie sich nichts vor: Es wäre wieder ein Leben mit Schuld, Lob und Dank.

Achten Sie auf die Würde des Menschen – Ihre und die anderer. Suchen Sie Gespräche mit Gleichaltrigen und jungen Menschen. Nehmen Sie sich regelmäßig Zeit zur Fürbitte für Ihre Familie mit den Enkeln. (Siehe Kapitel *Füreinander beten*)

In der Bibel gibt es viele Verheißungen für alte Menschen:

Ich will dich sättigen mit langem Leben und zeigen mein Heil. (Psalm 91,16).

Auch im Alter, Gott, verlass mich nicht. (Psalm 71,18).

Auch bis in euer Alter bin ich derselbe, und ich will euch tragen, bis ihr grau werdet. Ich habe es getan; ich will heben, tragen und erretten. (Jesaja 46,4).

Gemeinsam als Ehepaar gesund zu altern ist einerseits schön und ein Geschenk – andererseits ist es Gnade. Wenn man so lange zusammenbleiben kann, dann ist gegenseitige Hilfe möglich, um Stütze und Halt in schweren Stunden gegeben. Wenn einer den gesunden Kopf zum Planen und noch flinke Hände und der andere die gesunden Beine zum Laufen hat, kann der Alltag funktionieren. So kann man zuhause alt werden und muss nicht an seinem Lebensabend seine vertraute Umgebung verlassen. Möglicherweise lebt es sich länger und stirbt sich dort einfacher? Das gemeinsame Altern kann aber auch alles andere als schön sein. War schon vorher das Leben miteinander nicht konfliktarm, kann es sich mit nachlassenden Kräften noch verstärken. Der gemeinsame Weg macht dann müde, wird quälend und lästig.

Kurt Tucholsky hat das Spannungsfeld zwischen Gemeinsamkeit und Einsamkeit in folgende Verse gefasst:

Was ist der Nagel einer Ehe?

Zu langes Zusammensein und zu große Nähe.

Menschen sind einsam. Suchen den andern.

Prallen zurück, wollen weiter wandern.

Macht das Gesicht für den bösen Streit

lieber, wenn ihr alleine seid.

Gebt Ruhe, ihr Guten! Haltet still.

Jahre binden, auch wenn man nicht will.

Das ist schwer: ein Leben zu zwein.

Nur eins ist noch schwerer: einsam sein.

Gehen Sie deshalb achtsam miteinander um, gerade weil Sie sich in den Jahren so gut kennengelernt haben. Sie müssen einander nicht erziehen, sondern dürfen zueinanderfinden in Wertschätzung und Dankbarkeit. So wie ein Kind merkt, ob seine Eltern sich lieben, tun auch Großeltern gut daran, es ihren Enkeln zu zeigen – nicht verkrampft gekünstelt, sondern auf ganz natürliche Weise. Das schafft bei den Enkeln Sicherheit und Ausgeglichenheit und gibt einen Anreiz für die eigene Partnerschaft.

Halten Sie sich an der Hand, wenn Sie mit Ihrem Partner/Ihrer Partnerin spazieren. Vielleicht kommt noch die Hand des kleinen Enkels dazu. Die Liebe des Kindes wird sich weiten, wenn es die gereifte Liebesbeziehung seiner Großeltern erkennt. Wenn es dagegen Streit und Rechthaberei erlebt, wird es die Gegenwart von Oma und Opa meiden und dem Alter nichts abgewinnen. Ist die Herkunftsfamilie ebenso gestrickt, fehlt dem Enkel die lebenswichtige Oase und er oder sie wird anfällig sein für seelische und körperliche Störungen. Nichts ist daher wichtiger für das Wohlergehen unserer Enkel, als dass seine Eltern und Großeltern eine tiefe, bleibende Zuneigung und hingebungsvolle Liebe zueinander vorleben.

Wer seinen Partner/seine Partnerin liebt, sollte die Geduld, die er für sich in Anspruch nimmt, auch seinem Gegenüber zugestehen. Eine gewisse Spannung ist zwar notwendig und zeigt, dass wir noch leben, aber auch die Entspannung gehört folgerichtig dazu. Wenn wir einen Ort zum Zurückziehen haben und die Stille aufsuchen, gewinnen wir nicht nur räumlichen Abstand. Wir gewinnen ein neues Blickfeld und bekommen wieder Kraft zum Tragen.

Darum *carpe diem* – nutzen Sie den Tag, entdecken Sie die Möglichkeiten, schätzen Sie die Gelegenheiten, erfreuen Sie sich an den Augenblicken des Lebens.

Ist Großelternschaft eine Berufung?

Deshalb auch das Folgende: Unter Berufung auf Jesus Christus hätte ich ja alle Vollmacht, dir vorzuschreiben, was du tun sollst. (Philemonbrief Vers 8, Basis Bibel)

- Weitreichende Folgen
- Berufung und Verantwortung

Berufung ist ein Begriff, mit dem kaum noch jemand etwas anfangen kann. Was ein Beruf ist, wissen wir, aber da beginnen schon die Schwierigkeiten, denn immer mehr Menschen leben von Jobs – vorübergehenden, mit innerer Distanz ausgeübten Tätigkeiten. Jobs sind dazu da, das Leben zu sichern: die Miete, den Einkauf im Supermarkt. Jobs sind nicht dazu gedacht, dem Leben Sinn und Erfüllung zu geben.

Was sollen Kinder von Minijobbern auf die Frage: „Was willst du mal werden", antworten? Inzwischen hat ein lebenslang ausgeübter Beruf Seltenheitswert. Veränderungen in der Lebens- und Arbeitswelt fordern ein hohes Maß an Flexibilität. Beruf und Aufgaben sind temporär geworden und müssen immer wieder neu angepasst werden.

Ein Beruf, der zur Berufung wird, ist es etwas anderes, als täglich für seinen Broterwerb *jobben* zu müssen. Das eine ist Lebensqualität und Erfüllung, das andere notwendiges Übel, obwohl unsere Arbeit einen Großteil unserer Lebenszeit ausfüllt. Deswegen: Augen auf bei der Berufswahl, wie es so schön heißt. Hier braucht es die richtige Entscheidung. Soll die Arbeit, der Beruf das notwendige Tun für unseren Lebensunterhalt sein oder eine Tätigkeit von tieferem Sinn? Beruf oder Berufung?

Eine Berufung macht deutlich, welche Werte und Ziele uns prägen. Deshalb wird Berufung heutzutage eher dem geistlichen Stand zugeschrieben oder Künstlern.

Weitreichende Folgen

Eltern legen mit ihrer Partnerwahl und der Entscheidung für eine Familie bereits die Saat zur Großelternschaft. Sie bekamen Kinder, die Kinder wurden erwachsen und bekamen selber Kinder.

Vielleicht waren Sie außer sich vor Freude, als Sie erfuhren, es wird wirklich wahr, Sie werden Oma oder Opa! Womöglich haben Sie sich ausgemalt, was Sie mit Ihrem Enkel alles unternehmen werden, was Sie ihm kaufen und ermöglichen wollten. All Ihre Liebe, Ihre Zeit sollte diesem kleinen Wesen gehören.

Viele Großeltern haben sich begeistert dieser Aufgabe gestellt, ohne Wenn und Aber – eine Berufung. Großelternschaft ist leider nicht planbar wie die eigene Elternschaft! Manch werdender Großvater, manch werdende Großmutter fühlt sich in solchen Augenblicken zu jung. Vielleicht sind noch Kinder im Haus und die Aufgabe als Oma oder Opa kommt etwas verfrüht. Oder die Kinder sind aus dem Haus und Sie hatten die kommende Zeit ganz anders verplant, wollten eine große Reise antreten, beruflich nochmal so richtig durchstarten. Und jetzt das: Ein neues Familienmitglied wird neben Vater und Mutter auch die volle Aufmerksamkeit der Großeltern brauchen.

Viele Großeltern gehören zur sogenannten *Sandwichgeneration*. Sie stecken zwischen den Generationen. Einerseits fordern betagte, hilfsbedürftige, hochaltrige Eltern Ihre ganze Kraft, andererseits gibt es Kinder, die Sie noch brauchen. Kein Wunder, dass mancher es in solcher Situation als Überrumpelung empfindet, nun auch noch die Großelternrolle einnehmen zu müssen. Beim Wechselbad der widerstrebenden Gefühle ist dann das einer Berufung nicht dabei.

In den vergangenen Jahrhunderten reflektierten die Menschen ihre Umstände anders, als wir es heute tun. Viele sahen es als gottgegeben an, dass es dem einen besser ging, als dem andern, dass die Familie des einen groß war und die des andern kleiner. War einer Schmied, so war das seine Berufung, er blieb dabei bis zum

Grab. Frauen hatten weniger Wahlmöglichkeiten als Männer. Sie wurden Hausfrau, Mutter, Bäuerin oder manchmal Unternehmerin. Die *Berufung* der Frau war seinerzeit, dem Ehemann viele Nachkommen zu gebären.

Martin Luther greift dieses auf, wenn er sagt: *Sieh auf dein Amt und Beruf. Ich bin zu predigen berufen. Wenn ich nun Gottes Wort predige, so tu ich ein heilig Werk, daran Gott Wohlgefallen hat. Bist du Vater, bist du Mutter, glaube an Jesus Christus – so bist du ein heiliger Vater und eine heilige Mutter. Bete mit deinen Kindern und höre wie sie dir den Katechismus aufsagen. Siehe wie es im Hause zugeht und wie man kocht. Das sind lauter heilige Werke, denn dazu bist du berufen. Das heißt ein heiliges Leben, welches in Gottes Wort und in der Berufung hingeht.* (Predigt 1534)

Berufung und Verantwortung

„Du bist ja der geborene Handwerker!", rufen wir, wenn unser Enkel geschickt mit der Bohrmaschine hantiert und uns in Nullkommanix den Dübel gesetzt hat. „Du bist die geborene Krankenschwester!", finden wir, weil die Enkelin geschickt unsere Hand verbunden hat, nachdem uns das Brotmesser ausgerutscht war. Das soll hier keine klischeehafte Festlegung sein, es könnte sich nämlich genauso gut umgekehrt abspielen: Die Enkelin beherrscht den Umgang mit Bohrmaschine und Kreissäge, der Enkelsohn den mit Pflaster und Mullbinde. Das hat etwas mit Begabungen, Stärken und Schwächen zu tun. Hier ist Beobachtungsgeschick gefragt und persönliches Interesse an den Enkeln.

Und wie ist das bei uns? Gibt es *berufene* Großeltern und solche, für die das nur ein *Job* ist? Wie überall müssen wir uns in diese Rolle erstmal reinfinden. Was macht eine Oma, was ein Opa?

Das war damals, als unser erstes Enkelkind sich ankündigte, unsere Frage. Wir haben sie anderen Großeltern gestellt. Weil wir keine befriedigende Antwort bekamen, haben wir selbst danach gesucht.

Wir hatten nie das Ziel, perfekte Großeltern zu sein, eher wollten wir die Rolle zu unserer und der Enkel Zufriedenheit ausfüllen. Ein bisschen Neugierde war außerdem dabei.

Sollten Sie sich in Ihrer derzeitigen Situation nicht *berufen* fühlen, Großeltern zu sein, so sind Sie dennoch angehalten, das Beste aus dieser vermutlich unerwarteten Situation zu machen. Schieben Sie das pathetische Wort *Berufung* erstmal beiseite und nehmen Sie sich vor, Ihrer *Verantwortung* gerecht zu werden. Als Oma oder Opa sind Sie ein Stück mitverantwortlich für das Wohl und Wehe eines solchen kleinen Menschen. Mit Verantwortung kann unsere Generation recht gut umgehen, im Gegensatz zur Pflicht. Sie müssen sich nicht *verpflichten*, als Lückenbüßer zur Stelle zu sein, wenn Mama oder Papa nach Ihnen rufen. Genaueres darüber lesen Sie im Ratgeber *Typisch Oma, typisch Opa?!* Beginnen Sie erstmal, Ihrer Verantwortung gerecht zu werden, so könnte im Laufe der Zeit eine Berufung daraus werden. Der jungen Generation kann nichts Besseres passieren, als Großeltern, die sich mit Hingabe und Leidenschaft für sie einsetzen, eben aus Berufung.

Das Wort, das nicht in der Bibel steht

Doch um der Liebe willen möchte ich dir nichts befehlen, sondern dich schlicht und einfach bitten als ein alter Mann, den man jetzt auch noch ins Gefängnis geworfen hat, weil er die rettende Botschaft von Jesus Christus verkündet. (Philemonbrief Vers 9, Hoffnung für Alle)

Großeltern im heutigen Sinn gibt es erst seit dem vorvorigen Jahrhundert. Über die historische Entstehung der Großelternrolle haben wir in unserm Ratgeber *Typisch Oma, typisch Opa?!* ausführlich geschrieben, weshalb es mir jetzt darum geht, die Rolle der Älteren aus der Sicht der Bibel zu beleuchten.

Wussten Sie, dass das Wort „Großeltern" gar nicht in der Bibel steht?

Zur Zeit des Alten Testaments lebten die Menschen viel länger als wir heute. Den biblischen Patriarchen war es vergönnt, ihre Familie um einige Generationen wachsen zu sehen. Hiob, eine allseits bekannte Persönlichkeit, von der der Begriff der *Hiobsbotschaft* abgeleitet ist, *...lebte danach hundertundvierzig Jahre und sah Kinder und Kindeskinder bis in das vierte Glied.* (Hiob 42,16) Hiob sah vier Generationen aufwachsen. Weil es schriftliche Überlieferungen kaum gab und nur wenige Menschen lesen konnten, erzählte man sich die Geschehnisse vergangener Zeiten. Die damals fertig gestellten Teile des Alten Testamentes wurden während der wöchentlichen Gottesdienste verlesen und prägten sich auf diese Weise den Zuhörern ein: der Auszug des Volkes Israel aus Ägypten, die Geschichten von Josef, der Tanz um das Goldene Kalb, all das wurde vom Vater an den Sohn weitergegeben und der erzählte wiederum seinen Kindern davon. Sowohl im Gottesdienst, als auch daheim sprach man von den Wundertaten Gottes. Feste und besondere Gottesdienste fußten auf diesen Ereignissen, jährlich wurde durch das Passahfest die letzte Nacht der Israeliten in Ägypten wieder ins Gedächtnis gerufen.

Oder man hielt solche Ereignisse in Liedern fest, Psalmen genannt. Die Psalmen geben Kunde sowohl von den vergangenen Wundertaten Gottes, wie auch von dem, worauf die Israeliten warteten: den verheißenen Messias. Mündliches Überliefern war Hauptbestandteil der Weitergabe des geistigen und geistlichen Erbes des alttestamentlichen Israel. Das Weitergeben solcher Überlieferungen umschloss nicht nur die Kernfamilie, wie wir sie heute kennen.

Im Alten wie im Neuen Testament ist immer wieder davon die Rede, dass Segen und Fluch das gesamte *Haus* umfassten. Zum Haus gehörten alle Familienangehörigen, die darin lebten und versorgt wurden, sowie die Bediensteten. Josua sagt, *ich aber und mein Haus wollen dem Herrn dienen* (Josua 24,15). Josua als Familienoberhaupt hat den lebendigen Gott Israels gewählt. Nach dem damaligen, patriarchalischen System entschied jeweils das Familienoberhaupt über seinen und den Glauben seiner Haushaltangehörigen. Gründeten Familienmitglieder dann ihren eigenen Hausstand, war ihnen solche Entscheidungsfreiheit ebenfalls gegeben. Dasselbe gilt für die Menschen im Neuen Testament, wenn es heißt, dass jemand sich mit seinem ganzen Hause bekehrte.

Auch wenn wir in der Bibel nichts von Großeltern lesen, geht es immer um Verantwortung der Älteren für die jüngere Generation. Die Älteren sind aufgefordert, den jüngeren weiterzusagen, wie wunderbar der lebendige Gott im Laufe ihrer Geschichte sein Volk geführt hatte. Sein Wirken wird auf diese Weise bis in die heutige Zeit wachgehalten. Ältere sollen den Glauben leben und lehren, um das Vertrauen der Kinder und Kindeskinder ins göttliche Handeln zu stärken. Uns Älteren ist eine klare Aufgabe zugewiesen, auch wenn Oma und Opa dabei nicht so angesprochen werden. Die Bibel betont das Miteinander der Generationen. Miteinander sollen wir Gott loben und ihn preisen, miteinander seine Wunder verkünden und seinen Ruhm verbreiten.

Miteinander Werte leben

Denn ich habe von deinem Glauben an unseren Herrn Jesus gehört und davon, wie du allen Christen in Liebe verbunden bist. (Philemonbrief Vers 5, Hoffnung für alle)

- Was sind überhaupt Werte?
- Wie geben wir unsern Enkelkindern Werte weiter?
- Unser Gottesbild

In unserer sich mit tiefgreifenden Folgen schnell verändernden Welt ist es notwendig, eine Grundorientierung, einen sittlich-moralischen Kompass, zu haben. Das sind Werte und Normen. Verändern sich diese Werte oder verfallen sie in unserer heutigen Zeit?

Was sind überhaupt Werte?

Werte sind jene Vorstellungen, die in einer Gesellschaft allgemein als wünschenswert anerkannt sind und den Menschen Orientierung geben.

So unterscheiden wir ästhetische, moralische, religiöse, politische, materielle und familiäre/firmenbezogene Bereiche für Werte. Daraus ergeben sich z.B. die Werte Kunst, Schönheit oder Aufrichtigkeit, Höflichkeit, Gelassenheit Solidarität, Gerechtigkeit, Treue oder auch Nächstenliebe, Dankbarkeit, Verzicht und Gottesfurcht.

Eng verbunden sind Werte mit Tugenden, Ethik und Moral. Tugend ist die Fähigkeit, sich gemäß einzelner Werte zu verhalten. Unter Moral verstehen wir Regeln, die eine Gruppe von Menschen festlegt, um zu definieren, was richtig oder falsch, gut oder böse ist. Unter Ethik verstehen wir die Anwendung dieser Werte und Normen.

Jedes Miteinander (Firma, Schule, Vereine, Familie, Kirchengemeinde, Nachbarschaft, Kommune, Gesellschaft) braucht Werte, damit das Zusammenleben gelingt. Von daher haben Tradition,

Kultur und Glaube eine große Bedeutung für das Wesen jedes Einzelnen. In einer demokratischen Gesellschaft spielen Achtung vor der persönlichen Integrität und Würde des Menschen eine große Rolle. Toleranz gegenüber Weltanschauungen und Werteauffassungen auf der Grundlage der Menschenwürde gehören dazu. Eigenverantwortung für den Nächsten und die Umwelt sind genauso gefragt.

Welche Werte habe ich, was ist mir wichtig?

Jeder Mensch hat Werte und lebt Werte – nur welche? Darüber sollten Sie sich als Großeltern im Klaren sein. Leben Sie klare Prinzipien, wie Pflicht und Verantwortung, oder bestimmt Sie eine Situationsethik?

Meine persönlichen Werte sind die zehn Gebote und die neutestamentliche Ethik der Bergpredigt Jesu. Der Apostel Paulus hat ähnliche Werte als Glaubensgrundlage beschrieben: *Dagegen bringt der Geist Gottes in unserem Leben nur Gutes hervor: Liebe und Freude, Frieden und Geduld, Freundlichkeit, Güte und Treue, Besonnenheit und Selbstbeherrschung.* (Galater 5, 22).

Welche Werte unser Denken bestimmen, zeigt sich erst in unseren Entscheidungen und dann in unserm Tun.

In einer Familie werden Werte, Einstellungen und Überzeugungen durch Bildung und Erziehung vermittelt. Für Kinder ist die Familie der Ort, wo sie solche Werte ausprobieren können und dabei das entsprechende Korrektiv finden sollten. Großeltern haben die erzieherische Aufgabe den Eltern zu überlassen. Ihre Rolle ist die der Mentoren – Begleiter. Manchmal sind sie auch als Mediator – Vermittler gefragt. In diesen und anderen Situationen braucht es deshalb gelebte Werte.

Victor Frankl: „Werte kann man nicht lehren, sondern nur vorleben."

Wie leben Sie als christliche Großeltern Ihren Glauben aus? Ist Ihr Glaube echt oder reden Sie mal so und dann wieder ganz anders? Sie können Ihren Glauben nicht vererben und sollten ihn den Nachkommen nicht überstülpen wollen. (Mehr dazu im Kapitel *Können wir Glauben vererben?*) In Ihrem Alltag machen Sie deutlich sichtbar, wie Sie glauben. Das geschieht meistens ohne Worte, durch Ihr Handeln. Worte sollten aber an passender Stelle nicht fehlen. Wer in Beziehung zu Jesus lebt, dessen natürliche Art, Probleme, Konflikte und Herausforderungen anzugehen, wird seine Wirkung nicht verfehlen. Können sich meine Familienmitglieder, meine Enkel, auf mich verlassen? Stehen Oma und Opa auch dazu, wenn sie vor längerer Zeit etwas versprachen? Vergessen wir nicht, dass Enkel ein gutes Gedächtnis haben. Vertrauen kann schnell verlorengehen und es braucht viel Zeit, um es wieder zu gewinnen.

Wie tragfähig sind christliche Werte?

Zu versagen und Fehler zu machen, gehört zum Leben genauso dazu wie die Chance, wieder aufzustehen und es erneut zu versuchen. Ein Glaube, der nur an *Sonnenscheintagen* hilft, bringt nichts. Gerade in schwierigen Zeiten muss er seine Tragfähigkeit beweisen. Auch wenn es dabei Schrammen gibt, gehen gläubige Menschen nicht unter. Solche Gelassenheit macht aus ängstlichen vertrauensvolle Menschen. Wer Vertrauen hat, ist selber vertrauenswürdig. Mit solchen Menschen sind unsere Enkelkinder gern zusammen.

Fröhlichkeit und Humor sind wertvoll

Charles Buxton, ein englischer Philanthrop und Politiker des ausgehenden 19. und beginnenden 20. Jahrhunderts, formulierte es so: *Die erste Pflicht gegenüber Kindern ist, sie fröhlich zu machen. Wenn Sie das nicht erreichen, haben Sie ihnen Unrecht getan. Nichts anderes kann dies aufwiegen.*

Sind Sie streng erzogen worden und geben es so weiter, gefangen in den *Fängen der Ahnen*? Ernsthaftigkeit ist eine wertvolle Tugend und kann in vielen Lebenssituationen von Nutzen sein. Humorlosigkeit ist es nicht. Halten Sie die Balance zwischen Ernst und Lebensfreude. Spielen Sie mit Ihren Enkeln Gesellschaftsspiele, lachen und albern Sie mit ihnen, lassen Sie sich auch mal hereinlegen. Damit setzen Sie sich ein bleibendes Denkmal.

Während Sie bei den Hausaufgaben helfen, können Sie sie zur Ausdauer ermutigen und ihnen zeigen, wie wichtig es ist, sich nicht ablenken zu lassen oder zu schnell aufzugeben. Manches im Leben muss erledigt und zu Ende geführt werden, bevor man zum heiteren Teil übergehen kann. Das geflügelte Wort, *erst die Arbeit, dann das Spiel,* ist Ihnen sicher vertraut. Oder sagen wir es anders. Im Leben gibt es nicht nur Sahneeis mit Früchten, sondern auch Schwarzbrot, das man gut kauen muss. Beides ist nötig und macht unser Leben abwechslungsreich. Ich möchte auf keines verzichten!

Humor, Heiterkeit und Fröhlichkeit sind so etwas wie das Salz in der Suppe. Manche Christen laufen mit verbissenen Gesichtern durch den Tag, wer in ihre Nähe kommt, beginnt zu frieren. Andere haben sich eine Dauerfreundlichkeit zugelegt, die unecht ist.

Echte Heiterkeit ist getragen von dem Grundgefühl der Größe Gottes. Wer auf Gott vertraut, fühlt sich innerlich entlastet, weil ER die Dinge im Griff hat. Gläubige Menschen dürfen gelassen sein, denn sie wissen, das Entscheidende hängt nicht von ihrer Person ab. Das wusste schon der Apostel Paulus, als er schrieb: *Seid allezeit fröhlich.* (1.Thessalonicher 5,16)

Weinen und Lachen

Aufs Weinen könnte ich gern verzichten, werden Sie sagen. Ein bisschen stimme ich Ihnen zu, aber nicht ganz. Lachen, Spaß und Freude bringen unsere Endorphine in Gang und schaffen ein warmes, heiteres Lebensgefühl, wie ein Stück Urlaub im Lebensalltag.

Es tut uns gut und bringt neue Impulse und Ideen hervor. Wie ist es aber mit dem Weinen? Damit bringen wir zum Ausdruck, dass wir traurig sind, Schmerzen haben, Wut empfinden, hilflos sind oder etwas vermissen. Vielleicht haben Sie einen Verlust erlebt und es geht Ihnen nicht gut. Ihnen ist etwas verloren gegangen, das Sie geliebt und geschätzt haben. Das gilt für Menschen genauso wie für Gefühle oder Gegenstände. Ihr Herz hat schließlich daran gehangen, egal, ob es sich um einen Regenschirm, einen Job oder eine Beziehung handelte. Es war Ihnen wertvoll und wichtig. Wenn Sie in solchem Fall weinen können, sind Sie gut dran. Denn manche Menschen sind so verletzt oder schockiert, dass sie nicht weinen können. Dann sinkt so ein Schmerz ganz tief nach innen und macht seelisch und körperlich krank, auch chronisch.

Verantwortung

Wir finden den Begriff *Verantwortung* nicht in der Bibel. Statt von *Verantwortung* spricht die Bibel vom *Rechenschaft ablegen*. Wir Menschen sind verantwortlich vor Gott, unserem Schöpfer und vor weltlicher Ordnung. (Mehr dazu im Kapitel *Geborgen im Miteinander*)

Motivation Liebe

Die Motivation für das Ausleben christlicher Werte muss von Liebe geprägt sein und nicht von einem Pflicht- oder Belohnungsgedanken. Liebe und Selbstlosigkeit hat viele Spuren in der Geschichte der Menschheit hinterlassen. Viele Armen-, Waisen- oder Krankenhäuser und Kindergärten wurden von Menschen mit christlichen Werten erdacht und ins Leben gerufen.

Wie geben wir unsern Enkelkindern Werte weiter?

-   Wir *hören zu* und *halten es aus*, wenn sie uns mit ihren Fragen um Gott und die Welt löchern. Wir *reden mit ihnen* über das, was uns wichtig geworden ist und warum.
-   Wir *leben ihnen unsere Werte vor*, indem wir sie teilhaben lassen an unserem Alltag.
-   *Vorlesen oder gemeinsames Lesen in der Bibel* und gemeinsame Gottesdienstbesuche können solche Möglichkeiten sein. Es ist dabei ganz wichtig, dass Sie bereit sind, sich auf Fragen und Argumente einzulassen. Wenn Sie keine Antwort wissen, geben Sie es zu. Wenn diese oder jene Frage Sie ebenfalls nicht in Ruhe lässt, bekunden Sie es. Solange Sie nicht so tun, als wären unangenehme Fragen nicht erlaubt, wird man Ihnen zuhören. Vermeiden Sie aber Plattitüden, wie: *Der Herr wird schon wissen, warum!* Oder: *Gott macht keine Fehler!*
-   Geben Sie sich nicht den Anschein, alles zu wissen und die Wahrheit für sich gepachtet zu haben.
-   *Nehmen Sie sich Zeit* zu solchen Gesprächen. Schauen Sie nicht dauernd auf die Uhr. Ansonsten verabreden Sie sich zeitnah. Möglichkeitsdenken ist gefragt, keine Verweigerungshaltung mit vielen Vorbehalten. Das eine baut auf, das andere lässt Beziehungen verkümmern und absterben.

Werte vorzuleben ist am wichtigsten

Unsere Enkel brauchen weniger theoretische Belehrung, als vielmehr Erwachsene, die ihnen christliche Werte vorleben. Das kann verbal und nonverbal geschehen. Bedenken Sie, dass nur etwa sieben Prozent eines Gespräches Worte sind, wogegen dreiundneunzig Prozent einer Unterhaltung nonverbal abläuft. Geben Sie Acht auf Ihre Körpersprache (Mimik, Gestik, Tonfall, Körperhaltung ...) Wenn beides nicht miteinander harmoniert, werden die besten Worte wirkungslos bleiben und eher negative Gefühle auslösen. Die Körpersprache Ihres Gegenübers sollten Sie im Auge behalten, denn das gehört zu einer aufmerksamen Kommunikation.

Bedürfnisse erkennen

Machen Sie Ihren Enkeln deutlich, was Recht und was Unrecht ist. Ein Stück Gewissensbildung dürfen auch wir Großeltern leisten. Behandeln Sie alle Familienmitglieder, wie Sie auch Ihre Freunde behandeln. Bauen Sie deren Selbstachtung und Selbstsicherheit auf oder verstärken Sie sie. Wenn die Enkel von daheim gewöhnt sind, selbst Entscheidungen zu treffen, können Großeltern sie auch darin ermutigen und bestärken. Das Stillen von Bedürfnissen ist die stärkste Motivation, um Entscheidungen zu treffen. Kennen Sie die Bedürfnisse Ihrer Enkel?

Unser Gottesbild

Wichtig ist, dass wir ein ausgewogenes Bild von Gott weitergeben. Die Naturwissenschaft arbeitet viel mit Bildern und Denkmodellen. Auf diese Weise versucht man, komplizierte Prozesse und Erscheinungsformen zu untersuchen und verständlich zu machen. Können wir das auch mit Gott?

Auf zwei falsche Gottesvorstellungen möchte ich aufmerksam machen: *Gott als Polizist* und *Gott als Uhrmacher.*

Gott als Polizist

Mancher stellt sich Gott wie einen Polizisten vor, der mit Argusaugen überwacht, ob wir seine Vorschriften und Gesetze übertreten. Ein Gott, der uns sofort zur Rechenschaft zieht und bestraft. Bewahrer solches Gottesbildes leben stets mit einem schlechten Gewissen, haben Angst und sind unsicher, denn nie kann man es diesem Gott recht machen.

Der Uhrmacher-Gott

Die andere falsche Vorstellung entspricht dem *Uhrmacher-Gott*. Man glaubt, dass Gott die Welt zwar erschaffen hat, sich dann aber zurückzog und für unsere Gegenwart bedeutungslos wurde. Er hat damals ein *Uhrwerk* in Gang gesetzt, dass sich jetzt selbst überlassen bleibt.

Die Bibel vermittelt ein anderes Gottesbild

Unsere Enkel dürfen verstehen lernen, dass Gott in unseren Nöten bei uns ist. Im Gleichnis von den verlorenen Söhnen (Lukas 15) wird Gott als ein Vater beschrieben, der sich beiden Söhnen mit Güte, Erbarmen, Großzügigkeit und Liebe zuwendet.

Fénelon, ein französischer Erzieher des 17. Jahrhunderts, schrieb: *Man hüte sich davor, Kinder durch übertriebene Ordnung und Genauigkeit zu ermüden. All dein Bemühen ist vergebens, wenn ein geordnetes Leben dem Kind zur Lasten auferlegt und es unter Leistungsdruck setzt, während sich Freiheit und Zügellosigkeit in den angenehmsten und verlockendsten Formen darbietet.*

Mein Fazit und meine Ermutigung für Sie: Geben Sie Grundwerte des Lebens in Fröhlichkeit und Freundlichkeit weiter!

Der Wertewandel und das Miteinander

Wenn du mich nun für deinen Freund hältst, so nimm ihn auf wie mich selbst. (Philemonbrief Vers 17, Lutherübersetzung 1984)

- Baukastensystem?
- Wer formt unsere Werte?
- Nur wer Werte hat, kann welche weitergeben

Bis zum Ende des Zweiten Weltkrieges wurden Werte von der Kirche in Einheit mit der staatlichen Obrigkeit festgeschrieben. Dazu kamen Traditionen und der bürgerliche Verhaltenskodex. *Das gehört sich nicht* oder *das macht man so*, waren ungeschriebene Gesetze. Wer sich nicht daran hielt, wurde zum Außenseiter und geächtet. Frauen hatten draußen Hut und Handschuhe zu tragen. Zärtlichkeiten zwischen Mann und Frau in der Öffentlichkeit gehörten sich genauso wenig, wie eine traute Zweisamkeit unverheirateter Paare. Sexualität und Gespräche darüber galten als *schmutzig*, wie Kinder auf die Welt kamen als großes Geheimnis. Jahrhundertelang hatte die Kirche dieses Thema zur *Sünde* erklärt, hatten Pfarrer und Priester bis ins kleinste Dorf den Menschen die zehn Gebote eingebläut. Weil die meisten nicht lesen und schreiben konnten, hatten sie gläubig geschluckt, was ihnen die Kirche aufgeprägt hatte. Bildungsferne Menschen sind leicht manipulierbar und verinnerlichen einfache Wahrheiten kritikloser. So hatten die Mächtigen leichtes Spiel.

Doch schon mit der Aufklärung wurde dieses Muster durchbrochen. Zwar galten auch damals die sogenannten *bürgerlichen Tugenden* Ordnung, Sauberkeit, Fleiß, Sparsamkeit, Pünktlichkeit, Pflichterfüllung. Jedoch kamen Vernunft und Kritikvermögen hinzu. Plötzlich wurden Tatsachen hinterfragt, die sich vorher niemand getraut hätte, anzuzweifeln. Die Menschen wollten dem, was so in Stein gemeißelt schien, auf den Grund gehen. Hob der Zeitgeist der Aufklärung manches Althergebrachte ziemlich aus den Angeln, war dieses Beben nicht vergleichbar mit dem, was mit der sogenannten *68er*

Bewegung, knapp 250 Jahre später, folgte. Die sogenannten *68er* holten rigoros die autoritäre Vaterfigur vom Sockel. Damit nicht genug, sie lehnten ausnahmslos alle Autoritäten ab. Sie propagierten eine Gleichheit, die es so nie geben konnte, brachen mit Vorschriften und Regeln, wollten Mitsprache in allem, solidarisch leben und autonom. Sie wollten sich von nichts und niemandem Vorschriften machen lassen. Ihren Vätern sprachen sie das Recht der Ermahnung und Zurechtweisung ab.

Die 68er galten als *Halbstarke,* als *Rowdys* oder *Randalierer.* Diese Bewegung junger Menschen der Jahrgänge 1940 bis 1950 verbreitete sich ab 1965 global. Anlässe waren neben den Kriegsfolgen auch die Rassentrennungen oder der Kolonialismus. All das war von der Vätergeneration hingenommen, geduldet oder sogar befördert und verteidigt worden. Nicht selten begründet mit der Bibel und Glaubensgrundsätzen.

Die 68er warfen ihnen Opportunismus vor und vergaßen dabei zu bedenken, dass nicht jeder sich zum Helden eignet und mancher nur sein nacktes Leben retten wollte. Die Überlebenden des Krieges waren einfach nur froh, nochmal davongekommen zu sein. Für sie war nur noch wichtig, in die Normalität zu finden. Aufarbeitung oder Auseinandersetzung mit der Hitlerdiktatur waren damals keine Option. Indem diese Kriegsüberlebenden heirateten, Kinder in die Welt setzten, einem Beruf nachgingen, ein Haus bauten oder eine Wohnung bezogen, sich ein Auto kauften und jährlich in den Urlaub fuhren, versuchten sie, Kriegserinnerungen und Traumata auf Abstand zu halten. Das gelang mehr oder weniger. Manchmal brach es doch aus ihnen heraus und sie ließen diesen Druck in Form von Prügelorgien entweichen. Sie schlugen ihre Kinder *windelweich* und waren stolz auf ihren strengen Erziehungsstil. Widerworte ihrer Kinder kamen einem Angriff auf die elterliche Autorität gleich. Fragen nach der Schuld oder persönlichen Beteiligung der Väter bei Kriegshandlungen wurden als ungehörig und anmaßend einfach vom Tisch gewischt. Solche Väter fanden sich auch in den Kirchengemeinden. Die wenigsten von ihnen waren Widerständler unter Hitler gewesen. Fast alle hatten im Schützengraben gelegen und waren Gott verständlicherweise dankbar für Bewahrung und Überleben. Mancher hatte in seiner Todesnot dem himmlischen Vater versprochen, *wenn du mich das hier überleben lässt, will ich dir mein Leben lang dienen/ dankbar sein/ nach deinem Willen leben...* Mancher vergaß nach Kriegsende schnell wieder, was er Gott gelobt hatte, viele aber nahmen es ernst und setzten alles daran, dieses Versprechen einzulösen. Sie hielten es mit Josua (Josua 24,1.2) *Ich aber und mein Haus wollen dem Herrn dienen.* Noch vor den beiden Kriegen hätte es funktioniert und der Vater in dieser Weise die Richtung vorgegeben.

Inzwischen aber war da eine Generation, die alles Bisherige auf den Prüfstand stellte und hinterfragte. Gerade die zwischen 1940 und 45 Geborenen wussten, was es heißt, Bombennächte zu durchzittern. Ihre unbequemen Fragen zu Schuld und Beteiligung ließen auch in christlichen Elternhäusern Konflikte aufbrechen und die väterliche Autorität in Frage stellen. Christlich erzogene junge Männer ließen sich die Haare und Bärte wachsen, ließen Anzug, Hemd und Schlips im Schrank und kamen stattdessen in Pullover und Jeans zum Gottesdienst. Mit ihnen hielten Gitarre und Schlagzeug Einzug. Die Choräle mit Orgel- oder Harmoniumbegleitung waren plötzlich *veraltet.* So aber hatten sich das die Väter, von denen viele Gott auf dem Schlachtfeld ein geheiligtes Leben geschworen hatten, nicht vorgestellt. Dieser Wertekonflikt wurde mehr oder weniger offensiv zu einem Generationenkonflikt innerhalb der Gemeinden.

Hier wie *draußen in der Welt* hörte man kein Wort über Schuld und Mitschuld an den Kriegsgrauen. Hier wie dort wurde versucht, alles durch Fleiß und Arbeitseifer zu übertünchen. Hier wie dort berief man sich auf einen Befehlsnotstand. Christen hatten dazu noch das Pauluswort zur Hand, wo es in Römer 13,1 heißt: *Seid untertan der Obrigkeit.* Hier wie dort konnte man hören, dass es so schlecht ja bei Hitler gar nicht gewesen sei, schließlich habe der Autobahnen gebaut und es habe wenigstens Recht und Ordnung gegolten.

Hier wie dort ist rechtes Gedankengut noch immer nicht ausgestorben. Auch in den Kirchengemeinden klatscht man heimlich Beifall, wenn es Anschläge auf muslimische Einrichtungen gibt und wählt rechtslastige Parteien, weil die ja auch wieder *Recht und Ordnung* versprechen und alles andere auszusortieren bereit sind.

Junge Menschen sind ungestüm, sie wollen die Welt aus den Angeln heben und schütten dabei gerne mal das Kind mit dem Bade aus. Sie propagierten die *sexuelle Revolution*, manche lebten in Kommunen.

Auf Verständnis konnten damals, in den 60ern, die wenigstens hoffen. Die Elterngeneration war entrüstet und verbat sich Forderungen nach einer Aufarbeitung der Nazivergangenheit. Kraft ihrer Autorität würgten sie alles ab und erwarteten stattdessen von ihrem Nachwuchs unterwürfige Dankbarkeit für ein Aufwachsen in Friedenszeiten, Wohlstand und Entfaltungsmöglichkeiten.

Weil ihre Fragen und Forderungen unbeantwortet blieben, wurde der Riss, der zwischen den Generationen entstand, bis heute nicht gekittet.

Aus den sogenannten *68ern*, den damaligen Randalierern, Halbstarken und Rowdys, wurden Familienväter und -mütter, sie führten ein bürgerliches Leben, der Alltag holte auch sie ein.

Aber nicht ganz. Sie ächteten die Prügelstrafe und setzten stattdessen auf Gespräche mit dem Nachwuchs, die oft in endlosen Diskussionen endeten. Sie setzten auf eine endlose Freiheit, auch die Freiheit, dass der Nachwuchs selber herausfinden sollte, was ihm guttut und was nicht. Die antiautoritäre Erziehung war Allgemeingut geworden. Ihren Nachwuchs ließen sie in sogenannten *Kinderläden* betreuen.

Kirchen und die bürgerliche, gesellschaftliche Mitte gingen auf Distanz. Von Flensburg bis München pflegte die Elterngeneration ihre Entrüstung und verschob so den Urheberfokus auf die jungen Menschen, die nicht gewillt waren, sich anzupassen. Anlass und Schuld des Ganzen verschwanden im Vergangenheitsnebel.

Die 68er sind heute in Rente und stehen nach wie vor zu dem, was sie damals forderten: freie Liebe und antiautoritäre Erziehung. Die Kinder der Kommunarden sind zwiegespalten, was eine Bewertung ihrer Kindheit betrifft. Feminismus und Gendersprache haben unsere Gesellschaft nachhaltig verändert. Ebenso das Umweltbewusstsein. Grüne Politik sorgt dafür, dass wir sensibler mit der Natur umgehen und dem Plastikmüll den Kampf angesagt haben. Alte Erziehungsmuster wurden unter Strafe gestellt, was manch christlichen Vater in einen Konflikt brachte: *Wer die Rute schont, hasst seinen Sohn*, heißt es in Sprüche 13,24. Dass Kinder heute ein Anrecht auf gewaltfreie Erziehung haben, ist inzwischen ein gesetzlich verbürgtes Recht. Zurecht. Denn engstirnige, autoritäre Pädagogik hat Duckmäuser, Anpasser und willfährige Untertanen hervorgebracht. Mit dem Rohrstock eingebläute Bibelverse förderten vielleicht ein umfangreiches Wissen, das Gottesbild eines liebenden, gütigen Vaters im Himmel aber nicht. Solche Pädagogik vertiefte die Kluft zwischen Sein und Schein, zwischen Wissen und Tun. (Um Heuchelei geht es im Kapitel *Im Glashaus eingemietet.*)

Antiautoritäre Erziehung als Gegenentwurf zur Prügelpädagogik erwies sich nur als bedingt brauchbar. Heranwachsende brauchen Marksteine, Regeln und Maßstäbe, nach denen sie sich richten können. An denen sie sich aufrichten und auch reiben dürfen. Regeln und Anweisungen, nicht aus Willkür, sondern Liebe, helfen der jungen Generation, sich im Leben zurechtzufinden. Wer sich einen Dreck um Regeln und Werte und das Wohl der Allgemeinheit schert, ist ein Egoist. Denn Grenzen, Regeln und Normen geben uns Struktur. Ladenöffnungszeiten zwingen uns, innerhalb eines täglichen Zeitrahmens unsere Einkäufe zu tätigen. Wer mehr Geld ausgibt, als er verdient, bekommt Schwierigkeiten. Bei uns wird auf der rechten Straßenseite gefahren, rechts vor links, bei Rot muss ich warten. Alles Regeln, die Sinn machen und Vertrauen schaffen. Ich darf bei Grün gehen oder fahren, weil die andern bei Rot stehen. Diese Regel schützt mein Leben und das der andern. Darum ist es falsch, von unbegrenzter Freiheit zu schwärmen. Die gibt es nicht.

Baukastensystem?

So frei wie heute, war die Gesellschaft noch nie. Oder sollen wir eher sagen, so beliebig? Heute stellt sich jeder sein eigenes Wertesystem zusammen, ganz nach seinen Vorstellungen. Die einen finden eine Eheschließung überflüssig und leben unverheiratet wie Eheleute als Familie mit Kindern zusammen. Inzwischen handeln Senioren genauso, damit ihnen beide Renten erhalten bleiben. Ehe wird nicht mehr als Verbindung zwischen Mann und Frau definiert, sondern ist genauso als gleichgeschlechtliche Gemeinschaft staatlich legitimiert.

Es ist egal, was einer glaubt, wie er sich kleidet oder aussieht. Jeder ist seines Glückes Schmied und kann nach seiner Fasson selig werden. Das ist, vordergründig betrachtet, die Schokoladenseite heutigen Lebens. Der Nachteil aber ist, wir können nicht nur, wir *müssen* uns entscheiden. Wer sich treiben lässt, fällt durch den sozialen Rost. Auf der Stelle zu treten wird fatal.

Leider wurden mit der 68er Revolte auch sinnvolle Wegmarken geopfert. Man hat einen Kahlschlag gemacht, den *aufzuforsten* mühsam wird. Aber ein Anfang ist gemacht. Junge Menschen orientieren sich heutzutage verstärkt wieder an Grundsätzen und verlangen nach Werten.

Wer formt unsere Werte?

Damit kommen wir zum Ausgangspunkt zurück. Die Familie als Werturspung scheint weitestgehend ausgedient zu haben. Es wird gelebt und praktiziert, was *in* ist, Mainstream gibt die Richtung vor, Stars und Sternchen werden zu Vorbildern, deren Lebenswandel bis ins intimste Detail über Social Media oder Fernsehsoaps in die Wohnzimmer getragen wird.

Die Medien vermitteln uns eine Politik ohne Prinzipien, Geschäfts-gebaren ohne Moral, Reichtum ohne Arbeit, Genuss ohne Gewis-sen. Erziehung und Wertevermittlung wurde aus den eigenen vier Wänden ausgelagert und den dafür zuständigen Institutionen über-lassen, wie Kita, Schule oder Lehrbetrieb. Viele Kinder sind nicht mehr belastbar und verfügen nach Ansicht vieler Ausbilder nicht über die schulischen Grundlagen, die nötig sind, um eine Lehre zu absolvieren.

Das Fernsehen ersetzt den Babysitter, Social Media das Gespräch mit den Eltern. Doch sind viele junge Menschen glücklicherweise noch anderen Einflüssen, wie etwa in Vereinen oder Kirchenge-meinden ausgesetzt, die einen großen Anteil an ihrer Persönlich-keitsentwicklung haben. Nicht zu vergessen, wir Großeltern.

Nur wer Werte hat, kann welche weitergeben

Christliche Großeltern dürfen hoffnungsvolle Menschen sein – in jeder Lebenslage. Denn sie wissen aus der Bibel und ihrer persönli-chen Beziehung zu Gott, wie viel Kraft und Hilfe aus lebendigem Glauben erwächst. Daher ist es an dieser Stelle unnötig, solche Großeltern aufzufordern, sich bewusst zu machen, was sie trägt. Gläubige Großeltern wissen das und können auf Erfahrungen mit Gott zurückgreifen. Gläubige Großeltern pflegen eine persönliche Gottesbeziehung, aus der sie Kraft und Zuversicht schöpfen. Sol-che Werte kann man nicht dozieren oder erzwingen, sondern nur vorleben, nicht anerziehen, sondern nur begleitend formen.

Es ist nicht das Anliegen dieses Buches, Ihnen Strategien zu vermitteln, wie Sie aus Ihren Kindern und Enkeln Christen machen. Dafür gibt es eine Menge anderer, wertvoller Literatur. Uns geht es darum, Ihnen zu bewusst zu machen, wie *Sie* leben, damit Ihre Kinder und Enkel sich nicht fernhalten vom Glauben und der Kirchengemeinde und vom Gottesdienst.

Es ist begrüßenswert, erfüllend und sinngebend für uns Großeltern, wenn unsere Kinder und Kindeskinder den von uns eingeschlagenen Glaubensweg ebenfalls betreten und uns auf diesem Weg nachfolgen. Wie aber verhalten wir uns, wenn dem nicht so ist? Wenn unsere Kinder und Enkel eine ganz andere Vorstellung von Glauben, Gemeindeleben und Familienalltag haben, als wir? Sind wir für sie und ihr Tun verantwortlich?

Geborgen im Miteinander

Es hat mir große Freude bereitet und Mut gemacht, wie viel Liebe du zeigst. Denn durch dich, mein Bruder, wurden die Heiligen innerlich gestärkt. (Brief an Philemon, Vers 7; Basis Bibel)

- Geborgenheit durch Verantwortung
- Geborgenheit durch hegen und pflegen
- Geborgenheit: in guten Händen sein
- Geborgenheit bringt Sicherheit
- Wohlsein ist Geborgenheitspflege
- Bibelwissen ist nicht automatisch ein heiliges, geheiligtes Leben

Im Moment ist Deutschland im Coronaquarantänemodus, im *Lockdown*. Jeder auf sich geworfen, für sich verantwortlich, mit sich allein in seinen vier Wänden. *Keine sozialen Kontakte*, wie es ständig propagiert wird. Das bedeutet, dass die Kinder im Kinderzimmer via Internet den Schulstoff erfassen. Viele Eltern arbeiten im Homeoffice. Und das alles innerhalb weniger Quadratmeter und – das ist der größte Hammer: ohne großelterliche Hilfe. Die Verantwortlichen, vom Bürgermeister bis zur Kanzlerin, werden nicht müde, zu appelieren, die Großeltern diesmal außen vor zu lassen. Isolierte Großeltern, davon hat man seit Jahrhunderten nicht gehört. Großeltern, die auf behördliche Anordnung den Kontakt zu ihren Enkeln zu unterbrechen haben, weil insbesondere Kinder Überträger von Coronaviren sein könnten, ohne dabei selbst zu erkranken.

All das bringt Eltern und Kinder an den Rand der Hysterie.

War doch vorher alles schön *normal*: Eltern bei der Arbeit, Kinder in der Schule oder Kita, Mahlzeiten inbegriffen. Nachmittags waren die Schulkinder bei der Schulkindbetreuung, beim Sport oder anderen Aktivitäten, Mama und Papa währenddessen Geld verdienen oder anderes erledigen. Klaffte zwischendrin eine Zeitlücke, sprangen die Großeltern gerne ein. Millionen Arbeitsstunden jährlich sind so vor der Coronakrise zusammengekommen. Und jetzt? Von hundert auf null. Vater und Mutter müssen Beruf, Schule, Kinderbetreuung und Essensversorgung selber managen. Sie sollen von daheim arbeiten, was ja beileibe nicht nebenbei geschehen kann, denn bezahlbare Leistung erfordert Anstrengung. Ihre Kinder sollen übers Internet täglich ein von den Lehrern vorgeschriebenes Quantum an Lehrstoff erarbeiten, werden über skype oder andere Bildtelefonalternativen abgefragt und bewertet. Wenn dazwischen noch Kindergartenkinder rumrennen, ist das Durcheinander perfekt. Die Kinder dürfen zwar in Begleitung ihrer Eltern nach draußen, jedoch nur spazieren gehen oder in freier Wildbahn toben und dabei Abstand halten. Die Spielplätze sind gesperrt. Alles prophylaktische Maßnahmen.

Deutschland dreht am Rad. Trägervereine von Frauenhäusern mieten vermehrt Wohnobjekte an, um eine wachsende Zahl Opfer häuslicher Gewalt unterzubringen. Familien geben sich in sozialen Medien Beschäftigungstipps für den eingesperrten Nachwuchs. Fernsehsender stellen ihr Programm um und zunehmend auf die kleinen Zuschauer ein: Wissenssendungen, Märchenfilme und anderes soll helfen, über den Tag zu kommen.

Die Coronaquarantäne ist nicht nur eine Zeit der Angst und Unsicherheit, sie ist auch eine Zeit der Wahrheit. Der Wahrheit über uns, die Gesellschaft und ihre kleinste Einheit, die Familie. Denn Familie ist nicht mehr das, was sie einmal war: Vater, Mutter, Kind(er). Auch nicht in unseren Kirchengemeinden. Alleinerziehende, Geschiedene, Verpartnerte und Patchworkfamilien sind die zunehmende Realität. Was früher zurechtweisende Maßnahmen zur Folge hatte, wird inzwischen mehr und mehr kommentarlos hingenommen. Die Realität hat uns überrollt.

Sie hat schon begonnen sich in unserer, der Großelterngeneration, breitzumachen. Auch in unseren Kirchen leben Scheidungskinder das sogenannte *Wechselmodell*, eine Zeitlang bei der Mutter, eine Zeitlang beim Vater, oder es pendeln gläubige Eltern zwischen ihrer

Wohnung und der Behausung der Kinder. Die Kinder leben in der Wohnung abwechselnd mit Vater oder Mutter. Oder sie praktizieren Patchwork: Mit der neuen Partnerschaft wird der Nachwuchs zusammengetan und vielleicht gesellt sich noch eigener dazu. Nach dem Motto: Deine Kinder und meine Kinder schlagen unsere Kinder. Gleichgeschlechtliche Ehen komplettieren das Ganze. Familien dieser unterschiedlichen Formen sitzen jetzt daheim und bekommen allmählich einen sogenannten *Lagerkoller*. Die Stunde der Wahrheit ist da. Die Bilanz ist vielfach eine bittere: Es eskaliert im häuslichen Milieu dermaßen vermehrt, dass Jugendämter und andere Einrichtungen Sonderschichten schieben müssen. Gerade sogenannte *bildungsferne* Familien fühlen sich *verdammt*, jetzt 24 Stunden täglich miteinander auszukommen. Entsprechende Kinder- und Jugendeinrichtungen in solchen Problembezirken schlagen Alarm und stoßen düstere Prophezeiungen aus.

Kindergarten und Schule strukturieren Tage, Wochen, Monate, Ferien und Urlaube. Das familiäre Zeitmanagement hat der Staat Stück für Stück übernommen. Gerade mal die Wochenenden und Ferien stehen den Familien zur freien Verfügung. Und wer damit nicht zurechtkommt, kann sich auch hier von Trägern der Wohlfahrtspflege bespaßen lassen. Familie ist eben nicht mehr das, wofür sie geschaffen wurde: ein Ort des Miteinanders, Hort der Geborgenheit, die kleinste gesellschaftliche Einheit.

Seit einigen Jahrzehnten hat sich das, was Familie bisher zu leisten hatte, nach außerhalb verlagert. Es ist längst nicht mehr selbstverständlich, dass Familie für Stabilität, Annahme, Geborgenheit und Wärme steht.

Nicht zuletzt ist es den digitalen Medien geschuldet, dass einander nicht mehr zugehört wird, sondern sich jeder nur noch mit seinem Handy beschäftigt, bemüht, auf Social Media den Anschluss nicht zu verlieren. Lehrer wissen oft mehr über die Befindlichkeiten der jungen Menschen, als die Eltern. Ständig kommen Meldungen aus sogenannten *Brennpunktschulen*. Es sind nicht die Schulen, die

Mädchen und Jungen zu rücksichtslosen, aggressiven Menschen machen, sondern die Zellen, aus denen diese Kinder kommen: ihre Familien. Eltern, die überfordert und überlastet sind und orientierungslos, die selber keinen Standpunkt haben, die sich treiben lassen, sinn- und ziellos.

Menschen, die ghettoisiert leben müssen. Sie alle haben es in diesen Tagen doppelt schwer, sich so zu organisieren, dass ihre Kinder den vorgeschriebenen Schulstoff am Küchentisch, auf dem Bett oder dem Teppich, erarbeiten.

Die meisten von uns verbinden mit dem Familiengedanken hoffentlich ein Heimatgefühl. Ein Haus, eine Wohnung, wo wir hingehören. Da steht unser Bett, befinden sich unsere Sachen und die Menschen, mit denen wir verwandt sind. Eine Stube, ein warmer Ofen und ein Herd, auf dem eine schmackhafte Suppe blubbert. Ein Fixpunkt unseres Lebens. Hier sind unsere Wurzeln, hier kommen wir her, hier gehören wir hin. Es ist unser *Stall* und alle, die mit uns darin lebten und aufwuchsen, erkennen wir am sogenannten *Stallgeruch*. Unser Schlüssel passt in diese Tür, wir sperren Sorgen und Nöte aus. Hier sind wir Mensch und Familienmitglied. Hier hört man uns zu, hier dürfen wir jubeln oder weinen, unser Versagen offenbaren oder alle an unsern Erfolgen teilhaben lassen. In der Familie. So sollte es sein. So dachte es sich Gott, als er die Menschen schuf und ihnen den Auftrag gab, sich zu vermehren und die Erde zu füllen.

Es hätte so schön sein können. Doch schon die ersten Nachkommen gerieten derart aneinander, dass einer es nicht überlebte. In der Familie liebt man sich und hasst man sich, da vertraut man sich und verrät sich. Familie ist ein *Mysterium*. Man möchte fort und kann doch nicht voneinander lassen. *Blut ist dicker als Wasser*, dieses Sprichwort bewahrheitet sich immer wieder. Dazwischen stehen wir gläubigen Großeltern. Ich vermeide das Wort *Durcheinander* bewusst und spreche stattdessen von *Vielfalt*. Das soll nicht heißen, dass ich jede Familienform als die perfekte Lösung ansehe.

Wir, das Autorenpaar, sind in unserer persönlichen Denkweise eher traditionell ausgerichtet, die von uns gelebte und bevorzugte Familienform ist Vater, Mutter, Kinder – und inzwischen Großeltern und Enkel. Jedoch steht es uns nicht zu, unsere Mitmenschen wegen ihrer Andersartigkeit zu bewerten oder verdammen oder uns deswegen sogar von ihnen abzuwenden. Gerade wenn es sich um unsere eigenen Kinder oder Enkel handeln sollte, die nicht in Wegen wandeln, die wir ihnen vorgaben oder vorlebten. Es spricht nicht für eine besondere Heiligkeit, wenn Eltern die eigenen Kinder ächten, verstoßen und verurteilen, weil sie einen anderen Lebensentwurf gewählt haben.

Natürlich ist es schwer, wenn unsere Kinder und Enkel den Glaubenspfad verlassen und eigene Wege gehen, gar nicht mehr glauben oder einer Religion anhängen, die uns befremdet. Doch nichts und niemand gibt uns das Recht, uns zum Richter darüber aufzuspielen und den Weg des geringsten Widerstandes zu gehen, nämlich die Enkelfamilie fallenzulassen.

Vielleicht wünscht sich mancher Großvater, manche Großmutter, die Zeiten zurück, als das Familienoberhaupt die Richtung der Sippe bestimmte. Wir lesen in der Bibel des Öfteren davon, dass sich jemand *mit seinem ganzen Hause* bekehrte und taufen ließ. Ob jeder einzelne dieser Täuflinge wirklich glaubte, lesen wir nicht. Es scheint einfach gewesen zu sein in jenen Zeiten: einer mit allen. Einer wurde überzeugt, alle anderen mussten mitziehen. So berichten es auch Missionare: Du musst den Stammeshäuptling überzeugen, dann hast du den ganzen Stamm gewonnen. Doch das funktioniert bei uns in Westeuropa, bzw. in Deutschland, nicht mehr.

Geborgenheit durch Verantwortung

Was ist Verantwortung?

Wenn wir Verantwortung übernehmen, verpflichten wir uns für etwas oder jemanden. Bei der Hochzeit verpflichten wir uns, Verantwortung für unsern Ehepartner zu übernehmen. Wer Kinder in die Welt setzt, ist verantwortlich für sie.

Wer solche Verantwortung trägt, kann nicht andere haftbar machen. Verantwortungslos handeln wir, wenn wir die Folgen unseres eigenen Handelns ignorieren.

Verantwortung hat nichts mit Schuld zu tun

Schuld verlangt Bestrafung, Verantwortung aber braucht Lösungen und geht mit Konsequenzen richtig um. Nur wer Verantwortung übernimmt, kann auch etwas verändern, indem er eigene Fehler eingesteht.

Wer Verantwortung verweigert, gibt sie jemand anderem

und macht sich zum Opfer von Personen oder Umständen. Die Tochter eines Gemeindemitglieds war Opfer eines schlimmen Verbrechens innerhalb der Kirchengemeinde geworden. Die Tat hatte sogar mediales Interesse erregt. Es gefiel der Mutter offensichtlich, sich und ihre Tochter der Opferrolle zu belassen. So konnte sie jammern und anklagen. Sie machte sich abhängig von der Kirchenleitung und den Umständen, sogar vom Täter. Sie wollte mit ihrem Kind lebendiger Vorwurf bleiben und weigerte sich konsequent, den nächsten Schritt zu gehen und Verantwortung für ihr weiteres Leben und das ihrer Tochter zu übernehmen. Mit solcher Verantwortung hätte sie das Heft des Handelns in die Hand genommen, sich vermutlich eine andere Kirchengemeinde gesucht und ein Leben unabhängig vom Täter geführt. So aber war es ihr nicht möglich.

Verantwortung zu übernehmen bedeutet, Entscheidungsfreiheit zu haben.

Wir Großeltern entscheiden über unsere Gefühle und unser Selbstbewusstsein. Wir sind und wollen nicht manipulierbar sein. Für niemanden. Weder für unsere Kinder, noch die Enkel, Ehepartner oder Gemeindeglieder. Wir sind souverän, denn *Christus hat uns zur Freiheit befreit.* (Galater 5,1) Diese Befreiung dürfen auch unsere Enkel spüren. Damit haben wir Verantwortung und zugleich die Freiheit, Wege und Lösungen bei Problemen zu finden.

Arten der Verantwortung

Wir übernahmen als Eltern die Verantwortung für das Tun unserer Kinder. *Eltern haften für ihre Kinder*, steht oft mahnend an Baustellen. Da ist es gut, dass es Haftpflichtversicherungen gibt. Der Schaden, den eins unserer Kinder einmal anrichtete, wurde auf tausende D-Mark geschätzt. (Glücklicherweise kam es dann doch anders.) Dass wir versichert waren, war in dieser Zeit ungemein beruhigend für uns.

Wer seine Aufsichtspflicht grob fahrlässig verletzt, wird verantwortlich gemacht für die Folgen. Wer das Kindeswohl gefährdet, wird strafrechtlich verfolgt und kann im Gefängnis landen.

Eltern haften, also übernehmen Verantwortung, jedoch nur bis zu einem bestimmten Alter. Mit 14 Jahren dürfen Kinder ihre Religion selbst bestimmen. Das Wahlrecht mit 16 Jahren wird immer lauter diskutiert. Mit 18 Jahren sind Kinder volljährig und damit für ihr Handeln selbst verantwortlich, auch wenn der Gesetzgeber im Falle eines Falles noch nach Jugendstrafrecht richtet. Dennoch müssen sie ab diesem Alter für sich selbst gerade stehen. Wir sollten zwar mit Rat und Tat zur Seite stehen, es aber aushalten, wenn sie die Folgen ihres Handelns selbst ausbaden müssen. Später, wenn unsere Kinder Familie haben, ist es an uns, unsere Großelternrolle zu definieren. Denn jetzt ist unsere Verantwortung eine ganz andere, als die eines Elternteils. Uns obliegt nicht mehr die Sorge darüber, ob das Enkelkind auch seine Schularbeiten vollständig erledigt hat oder welche Schuhe passend zum Kleid sind.

Unsere Verantwortung hat sich jetzt gewandelt, wir fragen uns: Was kann ich leisten oder beitragen, damit die Familie meines Kindes ihr Leben meistert? Daraus wird meistens ein Geben und Nehmen. Opa hat Zeit und mäht deshalb den Rasen von Sohnemann gleich mit, Tochter kommt und fragt, ob sie Oma was aus dem Supermarkt mitbringen kann. Großeltern können die Enkel beaufsichtigen, Kinder mal diesen oder jenen Handgriff bei den Großeltern erledigen.

Eltern haben das sogenannte *Sorgerecht*, wir nicht! Dafür haben wir ein *Umgangsrecht*. Das sollten wir auf jeden Fall wahrnehmen und kreativ gestalten. Wir können uns nicht herausnehmen, weil uns vielleicht die Schwiegerkinder nicht passen und wir deshalb deren Nachwuchs ablehnen.

Paulus übernahm Verantwortung für einen jungen Sklaven, obwohl er das nicht hätte tun müssen. Er fühlte sich verantwortlich für diesen Menschen. Und doch holt er nicht Philemon nach Rom, damit er seinen Sklaven abholt, sondern schickt Onesimus auf den weiten Rückweg. Er muss die Verantwortung für sein Handeln selbst tragen. Eine weise Entscheidung. Großeltern, die sich Gott gegenüber verantwortlich wissen, werden auch ihre Verantwortung den Enkeln gegenüber wahrnehmen. Nicht, indem sie sich einmischen, Vorschriften machen oder Vorhaltungen, sondern indem sie gezielt und dosiert ihre Hilfe anbieten. Im Berufsleben wird das Übertragen größerer Verantwortung als Zeichen von Respekt und Vertrauen gewertet und als Meilenstein auf der Karriereleiter. Wenn uns das Leben Verantwortung für Enkelkinder überträgt, könnten wir auch sagen: Es zollt uns Respekt und Vertrauen. Menschen, die sich vor Verantwortung drücken, geben das Heft des Handelns ab und lassen über sich bestimmen. Wer nach einem Missgeschick fragt: Wer ist schuld?, sucht einen Sündenbock, wer dagegen fragt, wer ist verantwortlich?, nach der Zuständigkeit.

Die Schuldfrage dreht sich immer um das Verursacherprinzip. Es geht um Probleme und deren Konsequenzen. Nicht immer sind die Schuldigen auch die Verantwortlichen. Wenn der Enkelsohn mit dem Fußball versehentlich die Fensterscheibe der Nachbarin trifft, ist sein Vater verantwortlich für das Handeln seines Kindes, obwohl er die Scheibe ja gar nicht zerschoss. An ihm liegt es nun, dafür zu sorgen, dass Nachbars Scheibe bezahlt wird. Ob von der Versicherung oder aus eigener Tasche. Verantwortlich zu sein heißt, zuständig zu sein für bestimmte Aufgaben und bedeutet zugleich auch Entscheidungsfreiheit. Ein Vater kann in solchem Fall zu seinem Sohn sagen: Sieh zu, wie du das wieder in Ordnung bringst oder er kann sagen: das kriegen wir wieder hin. Natürlich wird er auch mit ihm darüber reden, dass es geeignetere Plätze zum Fußballspielen gibt, als zwischen Wohnhäusern. Verantwortung zu übernehmen bedeutet, Vertrauen aufzubauen.

Geborgenheit durch hegen und pflegen

Wer seine Enkel hegt und pflegt, verhätschelt sie nicht. Er gibt ihnen, was sie brauchen, hilft und ist stets da. Wenn wir von hegen und pflegen sprechen, denken wir meistens ans Gärtnern oder an die Altenpflege. Alte Menschen brauchen nicht nur Pflege, sondern auch was Gemüt und Herz. Wer jemanden oder etwas hegt, gibt Nahrung und lässt Zeit zum Wachsen. Es geht um Gelassenheit und die Weisheit, im rechten Moment aktiv zu werden.

Kinder, die sich selbst überlassen bleiben, die keine Wegweisung erhalten, haben es schwerer im Leben. Gärtner, die ihre Pflanzen sich selbst überlassen, werden kaum ertragreich sein. Wie viel Hege und Pflege ist nötig, damit aus winzigen Samenkörnern Tomatenstauden, Porree oder Radieschen werden. Unkraut muss gezogen werden, Pflanzen brauchen Wasser und gegebenenfalls auch Frost- oder Sonnenschutz. Unentwegt sind Kleingärtner auf ihren Parzellen bei der Arbeit, damit es blüht und gedeiht.

Geborgenheit: in guten Händen sein

Freundliche Großeltern strahlen sofort ein Gefühl der Geborgenheit aus. Selbst in der Gefängniszelle erfuhr Onesimus freundliche Aufnahme, fühlte sich geborgen und in guten Händen. Großeltern, die so weise handeln, werden immer erste Anlaufstelle für Enkel in allen Lebenslagen sein.

Geborgenheit bringt Sicherheit

Wer sich geborgen weiß, fühlt sich sicher. Es geht dabei nicht um naive, dümmliche, zurückgebliebene Großeltern, sondern solche, die sich selbst geborgen wissen. Gerade, wenn unsere Geborgenheit in Gott liegt, können wir Enkel stets mit offenen Armen empfangen, egal, was vorgefallen ist. Enkel, die solche Sicherheit finden, können sich entfalten. Deren Persönlichkeit kann wachsen. In der Kindheit behütete Menschen haben alle Voraussetzungen, starke Persönlichkeiten zu werden.

Sicherheitsgefühle, bzw. Geborgenheitsgefühle, sind sehr persönliche Gefühle. Während der eine beim Geruch von Bohnerwachs stets an Omas gute Stube und die damit verbundene Geborgenheit denkt, erinnert sich ein anderer an seine strenge Mutter, die keifend durch die Gegend lief. Was bei einem ein Wärmegefühl hervorruft, lässt einen anderen schier versteinern.

Man kann sich vorstellen, dass Gefängniszellen zur Zeit der Römer alles andere als angenehme Räume waren. Onesimus wurde so eine Höhle zum Ort der Umkehr. Diese raue, brutale Umgebung war für ihn ein Segensraum geworden.

Kinder, die in Klarheit und Gradlinigkeit erzogen werden, wissen, woran sie sich halten sollen und können. Bei ihnen wächst ein Sicherheitsgefühl. Sie haben klare Regeln und kennen etwaige Konsequenzen. Hier ist ein ja ein ja und ein nein kein vielleicht. Das gibt Struktur, nicht nur im Alltag, sondern fürs ganze Leben.

Kinder, die in einem Umfeld der Heuchelei, Doppelbödigkeit und Bigotterie aufwachsen, bleiben ihr Leben lang unsicher. Sie lernen vielleicht, Parolen zu klopfen oder Sprüche, wozu auch Bibelsprüche gehören, aber sie werden keine verantwortungsbewussten Menschen. Sie suchen immer nach Schuldigen und fühlen sich stets als Opfer. Opfer der Umstände oder der *Welt*. Einer Welt außerhalb von Familie und Kirchengemeinde, einer *gottlosen* und darum feindlichen Welt und vergessen dabei, dass Jesus genau dafür Mensch wurde und starb.

Nestwärme

Geborgene Menschen empfinden stets eine Nestwärme. Sei es aus ihrer Kindheit oder im eigenen Nest. Wenn Eltern es schaffen, ihrem Kind solche Nestwärme zu geben, können Großeltern stolz sein und darauf aufbauen.

Nestwärme gibt Sicherheit und damit ein inneres Wohlbefinden und Entspannung. Ziehen Eltern und Großeltern hier an einem Strang, können sich die Enkel daheim von dem Schulstress entspannen und gut auftanken.

Wenn wir bedenken, welchem Druck die Kinder heutzutage nicht nur schulisch ausgesetzt sind, sondern auch dem Gruppenzwang, dann ist es sehr wichtig, dass sie daheim Geborgenheit finden. Es ist eine Illusion zu glauben, dass Kinder auf christlichen Schulen keine Anfeindungen und Auseinandersetzungen erdulden müssen, wie auf säkularen Schulen. Die Gründe für Streit und Konflikte sind zwar andere, aber auch hier müssen sie sich auseinandersetzen.

Woher nehmen wir Geborgenheit?

Ohne Wertefundament dürfte es schwerer sein, Geborgenheit zu finden. Vielleicht gibt ein Partner eine gewisse Geborgenheit, ein schönes Haus oder ein Bankkonto in gewisser Höhe. Das sind ernst zu nehmende Gründe. Doch ob sie wirklich Halt geben, sei dahingestellt. Die Partnerschaft kann zerbrechen, das Haus abbrennen, das Geld verlorengehen. Wer darüber hinaus einen Ruhepunkt benennen kann, etwas, das ihm Geborgenheit gibt, ist wirklich geborgen und kann solche Geborgenheit ausstrahlen.

Wer in Gott geborgen ist, wird stets Zuversicht ausstrahlen. Das hat nichts mit Harmoniesucht zu tun oder dem berühmten Blick durch die rosarote Brille. Auch Hiob ging es mit seiner Familie und der Ehefrau nicht immer bestens und er beschönigt das auch nicht. Trotzdem weiß er sich geborgen, auch wenn er viele Fragen an Gott hat und manches nicht versteht. *Aber ich weiß, dass mein Erlöser lebt...,* sagt er (Hiob 19,25). Haus weg, Reichtum weg, Kinder umgekommen, Frau gegen ihn – schlimmer geht nimmer, oder? Aber Gott ist noch da. Und deshalb wurde ihm der Boden unter den Füßen nicht weggerissen. Deshalb führte ihn diese Geborgenheit auch zum guten Ende.

Großväter und Großmütter dürfen ihren Glauben offen leben mit allen Höhen und Tiefen. Auf diese Weise formen sie das Gottesbild ihrer Enkel und werden nicht zu unausstehlichen Predigern und Einpeitschern. *Weil du von Kind auf die Heilige Schrift weißt...,* (2. Timotheus 3,15) schreibt Paulus an Timotheus. Wir dürfen Enkel formen, nicht nach unserm Gutdünken, aber nach Gottes Wort, jedoch, ohne unsere Kinder, ihre Eltern, zu hintergehen und bloßzustellen. Geborgenheit bedeutet Behaglichkeit, Wohlbefinden, Wärme, Zuneigung, Nähe, Verständnis und innere Ruhe. *Kommt her zu mir alle, die ihr mühselig und beladen seid,* (Matthäus 11,28) lädt Jesus ein und verspricht: *so werdet ihr Ruhe finden für eure Seelen.* Wenn Kinderseelen bei uns zur Ruhe kommen, was kann es Schöneres geben?

Wohlsein ist Geborgenheitspflege

Wir können das eigene Haus, unsere Wohnung, die Familie und die Kirchengemeinde zum Hort der Geborgenheit machen. Ein Ort, wo bestimmte Rituale gepflegt werden, wo es Traditionen gibt und vor allem: Annahme. Bedingungslose Annahme und Liebe. Egal, was vorgefallen ist, egal, wie eine Persönlichkeit ist. Solche Annahme schafft Vertrauen und ist die Voraussetzung dafür, dass Menschen bereit sind, sich zu ändern.

Als Onesimus zu Paulus floh, wusste er sich angenommen. Hätte Paulus ihn mit Vorwürfen überschüttet, ihm klar gemacht, wie erbärmlich er sich benommen hatte und ihm Strafe angedroht, der junge Mann hätte sich sofort aus dem Staub gemacht und wäre, wer weiß wo, geendet.

Führen ist behüten

Opa weiß immer einen Ausweg, oder: Oma macht das schon. Was kann es Besseres geben, als so ein Kompliment von unsern Enkeln. Wer behütet ist, weiß sich beschützt und geborgen. Selbst im Konzentrationslager wusste sich Corrie ten Boom, die niederländische Christin, zusammen mit ihrer Schwester, geborgen in Gott. Das war völlig unabhängig von den Umständen, dem Hunger, der Kälte, den Läusen, der Bedrohung, dem Elend.

Wer sich behütet weiß, kann sich innerlich von äußeren Umständen lösen und dieses glaubhaft leben. Wir Großeltern leben zwischen behüten und loslassen. Paulus beherrschte diesen Spagat perfekt. Am liebsten hätte er Onesimus behalten, aber er gab ihn seinem Herren wieder. Führen ist behüten. Das Gegenteil von Behüten ist angreifen und bedrohen. Die Bibel spricht im Neuen Testament viel vom guten Hirten, dem die Schafe sorglos folgen, der Vertrauen genießt und die Herde nicht enttäuscht, der sich dem Wolf entgegen wirft, um seine Schäfchen zu retten. Der nicht von der Sorte ist, sein Schäfchen ins Trockene zu bringen, auf Kosten der andern. Eine Person, die die Seinen auf rechtem Weg führt und sie dadurch behütet.

Geborgenheit ist Schutz

Schutz gewährt die Aufrechterhaltung von Sicherheit und wendet Schaden ab. Schutz kann uns vor Gefahr bewahren. Geborgenheit ist ein Schutzraum. Geborgene Menschen können in Auseinandersetzungen fairer agieren und gelassener sein. Geborgenheit bedeutet nicht Verwöhnen oder Verhätscheln. Mit verwöhnten Menschen ist keine sachliche Auseinandersetzung möglich, weil sie jedes Gespräch auf die persönliche Ebene ziehen. Wir erweisen unsern Enkeln einen schlechten Dienst, wenn wir ihnen stets einreden, dass sie für nichts was können und alle andern es böse mit ihnen meinen. Ebenso umgekehrt. Wir tun den Enkeln auch nichts Gutes, wenn wir ihnen an allem stets eine Mitschuld einreden. Wer immer als selber schuldig angesehen wird, ist schließlich unsicher und auch zu keiner echten Auseinandersetzung fähig, denn für ihn läuft es immer darauf hinaus, dass er seine Probleme selbst verursacht hat, zu falschen Zeit am falschen Ort war. Täter haben in solchem Fall leichtes Spiel.

Gottesbeziehung als Horizonterweiterung, nicht als Einschränkung vermitteln

Druck, Schuldgefühle, Gebote und noch mehr Verbote. Ein strafender Gott, ein unbarmherziger Gott, ein wütender Gott – all das verbinden viele Menschen der mittleren Generation mit religiöser Erziehung. Ein Gott, der herhalten muss, wenn uns unsere Argumente ausgehen: *Das mag der liebe Gott aber gar nicht.* Oder: *Jesus weint, wenn er das sieht.* Kein Wunder, dass Kinder und Enkel damit nichts mehr zu tun haben möchten. Falsche Gottesbilder haben über die Jahrhunderte dazu geführt, dass sich die Menschen vom Glauben abwandten. Gott musste herhalten, wenn es darum ging,

Kriege, Folter und Unmenschlichkeit zu rechtfertigen. Gott musste herhalten, wenn es darum ging, Frauen zu unterdrücken. Gott muss immer noch für alles herhalten, was wir unbedingt durchdrücken wollen. Ein Gott, vor dem man sich fürchten muss, erzeugt Trotz statt Liebe. Angst ist ein schlechter Ratgeber.

Uns Großeltern sind in Sachen Erziehung total die Hände gebunden, denn erziehungsberechtigt sind im Normalfall nur unsere Kinder. Wir sind *nur* Begleiter. Doch auch in dieser Rolle tragen wir Verantwortung. Die Begleiterrolle kreativ auszugestalten ist eine reizvolle Aufgabe. Auch in Hinsicht auf die Gottesbeziehung. Wir dürfen mithelfen, dass unsere Enkel vertrauensvolle Menschen in Hinsicht auf Gott werden. Nicht durch dozieren oder predigen, sondern durch unser eigenes Vorbild, unser Leben. Wenn unsere Gottesbeziehung durch Vertrauen in jeder Lebenslage geprägt ist, braucht es keine Belehrung.

Wir haben es also mit in der Hand, ob wir unsern Enkeln den Zugang zu Gott ermöglichen oder verhindern. Dazu gehört auch die aktive Mitgliedschaft in einer Kirchengemeinde. Großeltern, die gerne einen Teil ihrer Zeit dafür opfern, können den Enkeln Ansporn sein, ihnen nachzueifern. Gerade an besonderen Festtagen, wie Weihnachten, Ostern, Pfingsten lernen Enkel auf diese Weise den wahren Ursprung solcher Traditionen kennen.

Wir erweitern ihren Horizont erheblich, wenn wir ihnen vermitteln, dass Weihnachten das Fest der Geburt Christi ist und nicht das des Weihnachtsmannes. Wenn unseren Enkeln bewusst wird, welche Dimensionen dieses Geschehen eigentlich für unsern Planeten hat, werden sie zwar schmunzelnd und mit Genuss ihren Schokoladenweihnachtsmann verspeisen und ihren Wunschzettel mit *Lieber Weihnachtsmann* beginnen, aber voller Inbrunst *Welt ging verloren, Christ ist geboren*, singen. Denn sie können unterscheiden zwischen weltlicher und christlicher Tradition, bzw., beides auch ein Stück weit miteinander in Einklang bringen. Wer an Christus glaubt, darf sich trotzdem darüber freuen, dass es die Phantasiefigur

Weihnachtsmann gibt. An ihn wird zwar der Wunschzettel mit materiellen Wünschen adressiert, wenn es aber um anderes geht, dass z.B. der kleine Bruder wieder gesund werden soll bis zum Heiligabend, dann ist der Adressat doch Jesus.

Lassen Sie Ihre Enkel an christlichen Ritualen in Ihrem Haus teilhaben. Dazu gehört unbedingt das Tischgebet. Wir meinen nicht das ellenlange Gebet vom Großvater, mit dem er, um seine eigene Frömmigkeit zu demonstrieren, quasi einmal die Welt umrundet, indem er sich minutenlang bei den hungernden Kindern in Afrika genauso aufhält, wie bei den Heidenchristen und dem Zustand der Kirche im Allgemeinen und seiner Kirchengemeinde im Besondern, bevor er endlich zum Kern des Gebetes, nämlich dem Dank für Speise und Trank kommt. Tischgebete in Anwesenheit der Enkel müssen kurz und prägnant sein, denn die Kinder haben schließlich Hunger! Bei uns fassen wir uns statt eines Gebetes bei den Händen und singen: *Für Speis' und Trank, fürs täglich Brot, wir danken dir, o Gott!* Durch den Mitmachfaktor machen die Enkel keinen Blödsinn während wir Erwachsenen andächtig die Augen geschlossen haben.

Wenn die Enkel bei Ihnen übernachten oder Sie dort einhüten, ist es die Gelegenheit, über manche Sinnfrage zu reden oder ihnen eine entsprechende Geschichte zum Tagesschluss vorzulesen. Es gibt viele gute Bücher dafür, Kinderbibeln oder Bücher mit biblischen Geschichten.

Nicht Bibelwissen, Lebenswissen ist wichtig

Die Bibel ist ein sehr praktisches Buch. Wenn man so will. Die Bibel ist ein sehr dozierendes Buch. Wenn man so will. Die Bibel ist ein Strafgesetzbuch. Wenn man so will. Wenn wir das Buch der Bücher dafür missbrauchen, Kinder und Enkel unter Druck zu setzen oder einzuschüchtern, werden sie alles tun, sich Gott und alles, was damit zusammenhängt, vom Leib zu halten. Es liegt an uns, welches Gottesbild wir vermitteln wollen. Missbrauchen wir darum das Wort

Gottes nicht dafür, aus unsern Enkeln manipulierbare, ängstliche, abhängige Persönlichkeiten zu formen. Damit machen wir sie zu leichter Beute von Missbrauch in geistlicher und körperlicher Hinsicht. Dabei ist die Bibel eigentlich ein *Mutmacherbuch*, eine motivierende Lebensanleitung. Mit der Bibel zu leben dürfen wir Kindern von klein auf nahebringen, denn das Buch der Bücher ist der wertvollste Ratgeber, den es gibt.

Doch gilt es zu unterscheiden, zwischen reinem Bibelwissen und dem Leben nach Gottes Ratschlag. Wir haben in unserm Dienst viele Gläubige kennengelernt, die ein bewundernswertes Detailwissen über vieles, was in der Bibel steht, hatten. Sie kannten sich in den Einzelheiten der Stiftshütte aus dem Alten Testament genau aus und wussten in der Offenbarung, dem letzten Buch des Neuen Testamentes, bestens Bescheid. Einer war darunter, dessen Wissen so umfangreich war, dass er als Laie studierte Theologen in den Schatten stellte. Wer ihn kennenlernte, begegnete ihm mit Hochachtung, bis durchsickerte, dass er daheim seine Frau schlug und seinen Kindern die schlimmsten Ungeheuerlichkeiten entgegenschleuderte. Bibelwissen bedeutet nicht automatisch ein heiliges, geheiligtes Leben

Ein Leben mit Jesus ist erfüllend

Großeltern, für die das nicht nur Theorie, sondern gelebte Praxis ist, erweisen ihren Enkeln eine unschätzbare Hilfe auf dem Lebensweg. Mit *erfüllend* meine ich nicht, dass jeder unserer Wünsche in Erfüllung geht. Jesus ist kein Zauberer und kein Wunschautomat. Aber wir dürfen ihm voll vertrauen und wissen, dass Jesus nur das Beste für uns will und dazu gehört auch, dass er uns nicht jeden Wunsch eins zu eins erfüllen wird. Sogar Paulus wurde nicht jede Bitte erfüllt. In 2. Korinther 12,9 berichtet er, dass Gott ihm stattdessen zusichert: *Lass dir an meiner Gnade genügen, denn meine Kraft ist in den Schwachen mächtig.* Ein Leben aus Gnade, in Abhängigkeit von Jesus, ist keine betuliche Frömmelei, sondern ein nüchternes, mit beiden Beinen fest auf der Erde verankertes. Ein Leben, wo nicht immer alles gradlinig verläuft, manches schiefgeht, vieles aber zu einem guten Ende führt. Ein Leben, das uns nicht vor Enttäuschung bewahrt, aber hilft, nicht den Boden unter den Füßen zu verlieren. Ein Leben, in dem wir Fehler machen werden und dürfen, wo wir aber auch Vergebung in all ihren Facetten leben und kennenlernen dürfen. Ein Leben in Geborgenheit. Geborgen bei unserm himmlischen Vater. Wer so lebt, muss nicht um Selbstbestätigung und Selbstwert kämpfen, denn beides ergibt sich aus dieser Lebensweise. Gottes Kinder wissen, dass sie ihrem himmlischen Vater so wertvoll sind, dass er dafür sein Liebstes, seinen einzigen Sohn, geopfert hat. Diesem Wissen entspringt Dankbarkeit. Dankbarkeit verhilft uns zu einer optimistischen, positiven Lebensweise und Weltsicht.

Alles in allem: Unser Leben hat auf diese Weise einen Sinn, ein Fundament. Auf diese Weise können wir unsern Enkeln Wegweiser und Wegbegleiter ins Leben sein.

Sind wir fähig, den Glauben an die nächste Generation weiterzugeben?

Großeltern sind in der Regel nicht mehr erzieherisch tätig. In diese elterliche Aufgabe einzugreifen, besonders, was religiöse Praktiken betrifft, verbietet sich. Wenn wir bei Besuchen als eifernde Missionare auftreten, die ihre Kinder oder Schwiegerkinder bloßstellen vor dem eigenen Nachwuchs, müssen wir uns nicht wundern, wenn wir kaum noch eingeladen werden. Jedoch werden die Eltern unserer Enkel nichts gegen ein unsererseits praktiziertes christliches Leben haben, wenn es echt ist. Eine Großmutter, die stets mit weinerlichem Gesicht als lebendiger Vorwurf herumläuft (ich habe Sorge, ob wir uns alle mal im Himmel wiedersehen), erregt mehr Ärger, als dass sie Anstoß für die Enkelfamilie ist, das eigene Leben zu überdenken. Enkel werden glauben, dass alle Christen so weinerlich und lebensuntüchtig herumlaufen, so etwas finden sie *uncool*. Sich seinen missionarischen Eifer zu verkneifen, dafür anzupacken, sich für Kinder und Enkel wirklich zu interessieren und Ratschläge zu geben, die nicht *fromm* daherkommen, damit machen sich christliche Großeltern Freunde. Wir müssen auch bei den Mahlzeiten nicht das Tischgebet erzwingen, denn es ist nicht unser Haus, wir sind hier nur Gast. Doch wird häufig passieren, dass Kinder oder Enkel uns darum bitten. In diesem Fall sollten wir es nicht *ausnutzen*, also so ein – wir nannten es daheim immer *Omnibusgebet* – sprechen. Ein Gebet, das dazu benutzt wird, alles, was wir eigentlich im persönlichen Gespräch sagen wollten, in Anwesenheit der Betreffenden vor Gott auszubreiten. Dazu gibt es die Fürbitte. (Mehr dazu im Kapitel *Füreinander beten*.)

Eine Oma, ein Opa, mit deren Anwesenheit Fröhlichkeit und Optimismus in der Familie einziehen, sind ein beredteres Zeugnis des Glaubens, als es jede biblische Unterweisung sein könnte.

Nur keinen Streit vermeiden!

Ich werde es bezahlen. Dafür bürge ich hier mit meiner Unterschrift. Was du mir allerdings schuldest, weil du durch mich zum Glauben an Jesus Christus gefunden hast, davon will ich hier gar nicht reden. (Philemonbrief Vers 19, Hoffnung für Alle)

- Streit als Teil unserer Persönlichkeitsformung
- Das Eskalationsmodell
- Werden Sie konfliktfähig
- Warum wir in Konflikte geraten
- Verhalten bei Konflikten
- Wut als Anlass zur Veränderung
- Streiten, aber richtig!
- Wenn man mit Ihnen nicht streiten kann, könnte es daran liegen, dass Sie harmoniesüchtig sind
- Wie das Miteinander der Generationen gelingt

In meiner Kindheit hatten wir einen Pastor, der allgemein sehr beliebt war. Er sah nicht nur gut aus, sondern füllte sein Amt mit einer Hingabe aus, die seinesgleichen suchte. Seinesgleichen suchte aber auch, wie dieses Ehepaar privat miteinander umging. Als Teenager während einer Bibelfreizeit erlebten wir, wie sich die beiden während einer Mahlzeit zofften. „Komm du nachher aufs Zimmer", drohte er ihr dabei. Diese Art des Miteinanders setzte sich auf der vierstündigen Bahnfahrt, wo sie als Begleitpersonen mitfuhren, fort. Sie hatte eine Bitte, er reagierte total genervt, wütend und aggressiv. Dieses Verhalten verwirrte uns Jugendliche sehr. Übrigens hat sich keiner getraut, daheim davon zu berichten. Irgendwie fühlten wir uns einerseits dafür verantwortlich, das perfekte Bild dieses Pastorenehepaars nicht zu zerstören. Es wäre uns wie beschmutzen vorgekommen. Andererseits fürchteten wir, dass niemand uns glauben würde und wir als Lügner abgestempelt würden die böse Gerüchte verbreiten wollten. Beides wäre der Supergau für eine christliche Gemeinde gewesen.

In unserm Dienst haben wir viele aufrichtige, gläubige Christen getroffen, deren Vertrauen in Gott wirklich vorbildlich war und ist. Mit diesen Menschen konnte man vortrefflich über Gott, die Bibel und christliche Themen sprechen. Nur eines konnte man nicht mit den meisten von ihnen: streiten. Oder abgemildert ausgedrückt: sich auseinandersetzen. Sie scheuten sachliche Auseinandersetzungen, denn jede Form von Kritik war für sie gleichzeitig mit einer Ablehnung der Person verbunden. Ich erinnere mich genau, wie ich einmal (zurecht) ziemlich wütend über das Verhalten einiger Gemeindeglieder war. Ärgerlich verließ ich den Gemeindesaal, um mich erstmal wieder zu beruhigen. Gleich stand so eine *liebe* Glaubensschwester hinter mir und redete mit Engelszungen auf mich ein. Meine Sachargumente, weshalb ich mich ärgerte, hörte sie gar nicht an, sondern beschwor mich, dass wir doch alle Kinder des himmlischen Vaters seien, dass alles doch nicht so schlimm sei. So einen *Harmonisierungszwang* haben mein Mann und ich sehr oft erlebt. Wer seinem Ärger an der richtigen Stelle Luft machen wollte, wurde mit angeblich biblischen Argumenten unter Druck gesetzt und mundtot gemacht.

Dabei gibt es in der Bibel kein derartiges Harmonisierungsgebot, im Gegenteil. Sie haben sich sehr oft auseinandergesetzt, oft auch mit Hilfe von Waffen anstelle von Worten. Hiob regt sich über Gott auf, die Brüder von Joseph verkrachten sich mit ihrem jüngeren Bruder derart, dass sie ihn sogar in die Sklaverei verkaufen. Die Jünger Jesu stritten sich um zukünftige Posten und später, nach Jesu Himmelfahrt darüber, ob Nichtjuden auch Menschen sind, die Anspruch auf das Reich Gottes haben. Und auch Paulus geriet dermaßen in Harnisch, dass er und sein Mitarbeiter ab dann getrennte Wege gingen.

Anlässe für Streit und Ärger sind so vielfältig wie das Leben. Was dem einen normal erscheint, den andern ärgert es. Besonders das Familienleben kann von Streit und Ärger belastet sein. Spannungen zwischen den Ehepartnern, Kindern und Eltern, Großeltern und

Kindern, Großeltern und Enkeln, können Anlass für Ärger und Streit sein.

Das gleiche gilt auch für Kirchengemeinden. Ich erinnere mich, ich war noch ein Kind, als es an einem ersten Januar zu tumultartigen Szenen in meiner Gemeinde kam, weil sich ein neuer Gemeindeleiter zur Wahl stellte, der alte aber nicht abzutreten bereit war. Auch Christen können zanken, dass die Fetzen fliegen, das haben wir im Laufe unseres Dienstes mehrfach erfahren. Die Anlässe waren meistens befremdlich, nichtig und nicht nachvollziehbar.

Grundsätzlich sei hier festgestellt: Wir dürfen streiten! Auch als christliche Familien. Auseinandersetzungen sind wichtig für alle Beteiligten. Auseinandersetzungen helfen, den eigenen Standpunkt zu festigen oder zu hinterfragen. Sie helfen besonders unseren Enkeln, sich zu behaupten und stärken auf diese Weise das Selbstbewusstsein.

Es ist nicht sinnvoll, Streit um jeden Preis zu vermeiden. Dass man sich nie streitet, ist noch lange kein Beweis dafür, dass man gut miteinander auskommt. (Helga Gürtler, das Glück einer besonderen Beziehung, Herderverlag 2004, S. 183)

Streit als Teil unserer Persönlichkeitsformung

Streiten kann man auch in respektvoller Art und Weise. Wer Streit nicht scheut, schult sein eigenes Konfliktverhalten und seine Konfliktkompetenz. Beim Streit lernt man sich und sein Gegenüber mal von einer anderen Seite kennen. Beide Seiten sind gezwungen, ihr Anliegen in Worte zu fassen. Mit Worten zu argumentieren bedeutet gleichzeitig, zu reflektieren. Vielleicht wird einem von beiden ja schon beim Aussprechen der Argumente klar, dass sein Anliegen so nicht haltbar ist. Wer Probleme ausspricht, sucht meistens eine Lösung. Es geht hierbei auch um Persönlichkeitsentwicklung und persönliche Veränderung. Konfliktbereitschaft setzt auch Konfliktwissen voraus. Manchmal ist so ein Streit nutzlos, weil die Konfliktbeteiligten von zu unterschiedlichen Standpunkten aus argumentieren. Es geht um Beziehungen, Sachverhalte, Interessen, Werte und Strukturen. Oft behandeln wir unsere Kinder bei Auseinandersetzungen anders, als wir unsere Freunde oder Bekannten in der gleichen Sache behandeln würden. Es gibt Sachverhalte, die bringen uns sofort auf hundertachtzig. Wenn dabei unsere eigene Familie involviert ist. Handelt es sich um familienferne Personen, sehen wir alles viel gelassener. Oder umgekehrt.

Nicht zuletzt kommt es darauf an, worum es in dem Streit geht. Sie haben Zeit und waschen Ihr Auto jede Woche, Ihre Kinder sehen das ganz anders, die fahren nur in die Waschstraße, wenn sie mal nichts Besseres vorhaben. Das könnte Gegenstand eines Streites werden, wenn Sie ständig Vorhaltungen machen: „Wie sieht das aus!", „Schämt Ihr Euch gar nicht!". Aber so ein Streitgegenstand ist wirklich nichtig, dabei gibt es für niemanden einen Vorteil, sondern nur Frust.

Wollen Sie wirklich nur kämpfen, um zu siegen?

In der Regel gibt es beim Streit Verlierer und Gewinner. Wer derart gestrickt ist, dass er unbedingt das Gefühl der Überlegenheit braucht, ist kein guter Streitgegner. Mit solchen Menschen ist ein konstruktives Streitgespräch nicht möglich, weil es ihnen nicht um Lösungen, sondern ums Rechthaben geht. Einzig ihre Meinung zählt.

Bei einem Smalltalk erzählte mir eine Frau, dass sie daheim einfach nicht zum Saubermachen käme und es eben so gehen müsse. Ich erwiderte, dass mir eine gepflegte Umgebung schon wichtig wäre-, weiter kam ich nicht, sofort fiel mein Gegenüber über mich her und keifte: „Dann ist Ihnen Ihre Wohnung also wichtiger als die Menschen!" Ich versuchte zu erwidern, dass das eine das andere ja nicht ausschließen müsse, aber ich kam nicht mehr zu Wort. Für diese Frau hatte ich meinen Stempel weg und sie fühlte sich mir sehr überlegen. Ich hatte – in ihren Augen – gegen sie verloren.

Auch mit unterwürfigen Menschen lässt es sich nur schwer streiten. Sobald sie einen Widerstand merken, geben sie klein bei und dem Gegenüber recht. Es ist, als habe man Wachs in den Händen, diese Menschen sind formbar in jede Richtung, doch leider keine Gesprächspartner. Dieses demütige Getue gibt dem Gegenüber das Gefühl, den andern unfair behandelt zu haben. Gerade unter Christen ist solche Haltung ziemlich verbreitet. Unterwerfung als besondere Demutsgeste wird von denen gehandhabt, die jedem Streit aus dem Wege gehen möchten. Mit ihnen ist keine kreative Lösung möglich, von ihnen wird auch kein entsprechender Vorschlag kommen. Sie haben Ähnlichkeit mit der *Wunschlos-Oma* aus unserm Ratgeber *Typisch Oma, typisch Opa?!* Solche Menschen glauben einen guten Beitrag zum friedlichen Miteinander zu leisten, indem sie keinen Beitrag leisten.

Das Eskalationsmodell

Friedrich Glasl, ein österreichischer Konfliktforscher, hat ein sogenanntes *Eskalationsmodell* entwickelt, das aus neun Stufen besteht.
Konflikte, die genau nach diesem Muster ablaufen – und viele Konflikte laufen leider genauso ab – enden bei Stufe neun im Abgrund,
im Untergang beider Konfliktparteien. Niemand ist Sieger und keiner hat einen Gewinn aus solcher Eskalation. Das interessante an
dem Glasl-Modell ist, dass diese neun Stufen nicht hinauf, sondern
hinab führen. Quasi ein Modell, das in den Keller oder Abgrund
führt, wenn niemand ein Stopp-Zeichen setzt.

Stufe 1 Verhärtung

Spannungen und Meinungsunterschiede sind im Leben völlig in
Ordnung und normal. Verschiedener Meinung zu sein muss noch
lange nicht den Beginn eines Konfliktes bedeuten.

Konstruieren wir ein Beispiel: Das Baby schreit oft und viel. Oma
will den Kleinen unbedingt auf den Arm nehmen und herumtragen,
aber die Schwiegertochter ist dagegen, weil sie auch noch anderes
zu tun hat, als das Baby ständig auf dem Arm zu halten. Da ist noch
der Haushalt, es muss eingekauft werden und das größere Geschwisterkind hat auch seine Ansprüche. Manchmal kommt Oma
genau in dem Moment, wenn die Schwiegertochter sich die Haare
föhnt oder die Nägel lackiert, während das Baby schreit. Dann gibt
es spitze Bemerkungen von Oma in Richtung Kindsmutter.

Stufe 2 Polarisation und Debatte

Jede Seite versucht, die andere mit Argumenten von ihrer Sicht zu
überzeugen. Dabei fallen auch harte Worte: Nie hast du, immer
machst du.

Weiter mit unserm konstruierten Beispiel: Oma wirft der Schwiegertochter vor, ihr sei das eigene Aussehen wichtiger als das Baby.
Oma sagt, sie wisse zuverlässig, dass die Schwiegertochter dieses

Kind ja gar nicht wirklich gewollt habe und nun sähe man das Ergebnis: sie kümmere sich nicht. Die Schwiegertochter entgegnet, dieses Baby bringe sie an den Rand ihrer Kräfte, weil es ständig schreie, sie könne bald nicht mehr, Tag und Nacht dieses Geschrei, das halte kein Mensch aus. Sie wirft der Oma vor, sich ständig in ihre Angelegenheiten einzumischen.

Stufe 3 Taten statt Worte

Der Druck auf die *gegnerische* Seite wird erhöht. Anstatt miteinander zu reden, wird wortlos gehandelt.

In unserm konstruierten Beispiel sähe das folgendermaßen aus: Wenn Oma kommt, nimmt sie, ohne zu fragen, das Baby einfach aus dem Bettchen und trägt es mit vorwurfsvollem Blick herum. Die Schwiegertochter weiß sich nicht anders zu helfen, als nicht mehr zu öffnen, wenn Oma klingelt. Sie reagiert nicht auf deren Rufen, Klopfen, Klingeln oder einen Telefonanruf. Schwiegertochter und Oma verlieren allmählich jegliches Gefühl für die Beweggründe der anderen.

Würde an dieser Stelle der Konflikt geklärt, die Eskalation unterbrochen, könnten beide Seiten den Konflikt ohne Gesichtsverlust beenden und die Sache ein vernünftiges Ende nehmen. Vielleicht mit Hilfe eines Vermittlers, Opa oder Sohn, könnten beide Frauen sich darauf einigen, dass Oma das Baby vielleicht vormittags übernimmt, es ausfährt oder beaufsichtigt, damit die Mutter sich um das Geschwisterkind, den Haushalt und sich selbst kümmern kann. Oma bekommt dabei ein Gespür dafür, was es heißt, ein Schreibaby zu haben und wird die Schwiegertochter ganz anders beurteilen, die Schwiegertochter wird dankbar für Omas Hilfe. Das nennt man dann Kompromiss. Sich zu einigen, ohne dass es Gewinner oder Verlierer geben muss. Kommt es zu keiner Einigung, keinem Kompromiss, geht es weiter mit

Stufe 4 Koalitionen

Jede Seite sucht nun nach Verbündeten, um Bestätigung für ihre Position zu erhalten.

In unserm konstruierten Beispiel wird Oma nicht müde, ihren Freunden, Bekannten, Verwandten von der *Rabenmutter* zu erzählen, die ihr Baby vernachlässigt und sich nur um sich selbst kümmert. Die Schwiegertochter ihrerseits verbreitet überall, dass sich ihre Schwiegermutter nur einmischen will, dass sie gehässig sei und sie noch nie leiden konnte. Alte Vorbehalte schwemmen hoch. Dabei gerät der Sohn und Ehemann zwischen die Fronten, denn die Mutter hält ihm vor, seine Frau nicht im Griff zu haben und die Frau hält ihm vor, dass er der Mutter mehr Glauben schenke, als ihr.

Stufe 5 Gesichtsverlust

Mit Unterstellungen und Gerüchten soll der Gegner moralisch entwertet und unglaubwürdig gemacht werden. Mit Erreichen dieser Eskalationsstufe werden Einigung oder Kompromisse immer unwahrscheinlicher. Es wird sprichwörtlich zu viel *Porzellan zerschlagen*.

Begegnet in unserm konstruierten Beispiel die Schwiegertochter in der Stadt ihrer Schwiegermutter, wird sie die Straßenseite wechseln. Oma wird der Kontakt zu den Enkeln total verwehrt, und dem Geschwisterkind gesagt, dass Oma *böse* sei. Oma wiederum befragt die Nachbarn, ob die das Baby nicht auch schreien hören und streut das Gerücht, das Baby brülle, weil es nicht richtig versorgt wurde. Mancher beginnt, ihr beizupflichten. Wenn die Schwiegertochter ihren Nachbarn im Hausflur begegnet, wird sie entweder merkwürdig angeschaut, nicht gegrüßt oder bekommt sogar entsprechende Bemerkungen zu hören.

Jede Konfliktpartei demonstriert jetzt ihre Macht und bedroht die andere Seite mit entsprechenden Sanktionen.

Auch in userm konstruierten Beispiel wird gedroht: Die Schwiegertochter ruft die Schwiegermutter an und bedroht sie: „Wenn du nicht aufhörst, solche Lügen zu verbreiten, siehst du deine Enkel nie wieder, das schwöre ich dir!" Die Schwiegermutter entgegnet: „Ich glaube, ich werde meinem Sohn ans Herz legen, sich von dir zu trennen und die Kinder zu behalten."

Die Wogen zu glätten, den Konflikt beizulegen, bedarf es nun eines Vermittlers, eines Mediators. Vielleicht könnte der Schwiegervater, wenn er nicht unter dem Pantoffel seiner Frau steht, ausgleichend wirken, indem er mit seiner Frau mal ein ernstes Gespräch führt. Vielleicht hat die Schwiegertochter jemanden, der ihr erklärt, wie wichtig eine Oma für die Kinder ist und hilft, dass Verhaltensregeln für Oma gelten. Doch lässt sich der Konflikt an dieser Stelle nicht mehr so ohne weiteres zur Zufriedenheit für beide Seiten stoppen. Zwischen Stufe 4 und Stufe 6 gibt es nur noch Gewinner und Verlierer. Einer muss jetzt nachgeben und zugeben, dass er falsch gehandelt hat. Wenn es die Oma ist, muss sie sich entschuldigen und sogar Schadensbegrenzung üben, indem sie auch den Nachbarn kundtut, dass sie wohl ein wenig über das Ziel hinausgeschossen hat. Dieser Gesichtsverlust ist kaum noch auszumerzen. Auch die Schwiegertochter kommt nicht ohne Weiteres aus diesem Konflikt. Sie hat versucht, ihren Mann mit hineinzuziehen und so ihre Ehe belastet. Sie muss weiter mit der Schwiegermutter auskommen und dulden, dass die sich wieder den Enkeln widmet. Wobei es nicht einfach sein wird, das Damoklesschwert des *ich nehm' dir die Enkel weg*, in die Scheide zu stecken und nie wieder zu ziehen. Einmal ausgesprochen, ist man damit schnell bei der Hand.

Gelingt keine Einigung, die man auch als *Waffenstillstand* bezeichnen könnte, kommt es zu

Stufe 7 Begrenzte Vernichtung

Ab jetzt wollen die Konfliktparteien sich nur noch gegenseitig schaden. Der Anlass ist inzwischen nebensächlich, die Hauptsache, man hat dem anderen einen reingewürgt. Die Wahl der Mittel und die Art der Auseinandersetzung werden zunehmend primitiver und unmenschlicher.

Unser konstruiertes Beispiel geht weiter: Die Schwiegertochter verlangt von ihrem Mann, dass er sich positioniert: entweder sie oder seine Mutter. So entfremdet sie auch noch das eigene Kind der Mutter. Geschenke an die Enkel wirft sie in den Müll, genauso das Schlüsselbund, das Oma vor ihrer Haustür verloren hat. Oma muss sich für teures Geld ein neues Schloss einbauen lassen, die Schwiegertochter ist schadenfroh. Sie hetzt, wo sie kann, gegen die Schwiegermutter. Oma tut das Gleiche. Auch sie setzt bösartige Gerüchte in die Welt, versucht das ältere Geschwisterkind am Kindergarten oder der Schule abzupassen und fragt es aus. Sie verunsichert das Enkelkind, indem sie ihm die Mär von der *bösen Mutti* erzählt und dass der Papa eigentlich der Gute sei.

Stufe 8 Zersplitterung

Es geht nur noch um die totale Vernichtung der anderen Konfliktpartei. *Dich mach ich fertig* – nur noch das zählt.

In unserm konstruierten Beispiel geht Oma zum Jugendamt, sie hat *angebliche* Beweise für eine Kindeswohlgefährdung gesammelt. Vielleicht stößt sie bei dieser Behörde sogar auf offene Ohren, denn die Dame hat selbst eine ungeliebte Schwiegertochter und wird in gewisser Weise zur Verbündeten. Eine Jugendamtsmitarbeiterin wird bei der Schwiegertochter vorstellig und die fällt aus allen Wolken. Vielleicht erscheint die Mitarbeiterin in einem denkbar ungünstigen Augenblick bei der Schwiegertochter: das Baby schreit mal wieder alles zusammen, es hat eine volle Windel und auch noch gespuckt, das Geschwisterkind ist gegen die Tischkante gefallen und hat eine blutige Schramme an der Stirn und überhaupt herrscht das blanke Chaos in der Wohnung. Alles vordergründige Indizien für Omas Behauptungen. Die Schwiegertochter ahnt, wer ihr das eingebrockt hat und sagt, dass sie ihr das nie verzeihen werde. Sie ruft ihrerseits beim Sozialamt an und klagt, dass die Schwiegereltern wohl dement seien und nicht mehr mit dem Haushalt zurechtkämen. Es sei gefährlich, die beiden allein zu lassen. Sie läuft in der abendlichen Dunkelheit zum Haus der Schwiegereltern und zündet die Papiertonne an, um ihren gestreuten Verdacht zu unterstreichen: Die Schwiegereltern müssen ins Pflegeheim, sie sind nicht mehr in der Lage, allein zu leben. Doch leider kommt Wind auf, die Papiertonne brennt lichterloh, das Feuer breitet sich rasch aus und greift aufs Haus über. Die Schwiegereltern können sich nicht mehr retten.

Stufe 9 Gemeinsam in den Abgrund

Jedem der Gegner ist egal, ob er bei der Vernichtung des anderen mit drauf geht: Die Hauptsache, der Gegner ist geschlagen. Das nennt man auch blinde Wut.

Es ist hoffentlich nur ein konstruiertes Beispiel: Die Schwiegereltern sind im Feuer ums Leben gekommen und die Kriminaltechnik hat schnell die Brandstifterin ermittelt. Die Schwiegertochter kommt in Haft, beim Jugendamt liegen sowieso schon die Anzeige und entsprechende Notizen, die Kinder werden der Obhut des Jugendamtes übergeben, denn er Vater wäre alleine damit überfordert.

Beide Parteien haben sich also gegenseitig vernichtet, und das aus nichtigem Anlass.

Natürlich war das Beispiel überzogen. Selten nur werden derartige Konflikte derartig eskalieren. Aber es ist auch nicht unwahrscheinlich, weil üble Nachrede oder böse Worte, die nie zurückgenommen, stattdessen wiederholt wurden, Wunden schlagen können, die Auslöser zu solchen schlimmen Taten werden können.

Unser erstes Kind wurde im Katastrophenwinter 1979 in Norddeutschland geboren. Wir waren damals ein Vierteljahr total eingeschneit und hatten kein Telefon. Niemand aus der Familie konnte mir mit Rat und Tat zur Seite stehen. Ich selbst war eine ziemlich unbedarfte junge Frau. Nachdem ich mein Baby das erste Mal gebadet hatte, zog ich ihm einen Strampler an, ein Wolljäckchen über und legte es in den kalten Kinderwagen, der im Hausflur stand, deckte es mit der Kinderwagendecke zu und stellte es dann nach draußen. Ich wunderte mich, dass das Baby wimmerte und weinte und verstand im ersten Moment nicht, warum. Schließlich wurde mir klar, dass das kleine Wesen erbärmlich fror. Schnell hatte ich begriffen, dass Babys im Winter, wenn sie draußen schlafen sollen, gut gewärmt und eingepackt werden müssen. Ab dann schlief mein Kind trotz Schnee und Eis wohlig im Wagen, wuchs und gedieh.

Ja, solche oder ähnliche Fehler unterlaufen wohl jeder jungen Mutter. Dass auch wir Großeltern nicht nur jung, sondern auch noch sehr unerfahren waren, dürfen wir nicht außer Acht lassen, wenn wir uns anmaßen, die jungen Eltern zurechtzuweisen.

Heute macht man sowieso vieles anders, als wir es damals zu tun gewohnt waren. Kinder sollten sich zu unserer Zeit vom Tag der Geburt an ans Durchschlafen gewöhnen, also mussten sie nachts auch mal schreien. Kinder sollten tagsüber alle vier Stunden gefüttert werden, das schulte die Disziplin und war erzieherisch, nach damaliger Auffassung, geboten. Babys galten als eigensinnige kleine Tyrannen, deren Charakterbildung nicht früh genug beginnen konnte.

All diese Auffassungen tragen wir noch mit uns herum und schlucken im günstigsten Fall, wenn die Mütter unserer Enkel das Neugeborene statt ins Kinderbettchen in ein Tragetuch packen und mit sich herumtragen. Mitleiderregend finden wir, wie das kleine Würmchen so gekrümmt bei der Mutter *hängt*. Befremdlich finden wir, wenn Mütter ihre Kinder nicht pünktlich zwischen 18 und 19 Uhr ins Bett bringen, sondern die Kleinen bis in die Puppen spielen dürfen.

Unverständnis macht sich breit, wenn Dreijährige noch immer nicht sauber sind und wir schieben die Schuld auf die Pampers, die Eltern und Kinder zur Disziplinlosigkeit verleiten. In jedem Fall ist die beste Konfliktvermeidung bei solchen Belanglosigkeiten, sich seiner eigenen Jugendsünden bewusst zu werden und seiner Konflikte mit der älteren Generation.

Werden Sie konfliktfähig

Das Wort *Konflikt* leitet sich aus dem lateinischen ab und bedeutet, dass Zielsetzungen oder Wertvorstellungen der Konfliktparteien unvereinbar sind oder erscheinen. Schon vor hunderten Jahren wurden Konflikte als notwendige Voraussetzung für die Persönlichkeitsentwicklung eines Menschen erkannt.

Konflikte werden immer von unterschiedlichen Standpunkten ausgetragen, was nicht ohne Emotionen möglich ist. Von der Wut bis zur tätlichen Aggression ist alles drin.

Unterschiedliche Bedürfnisse und Auffassungen, wechselnde Interessen, neue Erkenntnisse, aktuelle Trends – alles Auslöser für Konflikte. Wenn das Enkelkind sich zu Ostern ein neues Handy wünscht, obwohl es zu Weihnachten gerade eins bekommen hat, dann ist der Konflikt vorprogrammiert, weil das Enkelkind behauptet, die andern hätten ein viel moderneres Gerät.

Der Konflikt um den Bau des Stuttgarter Tiefbahnhofs, unter der Bezeichnung *Stuttgart 21*, ist allgemein bekannt.

Als Anfang 2012 beim Bahnhofsgebäude mit dem Abriss des Südflügels begonnen wurde, kochten die Emotionen hoch. Zwei Jahre zuvor hatte Heiner Geißler seinen viel beachteten Schlichterspruch verkündet. Seine Vermittlung zwischen Gegnern und Befürwortern dieses Projektes ist für uns legendär. Wir haben uns die live im Fernsehen übertragenen Anhörungen angesehen als Meisterstücke gelungener Mediation. Obwohl Geißlers Meinung sichtbar erkenntlich für alle Beteiligten war, gelang es ihm, einen unabhängigen, auf

Argumenten basierenden Schlichterspruch, abzufassen. Dass Heiner Geißler als Mitglied von *Attac*, sicher kein Befürworter eines solch einschneidenden Mammutprojektes war, dürfte nicht verwundern. Dennoch stellte er seine eigene Befindlichkeit hintan und wägte Argument und Gegenargument ab. Ständig ermahnte er die Bahnprojektgegner während der Schlichtungsanhörungen: „Argumente, ich brauche Argumente, keine Emotionen!"

Man mag zu dem Bahnprojekt stehen, wie man will, eines bleibt aber unbenommen: die Ingenieurleistung. Wir sind viel auf der A8 unterwegs, die sich zwischen Ulm und Stuttgart entlang der großen Baustelle zieht. Wir bewundern, wie Tunnel in die Schwäbische Alb getrieben werden und Brücken Stück für Stück schmale oder weite Täler überspannen. Einmal haben wir direkt am Stuttgarter Hauptbahnhof den Eisenflechtern zugeschaut, wie sie das Stahlgerüst der sogenannten *Kelchstützen*, die die Deckenlast des unterirdischen Bahnhofs tragen werden, flochten. Noch nie sind solche Stützen gefertigt worden und nur wenige Eisenflechter beherrschen die hohe Kunst, verschieden gebogene Eisenstangen durch Draht so miteinander zu verbinden, dass sie, später in Beton gegossen, diese Megalasten tragen werden.

Konflikte zu lösen ist solch einer Ingenieurleistung manchmal ebenbürtig. Wir Menschen neigen dazu, in unserer Position zu verhärten oder zu erstarren. Wir glauben oft, die einzig wahren und richtigen zu sein, verteidigen unsere Auffassung manchmal bis aufs Blut. Sich überzeugen zu lassen, den Mut zu haben, eine andere Position einzunehmen, das gleicht doch wirklich der Kunst, eine Kelchstütze zu fertigen.

Paulus hat das geschafft. Nein, er würde sagen: *Durch Gottes Gnade bin ich, was ich bin!* (1. Korinther 15,10)

Paulus war als jüdischer Gelehrter in einen Konflikt geraten, bei dem er mit sich zunächst völlig im Reinen war. Seine Lehre, so die vorherrschende Meinung, war die richtige, alles andere, und dazu gehörte auch die neue Botschaft der Jesusjünger, falsch. Das Falsche hielt er für gefährlich und deshalb musste es weg. Paulus war schon immer für klare Verhältnisse gewesen, weshalb er sich, ausgerüstet mit besonderen Vollmachten, auf den Weg machte, diese neue Lehre mit Stumpf und Stiel auszurotten. Er hatte schon einige Erfahrung auf diesem Gebiet und fühlte sich aufgrund dessen berufen, seinen Wirkungskreis zu erweitern. Bis ihm auf dem Weg nach Damaskus Jesus begegnete und er vom Saulus zum Paulus wurde. *Umgedreht*, um *hundertachtzig Grad gewendet* – egal wie man es bezeichnet, jedenfalls von diesem Tag an argumentierte Paulus genau entgegengesetzt. Das, was er vorher bekämpft und verachtet hatte, wurde für ihn so wertvoll, dass er dafür sogar ins Gefängnis ging und den Märtyrertod starb. Das, was ihm dafür alles bedeutet hatte, Titel und Macht, trat er quasi in die Tonne, wie unsere Enkel es ausdrücken würden.

Verschiedene Konfliktarten

Sind Sie schon mal schwarzgefahren im öffentlichen Verkehrsmittel? Manchmal bleibt einem ja nichts anderes übrig, wenn der Fahrkartenautomat nicht funktioniert und in der S-Bahn beispielsweise niemand anzutreffen ist, der einem ein entsprechendes Ticket verkaufen könnte. Dann geraten ehrliche Menschen doch schnell in einen *Gewissenskonflikt*, weil sie eigentlich unberechtigt mitfahren. Entschärft wird er nur dadurch, dass wir uns ärgern, warum die Betreiber der Linie es nicht fertigbringen, funktionierende Automaten an den Bahnhöfen zu installieren.

Als Sie Großeltern wurden, gerieten Sie da womöglich in einen *Rollenkonflikt*, weil im Bekannten- oder Verwandtenkreis noch niemand in Ihrem Alter in den *Großeltern-Olymp* aufgestiegen war und Sie sich dafür eigentlich noch als zu jung und die werdenden Eltern ebenfalls als zu jung empfanden?

Am Anfang der Corona-Pandemie gab es doch tatsächlich in unseren gut bestückten Supermärkten *Verteilungskonflikte* wegen einem ganz einfachen Artikel: Klopapier. Auch Mehl und Zucker gehörten eine Zeitlang in diese Kategorie. Obwohl, aus heutiger Sicht lächerlich, entbrannten heftige Verteilungskämpfe. Es wurde berichtet, dass sich Kunden das Toilettenpapier gegenseitig aus den Einkaufswagen nahmen und sich sogar tätlich angriffen.

Weltweit gibt es *Ressourcenkonflikte*, denn mancher Rohstoff oder Bodenschatz ist endlich. Ob an den Polen oder am Grund der Ozeane, der Konflikt ist längst zum Kampf geworden.

In *Wertekonflikt* kommen wir, wenn man uns zwingt, gegen unsere Überzeugung zu handeln. Wir christlichen Großeltern sind geprägt worden, dass erst mit der Eheschließung, der Hochzeit, ein gemeinsames Leben beginnt, mit allem, was dazu gehört. Viele junge Menschen heutzutage händeln das anders. Wie gehen wir damit um? Ein *Wertekonflikt* unsererseits ist vorprogrammiert. Vielleicht haben Sie innerhalb Ihrer Kirchengemeinde sogar stets die Stimme erhoben gegen derart unchristliches Lebensverhalten und sind immer dafür eingetreten, sich nach den Ordnungen Gottes zu richten.

Alle Eltern wünschen ihren Kindern nur das Beste. Sie sollen es besser haben als sie. Doch kaum beginnt der Nachwuchs, eigene Wege zu gehen, wird die vorgesehene Laufbahn oft gleich wieder verlassen. Aus der erhofften Pianistin wird eine Krankenschwester, der technisch so begabte Sohn widmet sich der Malerei. Beide hoffen, dass die Eltern ihnen dabei den Rücken stärken und sie ermutigen. Auf diese Weise geraten sie in einen *Interessenkonflikt*.

Wir können die Enkelfamilie auch in einen *Beziehungskonflikt* stoßen, indem wir uns in ihre Ehe drängen und den unserer Meinung nach gebührenden Respekt für Eltern einfordern und darauf bestehen, dass die Eltern Vorrang vor dem Ehepartner haben.

Gebraucht zu werden ist für Menschen jeden Alters essentiell. Schon kleine Kinder wollen mitmachen, mithelfen, wenn die Großen den Tisch decken, einen Kuchenteig rühren oder Vater am Auto schraubt. Wenn Ehepartner die Bedürfnisse des andern ignorieren oder außer Acht lassen, wenn die Mutter der Enkel sich zerreißen möchte, um den Ansprüchen der Großeltern gerecht zu werden und denen ihrer Kinder, dann sprechen wir von einem *Bedürfniskonflikt*.

Menschen, die glauben, in einem falschen Körper zu stecken oder einem für sie unpassenden Broterwerb nachzugehen, leben in einem *Identitätskonflikt*.

Außerdem wird zwischen *äußerem* und *innerem Konflikt* unterschieden. Viele Konflikte müssen wir mit uns selbst abmachen, weil kein anderer daran beteiligt ist. Großeltern können in einen inneren Zwiespalt geraten, weil ihnen der Erziehungsstil der Kinder mit den Enkeln überhaupt nicht gefällt. Entweder empfinden sie das, was die Enkeleltern erzieherisch leisten als zu lasch oder zu streng. Dennoch dürfen sie sich nicht einmischen. Das löst *innere Konflikte* aus, Hilflosigkeit und Hin- und Hergerissenheit.

Daraus kann dann ein *offener* oder *verdeckter Konflikt* entstehen. Wir machen gute Miene zum für uns bösen Spiel, versuchen aber, uns nichts anmerken zu lassen. Bis uns eines Tages dann doch eine entsprechende Bemerkung entschlüpft und den verdeckten Konflikt zum offenen werden lässt.

Was unter der Decke schwelt, ist noch schlimmer, als ein offener, sichtbarer Konflikt. Offene Konflikte bieten echte Angriffspunkte, bieten die Möglichkeit mal wirklich einzuhaken, Umstände oder Gegebenheiten anzusprechen, die andere Seite auch mal zu Wort kommen zu lassen, das Für und Wider abzuwägen. Wir Großeltern sollten bemüht sein, offene Konflikte zu lösen, uns zu einigen, Kompromisse zu finden, weil sonst das Familienklima vergiftet wird.

Verdeckte Konflikte machen krank. Wenn jemand stets seinen Groll und die Bitterkeit mit sich herumträgt, beides hütet und hegt, wird daraus so etwas wie die *Energiesauger-Oma*, die wir im Ratgeber *Typisch Oma, typisch Opa?!* ausführlich beschreiben. Wenn Ihr Gegenüber, in unserm Fall also Kinder oder Enkel, nicht bereit sind, einen schwelenden Konflikt zu klären, Ihnen das Gespräch verweigern, so bleiben Ihnen noch andere Möglichkeiten, Ihren Standpunkt darzulegen. Schreiben Sie eine Mail. Erklären Sie Ihre Sicht der Dinge und formulieren Sie versöhnlich. Oder machen Sie dasselbe in einem Brief. Für Sie darf die Sache dann erledigt sein und wenn Sie das nächste Mal zu den Kindern und Enkeln kommen, lassen Sie die Sache ruhen, es sei denn, die Adressaten Ihrer Mail oder des Briefes wünschen, darüber noch einmal zu sprechen.

Gerade in Kirchengemeinden können *Sachkonflikte* schnell zu *Wertekonflikten* werden. Da wird aus der Diskussion um die Renovierung der Gottesdiensträume mit einem Mal eine Grundsatzdiskussion um den Auftrag der Gemeinde Jesu in der Welt. Die einen sind dafür, die Renovierung so wertsteigernd durchzuführen, dass sie die nächsten zwanzig Jahre hält, Kosten hin oder her. Die andern protestieren und stellen in Frage, ob eine Gemeinde, die Geld für eigene Zwecke einsetzt, nicht ihren Auftrag verfehlt habe. Während da draußen, in Ländern der Dritten Welt, Menschen verhungern, im Kriegsgebiet leiden oder auf der Flucht sind, leistet sich die Gemeinde das kostspielige Vergnügen einer hochwertigen Renovierung.

Warum wir in Konflikte geraten

Wegen der persönlichen Sicht der Dinge

Jeder nimmt die Umwelt auf seine Weise wahr. Was den einen mächtig stört, ist dem anderen total egal. Wie sagt man so schön? Der eine sieht nur die Löcher, der andere nur den Käse. Für den einen ist das Glas noch halb voll, der andere findet bedenklich, dass es bereits halb leer ist. Unsere Enkel finden ihr Leben spannend, die Großeltern dagegen sehen viele Versuchungen und das Böse überhandnehmen. So könnte ein Konflikt entstehen. Die Eltern bestärken die Wege ihrer Kinder, die Großeltern dagegen wollen bremsen. Jede Seite hat ihre Argumente, jede Seite ihre Befürchtungen. Schon kommt es zum Generationenkonflikt.

Alles ist endlich

Nicht nur die Lebensjahre sind endlich. Schon jetzt hat ein Verteilungskampf um die Ressourcen begonnen. Weil Erdöl knapp zu werden beginnt, versucht man, die Windkraft zu nutzen und die Sonnenenergie.

Am Anfang der Corona-Pandemie wurden bestimmte Artikel in den Geschäften knapp. Da wir in einem Ortsteil wohnen, wo es kein Geschäft gibt, haben wir uns eine Vorratswirtschaft angewöhnt, was unsere Enkelin toll und spannend findet. Manchmal weiß ich nicht, was ich kochen soll, dann gehe ich in meinen Vorratsraum und schaue, was noch vorhanden ist. Wie in einem Supermarkt, findet sie, bloß ohne Geld. Dabei lässt sie außer Acht, dass die Lebensmittel in den Regalen ja bereits bezahlt sind. Bei uns lagern also Konserven neben Tomatensaft, Mehl und Zucker. Auch Toilettenpapier haben wir vorrätig. In Abständen kaufen wir davon einen größeren Posten. Bisher fanden das die Kassierer erfreulich, weil unser Einkauf ihren Umsatz bedeutete. Doch inzwischen hat sich der Eindruck gewandelt. Jetzt hält man uns für *Hamstereinkäufer*, und das, obwohl wir unser Verhalten eigentlich nicht geändert haben. Aber weil inzwischen auch der Letzte begriffen hat, dass alles endlich und begrenzt sein kann, gibt es Verteilungskonflikte. Jeder hat plötzlich Sorge, zu kurz zu kommen.

Wenn Familien getrennt werden

Eine Familie zerbricht plötzlich, weil Vater und Mutter sich trennen. Die Kinder geraten in Loyalitätskonflikte, denn sie befürchten, wenn sie sich zum Vater halten, wird die Mutter enttäuscht sein oder umgekehrt. Der Nachwuchs wird aufgeteilt, muss zwischen Vater und Mutter pendeln oder ein sogenanntes Wechselmodell leben. Sie haben nicht nur das zu bewältigen, sondern tragen noch die Frage mit sich herum, ob sie nicht auch mit schuld sind an diesem Desaster.

Krankheit, Tod, Leid

Das Haus wird ein Opfer der Flammen, der Vater kommt bei einem Unfall ums Leben, die Mutter wird sterbenskrank. Das wirft Fragen auf, die nicht mal die Erwachsenen befriedigend beantworten können. Kein Pastor oder noch so gläubiger Mensch kann das Warum erklären. Selbst Jesus am Kreuz starb, indem er fragte: „Mein Gott, warum hast du mich verlassen?" Krankheit, Tod und Leid können uns in eine Glaubenskrise stürzen. So einen Glaubenskonflikt nicht nur auszuhalten, sondern auch zuzugeben, erfordert Mut und innere Kraft. Nicht zu wissen, aber trotzdem zu vertrauen, ist die höhere Glaubensschule. Sozusagen ins Dunkel, ins Nebulöse hinein ein *dennoch* zu sagen, wird uns nicht von solchen Konflikten auf einen Schlag befreien, lässt uns aber besser damit umgehen.

Weil wir uns abhängig machen

Wer sich abhängig macht, wird zum Opfer. Kinder werden zum Opfer von Eltern oder Großeltern, wenn ihnen eine eigene Meinung oder Widerspruch verboten werden. Wenn jede Diskussion abgewürgt wird, wenn sich Vater oder Mutter, Großvater oder Großmutter zum Diktator aufspielen. Oder wenn sich die ganze Familie dem Diktat angeblich gläubiger Menschen in der Kirchengemeinde unterwirft, die uns durch unselige Vorschriften lähmen und hörig machen wollen. Wer das eigene Denken ausschaltet, sobald er seine Kirchengemeinde besucht, macht sich schnell zum Opfer von geistlichem Missbrauch. Wenn wir gezwungen werden jemandem zu vergeben, weil wir ja *in den Himmel kommen* wollen oder unsere Kinder und Enkel zu einem bestimmten Verhalten zwingen, weil es ja christlich ist, schaffen wir Opfer oder machen uns selbst dazu.

Weil unterschiedliche Meinungen aufeinander prallen

In meiner Jugend hing in manchem Büro die witzige Anweisung: *§1 Der Chef hat immer recht. §2 Wenn der Chef einmal nicht recht hat, tritt automatisch §1 in Kraft.*

Nach diesem Motto handeln viele Großeltern gerne. Damit wollen sie unbequemen Auseinandersetzungen aus dem Weg gehen. In unseren Elternhäusern klang das ähnlich: *Solange du die Füße unter meinen Tisch stellst...* Ende der Diskussion. Dabei sind verbale Auseinandersetzungen gerade für die Enkelgeneration so wichtig. Wenn wir gegenteilige Meinungen und Kritik aushalten lernen, werden wir ein beliebter Gesprächspartner sein. Großeltern, die nicht gleich beleidigt auf Widerspruch reagieren, sind gute Lebensbegleiter. Christliche Großeltern, die wegen provokanter Äußerungen nicht gleich satanische Kräfte wittern, leisten einen unschätzbaren Dienst beim geistlichen Wachstum ihrer Enkel. Auch im Glauben gibt es keine Verbotszonen und Denkverbote. Hiob hat mit Gott diskutiert, Jakob hat mit ihm gerungen, Johannes der Täufer noch kurz vor seiner Hinrichtung an ihm gezweifelt. Alles gesunde, ehrliche, menschliche Reaktionen. Wenn wir sie zulassen, geben wir dem Fragenden und dem Zweifler Raum, Antworten zu finden und zu wachsen.

Verhalten bei Konflikten

Die einen weichen aus

Es gibt Menschen, mit denen kann man keine konstruktive Auseinandersetzung führen. Spricht man sie auf einen Konflikt an, wiegeln sie ab: alles sei in Ordnung, obwohl jeder sieht, dass dem nicht so ist. Glitschig wie ein Fisch flutschen sie durch jedes Fangnetz der Argumente, weil sie nicht bereit sind, sich zu äußern, geschweige denn kritisch Stellung zu nehmen.

Konflikte sind unangenehm, verursachen Unruhe und schlechte Gefühle, Streit und Entzweiung und hinterfragen uns. Darum scheuen viele Menschen Konflikte und gehen ihnen geflissentlich aus dem Weg. Gerade in christlichen Gemeinden, wo jeder bestrebt ist, zu einem harmonischen Klima beizutragen, wird Konfliktvermeidung betrieben. Das führt zu einer gewissen Harmoniesucht und manchmal auch zur Heuchelei. Beides behandeln wir in diesem Buch gesondert. (Kapitel *Im Glashaus eingemietet* und *Wer hat das Sagen in der Gemeinde?*)

Die andern kämpfen

Das Gegenteil der Ausweichler sind die Beharrlichen, die nicht nachgeben, bis der Konflikt zu ihren Gunsten entschieden wurde. In einer Kirchengemeinde wurde einmal ein modernes Orgelstück vorgetragen, das unterschiedliche Reaktionen auslöste. Die Mehrheit der Zuhörer konnte mit dieser Musik nichts anfangen und tat das auch entsprechend kund.

Damit war die Sache aber noch nicht erledigt, denn ein alter Mann rannte nun tagelang von Hinz zu Kunz, um ablehnende Meinungen zu sammeln, damit so ein *Ausrutscher* nicht wieder passieren sollte. Für alle anderen war dieser Konflikt keiner mehr, sie verbuchten das Hörerlebnis unter *jugendlicher* Leichtigkeit, der Orgelspieler war sehr jung und begabt. Jener alte Mann aber hielt diesen Konflikt künstlich am Leben, indem er einen Kampf befeuerte, den es eigentlich nicht lohnte. Er tat es dennoch, weil er seine persönliche Meinung bestätigt haben wollte.

Einfach mal nachgeben

Wer nachzugeben bereit ist, sollte sich das gut überlegen. Nur nachzugeben, um seine Ruhe zu haben, bringt in jedem Fall Frust. Konflikte, die unterdrückt werden, schwelen unterschwellig weiter, bis sie irgendwann hervorbrechen und die Mitmenschen vor den Kopf stoßen.

Wer aber aus freien Stücken nachgeben kann, ist ein kompromissbereiter, toleranter Mensch. Mit so einer Haltung gewinnt jeder wieder ein Stück persönlicher Freiheit. Zwar gibt es manches, das nicht verhandelbar ist, wie z.B. die Würde des Menschen oder die Glaubensfreiheit, aber vieles ist doch beliebiger, als es zunächst aussieht. Helles Brot oder dunkles Brot? Die Entscheidung kann zwar einen schweren Konflikt auslösen, muss es aber nicht. Dürfen die Kleinen noch den Sandmann schauen oder doch nicht? Auch hier geht die Welt nicht unter, wenn eine Seite nachgibt. Schwieriger wird es da schon bei Ehekonflikten. Oder bei Auseinandersetzungen mit Arbeitskollegen oder Vorgesetzten. Nachgeben setzt in solchen Fällen auch Vergebungsbereitschaft voraus, was kein leichtfertiges *Schwamm drüber* bedeutet. (Kapitel *Miteinander von der Vergebung leben*)

Manchen Konflikt müssen wir an die richtige Stelle weiterleiten

Es gibt Streitpunkte, die können wir gar nicht lösen. Wenn uns der Baum an der Straße stört, dürfen wir das Problem nicht einfach mittels Säge beseitigen, sondern müssen diesen Konflikt den dafür Verantwortlichen vortragen. Wir können der öffentlichen Verwaltung sagen, warum dieser Baum stört, dass er vielleicht sogar eine Gefahr darstellt.

Es wäre nicht nachvollziehbar, wenn wir in der Schule die Scheiben einwerfen, weil uns die neue Rechtschreibreform nicht passt. Auch solchen Ärger müssen wir an die richtige Stelle delegieren. Keiner würde sich bei der Kanzlerin beschweren, weil im Supermarkt die Kassiererin unfreundlich war. Diesen Konflikt können wir an den zuständigen Marktleiter weitergeben.

Wenn unsere Enkel Zoff mit den Eltern haben, gilt übrigens das Gleiche: wir verweisen sie an ihre Erzeuger und halten uns raus. Wann wir eingreifen dürfen, haben wir im Ratgeber *Typisch Oma, typisch Opa?!* beschrieben.

Die Sicht des andern

Sich einfach mal in andere hineinzuversetzen wirkt Wunder. Warum sagt die Person so etwas, warum tut sie manches, was mich befremdet? Eine alte Dame war mal in der Straßenbahn schwer gestürzt, nachdem der Fahrer eine Vollbremsung vollzogen hatte. Seitdem drängelte sie sich rüde beim Einsteigen durch, um ja einen Sitzplatz zu ergattern, nie mehr wollte sie durch den Waggon geschleudert werden. Für die Mitfahrenden war sie bloß eine rücksichtslose Alte.

Einer Mutter war ihr erstes Kind als Baby gestorben. Als das nächste Kind geboren wurde, begann sie es überzubehüten aus Angst, es auch wieder zu verlieren. Je älter das Kind wurde, desto lästiger wurde ihm Mutters Fürsorge, was schließlich zu einem Bruch führte. Es war dem Kind nicht möglich, sich in die Lage der Mutter zu versetzen, wie es auch ihr nicht möglich war, aus ihrer Fürsorge-Spur zu kommen.

Miteinander den Konflikt bewältigen

Fenster auf oder Fenster zu? Schon wenn zwei Menschen sich in einem Raum befinden, kann das zu einem ernsthaften Streit führen. Dem einen ist es zu warm, dem anderen zu kalt. In solchem Fall muss man sich einigen, irgendwie. Lüften während der Pause oder morgens oder abends. Dazu muss jeder der Beteiligten über seinen Schatten springen. Der eine sagt, er könne bei offenem Fenster nicht arbeiten, weil es einfach zu laut sei, der andere findet den Geräuschpegel hingegen angenehm und anregend. Sich sozusagen in der *Mitte* zu treffen, das nennt man Kompromiss. Keiner hat in diesem Konflikt verloren, für jeden ist ein Stückchen brauchbares Ergebnis dabei herausgekommen. Heute nennt man das eine Win-Win-Situation. Wenn Großeltern und Enkelfamilie unter einem Dach leben, geht es nicht ohne Kompromissbereitschaft.

Wer will schon Großeltern, die tagelang miese Stimmung verbreiten, weil ihnen nicht passt, wenn die Enkel ihre Freunde zu Besuch haben und es dabei etwas lauter zugeht? Wer mag schon Großeltern, die bis in die Nacht hinein den Fernseher rücksichtslos laut haben, obwohl die Enkelfamilie morgens früh raus muss? Das Leben miteinander so abzustimmen, dass jeder einen Gewinn hat, daraus bestehen Kompromisse. Schließen Sie keine *faulen* Kompromisse um des lieben Friedens willen. Dann sind Sie Ausweichler mit unterschwelligem Frust. Schließen Sie echte Kompromisse: Sie kaufen sich Kopfhörer, damit Ihr Fernsehgerät niemanden stört und die Enkel laden erst nach 15 Uhr Freunde ein, dann haben Sie nämlich Ihren Mittagsschlaf beendet und ertragen den zeitlich begrenzten Lärm gelassener, weil Sie wissen, hier spielt das Leben und Sie dürfen dabei sein.

Miteinander füreinander

Konsens bedeutet, eine gemeinsame Linie zu finden. Es geht hier nicht um winzige Details, sondern um die große Linie. In einer Kirchengemeinde trifft man sich zum Gottesdienst. Gottesdienst ist kein Jahrmarkt. Auf dem Jahrmarkt geht es laut und bunt und durcheinander zu. Das ist kein Gottesdienst. Hier kann ich nicht verlangen, dass alle andächtig ruhig sind. Fußball ist kein Deutschunterricht und auf einem Schulflur hat während des Unterrichts Ruhe zu herrschen, auf dem Schulhof dagegen dürfen sich die Kinder austoben. Es gibt Regeln und Verhaltensweisen, für größtmögliche

Übereinstimmungen zwischen den unterschiedlichen Bedürfnissen von Gruppen und Generationen. Wenn Großeltern und Enkel miteinander im Wald auf die Pirsch gehen, müssen auch die Kleinsten lernen, den Mund zu halten, sonst verscheuchen sie die Tiere und bekommen weder einen seltenen Vogel noch ein Reh vor das Fernglasobjektiv. Vielleicht halten die Großeltern nichts von Fast Food, sind aber bereit, mit den Enkeln mal entsprechend essen zu gehen, ohne gleich diese Ernährungsart zu verspotten oder über den Unverstand der jungen Generation zu keifen. Miteinander bedeutet, wir ziehen an einem Strang. Manchmal sind wir unterschiedlicher Meinung, das tut aber dem großen Ganzen keinen Abbruch. Wir gehören zueinander und leben miteinander. Und wir halten Konflikte aus oder versuchen, sie zu lösen.

Wut als Anlass zur Veränderung

Konflikte haben immer mit Emotionen zu tun. Hass, Groll, Triumph, Größenwahn, Überlegenheit – um nur eine kleine Auswahl dessen zu nennen, was Wut und Ärger in uns anrichten können. Dabei sind Wut und Ärger nicht die schlechtesten Motivationen, etwas zu verändern, obwohl beides schlecht bewertete Emotionen sind. Wer unkontrolliert seiner Wut freien Lauf lässt, könnte Schlimmes anrichten. Nicht nur, dass die Folgen schlimm sind, es kostet auch eine Menge Lebensenergie. Genau wie unterdrückte Wut. Wut unter der Decke zu halten kostet nicht nur Kraft, sondern raubt uns auch welche und geht auf Kosten der Gesundheit.

Die eigene Wut richtig bewerten

Jedes Mal, wenn Ihre Enkel zu Besuch waren, haben Sie zwei volle Tage zu tun, das von ihnen angerichtete Chaos wieder zu beseitigen. Das macht Sie wütend, aber Sie tun jedes Mal so, als sei es normal, dass Enkel den Großeltern alles durcheinander bringen. Sie geben sich vordergründig mehr als tolerant, aber eigentlich ärgert es Sie maßlos. Und so wird aus Ihnen ganz allmählich jemand, der immer öfter kleine, boshafte Spitzen loslässt, der entnervt wirkt und zum Kontrollmenschen mutiert. Sie stehen wie Polizisten im Wohnungsflur und beargwöhnen jeden Schritt, den die Enkel machen. Vielleicht geraten Sie dadurch sogar noch in eine Auseinandersetzung mit den Eltern, die Ihr Misstrauen für unangebracht halten und beleidigt reagieren.

Versuchen Sie keinesfalls, Ihre Wut herunterzuschlucken oder zu unterdrücken, beides wird nicht gelingen. Nehmen Sie dagegen diese Wut als Signal zur Veränderung. Höchste Zeit, etwas gegen diesen Zustand zu unternehmen. Was Sie dagegen tun können, lesen Sie in unserm Ratgeber *Typisch Oma, typisch Opa?!* Um uns nicht zu wiederholen, weisen wir an dieser Stelle nur darauf hin.

Wenn Sie Gesprächen akustisch nicht mehr folgen können, wäre es falsch, sich über die Gesprächsteilnehmer aufzuregen, weil diese nicht bereit sind, sich gegenseitig anzubrüllen, nur damit Sie wissen, worum es geht. Ihre Wut sollte Sie veranlassen, einen Hörtest zu machen und sich Hörgeräte anzuschaffen. So war es bei uns. Wir ärgerten uns sehr darüber, dass die Enkel unserer Meinung nach zu leise sprachen. Dieser Ärger trieb uns in ein entsprechendes Fachgeschäft, inzwischen sind wir froh, mithilfe von Hörhilfen wieder an Gesprächen voll teilhaben zu können. Welch eine Steigerung der Lebensqualität!

Wenn wir unsere Wut ernst nehmen, erkennen wir ein Stückchen von uns selbst. Wir merken plötzlich, was uns wichtig ist. So etwas nennt man auch Persönlichkeitsentwicklung. Vielleicht wird Ihnen jetzt, im Alter, bewusst, dass Sie Ihre Ruhe lieben und kindliches Gewusel, das sich vom Frühstück bis zum Abendbrot unentwegt hinzieht, Ihnen Energie raubt und Sie total fertig macht. Lassen Sie die Wut über die Rücksichtslosigkeit der Enkelfamilie nicht in Aggression oder böse Worte ausarten, sondern versuchen Sie, einen Kompromiss zu finden. Seien Sie ehrlich. Sagen Sie nicht: alles nicht so schlimm, wenn Sie hinterher vor Wut gegen Wände schlagen möchten.

Wenn Wut uns guttut

Wut, die uns bis an unsere Grenzen bringt, zeigt uns, wie wütend wir sind. Wer nie gelernt hat, auf sich selbst zu achten, kennt auch keine Grenze, wird sich unbegrenzt mit Aufgaben und Aufträgen versehen lassen und glaubt, das müsse so sein. Bis er oder sie eines Tages die Quittung dafür in Form von körperlichen oder psychischen Beschwerden bekommt. Wenn Sie merken, mit dem Kindergewusel ist für Sie eine Grenze erreicht, so hat doch die Wut etwas Gutes bewirkt und Sie können entsprechend handeln. Wut kann uns dazu bringen, eine Grenze zu setzen.

Früher, als Ihre Kinder noch klein waren, hat Sie weder Kindergeschrei noch Getobe aus der Fassung bringen können. Im Gegenteil, Sie haben noch Tor und Tür für Nachbarskinder und Verwandte geöffnet. Es herrschte stets Trubel in Ihren Gemäuern. Doch jetzt können Sie nicht mehr. Lärm und Gerenne zerren plötzlich an Ihren Nerven. Also dürfen Sie eine Grenze setzen. Das ist nicht schlimm.

Schlimm ist, wenn Sie keine setzen und sich aufs Keifen und Meckern verlegen. Nörgelei, das haben wir in unserm Ratgeber *Typisch Oma, typisch Opa?!* genau dargelegt, ist für jeden unangenehm. Ein Gewitter reinigt die Luft, sagt der Volksmund. Auch wir müssen lernen, unsern Bedürfnissen Gehör zu verschaffen und nicht nur das, wir müssen sie durchsetzen. Ob in der Familie oder in der Kirchengemeinde. Junge Familien verlangen von Großeltern manchmal eine Toleranz, die sie selbst nicht gewillt sind, aufzubringen. In mancher Kirchengemeinde gibt es das sogenannte *Aquarium*, ein Raum mit riesiger Glasscheibe zum Gemeindesaal, wo meistens Mütter mit Krabbelkindern sitzen und über Lautsprecher dem Gottesdienstgeschehen folgen. In so einer Kirchengemeinde bestanden plötzlich einige junge Familien darauf, mit ihren Krabbelkindern im Gemeindesaal sitzen zu wollen. Dass vor allem die älteren Gemeindeglieder mit der entsprechenden Geräuschkulisse klar kommen sollten, setzten sie voraus und fanden, das gehöre zur christlichen gegenseitigen Annahme. Damals waren Hörgeräte noch nicht so differenzierte Kleinstcomputer, wie heute. Das heißt, sie filterten die Geräusche noch nicht so detailliert, sondern verstärkten entweder alles, oder schwächten eben alle Geräusche, auch das gesprochene Predigtwort, ab. Wie sie damit zurechtkommen würden, interessierte die jungen Eltern nicht. Jetzt war es also an der älteren Generation, sich selbst zu behaupten und durchzusetzen.

Anlässe zum wütend werden sind vielfältig

Oft es Hilflosigkeit, wenn Menschen wütend werden. Viele befürchten, in ihrer Not nicht wahrgenommen zu werden. Das allein macht sie schon ärgerlich. Nicht für voll genommen werden, nicht beachtet und respektiert zu werden, bringt sie auf die Barrikaden. Enkel oder Kinder, die unzuverlässig sind und keine Verabredung einhalten, bringen Großeltern in Rage. Und wenn Sie dann noch, darauf angesprochen, unfreundlich reagieren, ist das Maß oft voll.

Über Grenzverletzungen haben wir gerade gesprochen. Es macht wütend, wenn junge Menschen uns älteren nicht einfühlsam begegnen, sondern rücksichtslos ihre eigenen Interessen durchsetzen wollen.

Rücksichtslosigkeit und Respektlosigkeit kam oft bei den *Fridays for Future*-Demonstrationen zum Ausdruck, wenn die ältere Generation als Totengräber des Planeten beschuldigt wurde. Junge Menschen sind ungestüm und radikal in ihren Forderungen. Es sei ihnen gegönnt. Respektlosigkeit aber darf nicht die Trägermasse ihrer Botschaft sein und Abwertung unserer Lebensleistung auch nicht. Überhaupt bringt solche Wut nur Polemik und die ist dann destruktiv.

Merken Sie sich:

- Sie müssen Ihre Wut nicht unterdrücken, denn Sie weist Ihnen den Weg zur Veränderung.
- Ihre Wut will Sie wachrütteln, falsche Wege zu verlassen.
- Ihre Wut weist Sie auf bisher nicht wahrgenommene Bedürfnisse hin.
- Ihre Wut will Sie zum Handeln bringen. Darum unterdrücken Sie sie nicht und weichen Sie nicht aus.
- Ihre Wut zeigt Ihnen, was für Sie wichtig ist. Setzen Sie sich mit Ihren Werten auseinander und lernen Sie, dafür in besonnener, ruhiger Weise einzustehen.
- Ihre Wut legt Ihre Gedanken offen. In einem Bus war ein Sitz der destruktiven Kraft eines offenbar jugendlichen Fahrgastes zum Opfer gefallen. Die meist älteren Fahrgäste ließen ihrer aggressiven Wut freien Lauf. Bis zum *Hände abhacken*, konnte ich die ganze Bandbreite negativer Gedanken hören. Natürlich ist Vandalismus auch in meinen Augen kein Kavaliersdelikt, jedoch muss bei Beurteilungen solcher Taten auch Maß und Mitte gewahrt bleiben.

Streiten, aber richtig!

Nur bei oberflächlichen Beziehungen ist es leicht, ausgewogen und freundlich zu sein. In engen, emotionalen Beziehungen gibt es nicht immer eitel Sonnenschein. Zuneigung bedingt auch leicht Enttäuschung, Kränkung und Ärger. Kommt das nicht zur Sprache, ist die Beziehung belastet.

Streit ist, je nach Temperament, laut oder sachlich. Ein gut ausgetragener Streit verbessert die Beziehung, anstatt sie zu belasten. Mit anderen Worten: Ein Gewitter reinigt die Luft, ein richtiger Zoff rückt die Verhältnisse wieder gerade. Ziel eines solchen Streits soll sein, entstandenen Ärger sichtbar zu machen und das, was zu klären wäre, auf den Tisch zu legen. *Frischer* Ärger lässt sich am leichtesten ver- und bearbeiten. Wird er unterdrückt oder aufgestaut, lagert er sich viele Jahre ab, lässt verbittern, macht ungerecht und scharfzüngig und die Person unleidlich.

Streitregeln

1. Ich- und Du-Botschaft

Wer den andern in seinem Selbstwert angreift, muss sich nicht über die Reaktion wundern. Mein Gegenüber wird sich ungerecht behandelt fühlen und sich entsprechend wehren. Wer formuliert: „Du kannst überhaupt keine Kinder erziehen, solche frechen Rotzlöffel", muss sich nicht wundern, wenn sich sein Gegenüber angegriffen fühlt, denn es wird ihm Unfähigkeit unterstellt und seine Kinder werden beleidigt.

Eine solche Du-Botschaft enthält immer eine Anklage und treibt den anderen in die Enge, aus der sich das Gegenüber nur mit einem großen Befreiungsschlag herausbringen kann. Ein konstruktives Gespräch wird so unmöglich.

Warum sagen wir nicht: „Mir ist es einfach zu laut, wenn die Kinder so ungezügelt spielen. Vielleicht könnten wir sie auf den Spielplatz schicken, wo sie niemanden stören?" Damit haben wir zwei entscheidende Dinge getan: Wir haben erstens, unser Empfinden formuliert und zweitens, unser Gegenüber um eine konstruktive Lösung gebeten. Keiner von beiden verliert sein Gesicht oder wird dabei ausfällig. Denn oft ist userm Gegenüber gar nicht bewusst, wie sein Verhalten auf uns wirkt, was es in uns auslöst. Genauso könnten wir z.B. unsere Kinder ermutigen, ihre Anliegen oder Kritik an uns zu formulieren. Anstatt zu schimpfen: „Immer nur Milchreis, warum kochst du eigentlich nichts Anständiges?", könnten sie uns direkt sagen: „Oma, niemand aus meiner Familie mag Milchreis. Schon als Kind hab ich dieses Essen nicht gemocht, warum kochst du nicht Nudeln mit Tomatensoße?" Das ist eine klare Ansage und Oma weiß Bescheid, was der Enkelfamilie schmeckt. Nur auf diese Weise erfährt sie es, denn wenn die junge Generation sich beim Milchreis windet und so tut als ob, faule Ausreden benutzt, man habe gerade unterwegs gevespert und darum keinen rechten Hunger, wenn sie die Augen verdrehen, trübt das alles das Familienklima. Kommunikationsstörungen sind wie Rost, wenn man sie nicht behandelt, zerstören sie weiter.

2. Ich, nicht „man"

Wer ist eigentlich *man*? *Man* ist ein Versteckwort, wenn ich mit dem einen oder anderen nicht einverstanden bin. *So hängt man keine Wäsche auf!* Das macht doch Eindruck, denn ich und der Rest der Welt sind gegen die falsch wäscheaufhängende Hausfrau. Es ist der Angriff der gesamten Menschheit auf das Selbstwertgefühl einer jungen Hausfrau und die versteckte Botschaft: Wie kannst du nur so dumm sein, dich gegen die Allgemeinheit zu stellen?

Wenn wir *man* sagen, versuchen wir, imaginäre Mehrheiten zu schaffen, die es gar nicht gibt. Wir haben vielleicht zwei oder drei Frauen auf die gleiche Weise wie wir Wäsche hängen sehen und fühlten uns damit bestätigt in unserer Art, Hemden, Hosen und Socken auf die Wäscheleine zu hängen. Zwei oder drei, von wie viel Milliarden Erdbewohnern? Sie sehen also, wie absurd es ist, mit *man* zu argumentieren und wie feige eigentlich. Warum sagen Sie nicht: „Ich habe mir angewöhnt, auf diese oder jene Weise die Wäsche aufzuhängen und habe nur gute Erfahrungen damit gemacht." Wenn Sie Sätze mit „ich denke", „ich meine", beginnen, lassen Sie (hoffentlich) Ihrem Gegenüber freie Hand, sich diese Meinung zu eigen zu machen oder nicht.

3. Verallgemeinern Sie nicht

„Nie hast du", „immer machst du" – das sind Formulierungen, die weder in eine eheliche Auseinandersetzung noch in einen Disput zwischen den Generationen gehören. Wenn Sie etwas schon eine Weile ärgert, gehören an dieser Stelle Fakten auf den Tisch. Anstatt dem Schwiegersohn vorzuwerfen „du hast mal wieder das Auto nicht betankt", sagen Sie doch: „Das ist dir letzte Woche auch schon passiert, bitte sorge dafür, dass es nicht zur Gewohnheit wird." Ansonsten signalisieren Sie, dass es sich beim andern nicht um einen Fehler oder Versehen handelt, sondern um ein Prinzip, eine falsche Lebenseinstellung. Das wäre ein sehr harter Vorwurf, der sich indirekt auf den Charakter des anderen bezieht.

Solche Formulierungen entstehen nämlich aus unterschiedlichen Sichtweisen. Vielleicht mag ich es nicht, an die Tankstelle zu fahren, weil dort immer ziemliches Gedränge herrscht und ich jedes Mal befürchten muss, dass mein Wagen beschädigt wird, weshalb mir lieber wäre, der Schwiegersohn übernähme das Tanken? Auf diese Weise wird der eigene Schwachpunkt zu einem Pauschalurteil, den Schwiegersohn betreffend. Passiert es also, dass ich selbst tanken muss, beginne ich mir daraus eine grundsätzliche Überzeugung zu *basteln* und webe in meine Überzeugung auch noch andere Argumente, die Vergesslichkeit und Unzuverlässigkeit des Schwiegersohnes betreffend. Mir fällt ein, dass die Tochter neulich die schwere Getränkekiste selber ins Haus schleppen musste, weil der Schwiegersohn Überstunden machte. Oder dass er vor etwa drei Monaten den Autoschlüssel in seiner Jacke hatte, weshalb ich mein Auto nicht nehmen konnte und stattdessen auf den Bus angewiesen war. Es ist wichtig, sich beim Streiten an das, was gerade konkret vorgefallen ist, zu halten. Damit wird der Konflikt für z.B. den Schwiegersohn nachvollziehbar. Wir können ihm sagen, warum wir so ungern zur Tankstelle fahren und ihn bitten, in Zukunft doch etwas zuverlässiger zu sein, ohne ihn in seiner Würde anzugreifen. Vielleicht schlägt er dann vor, dass wir anstatt Freitagnachmittag, am Sonntag oder einem anderen Tag um die Mittagszeit tanken fahren. Da sei es nicht so voll an der Tankstelle und wir wären unbhelligt. Irgendetwas in dieser Art. Damit richten wir den Blick in die Zukunft und halten uns nicht mit Vergangenem auf. Werden Sie also in Ihrer Argumentation nicht *historisch*, sonst werden Sie letztendlich *hysterisch*.

4. Nicht unter die Gürtellinie – vermeiden Sie Beleidigungen oder Spitzen

Wer die Schwachstellen des andern kennt und sie gnadenlos ausnutzt, versucht, sich einen ungerechten Vorteil zu verschaffen. Vielleicht hat unser Sohn sein Studium oder die Ausbildung abgebrochen und verdient deshalb weniger Geld. Wir können einen Streit so lenken, dass wir jedes Mal genüsslich dieses Totschlagargument einsetzen: „Mach du erstmal deinen Abschluss..." Dieses Triumphgefühl wird sich aber ganz schnell ins Gegenteil verkehren, denn unsere Kinder lassen sich nicht auf Dauer auf diese Weise vorführen. Sie werden uns den Rücken kehren. Wer beim Streit gezielt Beleidigungen austeilt, verlagert so eine Auseinandersetzung auf die destruktive Ebene. Selbst wenn wir Recht haben, wird sich eine endgültige Befriedigung nicht einstellen. Die eigentlichen Verlierer werden wir sein, denn, auch wenn wir den Streit gewonnen haben, verlieren wir das Vertrauen und die Zuneigung unserer Kinder oder jedes anderen Gegenübers. Das ist wie mit einem Pyrrhussieg, wir haben zwar einen Kampf gewonnen, aber die Schlacht verloren.

5. Versteckspiel

Neben der Argumentation mit *man*, gibt es auch das beliebte Spiel, die Taktik, sich hinter der Meinung anderer zu verstecken. „Andere Leute haben nicht so viele Kinder", musste sich eine Frau von ihrer Schwiegermutter anhören, nachdem sie, nicht mehr ganz jung, zum sechsten Mal schwanger geworden war. „Meine Eltern hätten das nie geduldet", ist ein Argument, bei dem Großeltern versuchen, auf dem Grund der Vorväter, ihre Meinung durchzusetzen. Weil sie scheinbar respektvoll mit den Vorfahren umgehen, möchten sie ihre Nachfahren dazu zwingen, sich auch so zu verhalten. Dieses Versteckspiel ist sehr variantenreich. Es kann auch ein Zeitungsausschnitt sein, wenn z.B. Oma nicht damit einverstanden ist, dass sich die Enkelin die Haare blau gefärbt hat. Oma findet in einer Zeitschrift einen Artikel über die Schädlichkeit von Haarfarbe und legt ihn der Enkelin kommentarlos aufs Zimmer. Auch mithilfe digitaler Medien kann jeder seine Meinung kundtun oder unterstreichen.

„Meine Mutter findet auch, dass du dich mehr bewegen solltest", sagt die Ehefrau zu ihrem Mann und wundert sich, dass er verärgert reagiert. Schließlich wirkt es so, als brauche die Ehefrau ihre Mutter, um eine Meinung zu vertreten.

Eigentlich ist das alles feige. Argumente selbst zu vertreten ist mutig und vor allem: richtig. Das ist Auseinandersetzung auf Augenhöhe. Wenn Oma sich Sorgen über die Haarfarbe der Enkel macht, sollte sie darüber entweder mit den Eltern oder den Enkeln reden. Da braucht es Argumente. *Frau Meier findet, Herr Schulze hat auch schon gemeint*, sind keine Argumente. Wenn Oma sich sorgt, weil ihrer Meinung nach zu viel Chemie die Kopfhaut der jungen Menschen schädigen könnte, wäre das eine nachvollziehbare Begründung, Gejammere, weil es nicht nach ihrer Nase geht, nicht.

6. Kein Familientheater

In einer Familie kennt jeder jeden ganz genau. Und so spielt auch jeder die von ihm selbst kreierte Rolle perfekt. Oma als Bedenkenträgerin: „Na, ich weiß ja nicht", wenn die Enkelin gerade alle Formalitäten für einen Schüleraustausch erledigt. Oder Opa, der sehr bedächtig ist, wenn es um Entscheidungen geht. „Moment erst mal", sagt er und braucht unendlich lange, sich eine Meinung zu bilden. Das wirkt manchmal, als würde er im Bremserhäuschen sitzen. Oder die große Schwester, die alles ins Lächerliche zieht und die kleine Schwester runtermacht, weil die den Mut hat, sich ins Flugzeug zu setzen, um ans andere Ende der Welt zu fliegen. Oder der Vater, der stets leicht für eine Idee zu begeistern ist, aber selten etwas zu Ende bringt, weil ihm einfach der Überblick für alles, was damit zusammenhängt, fehlt. Er ermutigt seine Tochter zum Auslandsjahr, aber als es an die Kosten geht, stellt er fest, dass sie gar kein Geld dafür übrig haben.

Die Mutter steht zwischen den Fronten, sie will die Großeltern nicht verärgern, muss den Mann auf den Boden der Tatsachen zurückholen und dafür sorgen, dass die große Schwester die Kleine nicht entmutigt.

Kommt es zur Diskussion über das Thema Schüleraustausch, weiß im Prinzip jeder, was der andere sagen und wie er sich verhalten wird. Wie in einem vorgeschriebenen Theaterstück.

Auf diese Weise endet so eine Diskussion erwartungsgemäß und ohne, dass die Beteiligten einen Gewinn davon haben. Oma bleibt unbelehrbar, Opa hat sich zwar eine Meinung über Flugreisen gebildet, aber noch nicht darüber, wie es sein könnte, bei fremden Leuten zu wohnen. Die große Schwester postet an ihre Freunde, dass in der Familie alle am Rad drehen, der Vater hat zwei Hände voll Ratschläge, was die Tochter alles im fremden Land unternehmen könnte, dabei weiß er nicht mal, wie sie die Flugreise finanzieren. Die Mutter widerspricht der Oma und versucht den Opa für das

Vorhaben zu gewinnen, indem sie aufzählt, was das Enkelkind für einen Vorteil aus dem Austausch hätte. Aber hinterher ist jeder so schlau wie vorher.

7. Zuhören

Streit, Gespräche, überhaupt Kommunikation, bestehen nicht daraus, dass man sich gegenseitig lautstärkemäßig übertönt. Gute Kommunikatoren können zuhören. Zuhören ist eine wirkliche Kunst. Aktives Zuhören signalisiert dem Gegenüber Interesse. Aktives Zuhören geschieht nicht nur in einem vis a vis Gespräch. Während Oma leckeres Essen bereitet oder Kuchen backt, kann sie genauso aktiv zuhören. Meistens ist es, bei einer gemeinsamen Tätigkeit einfacher, miteinander ins Gespräch zu kommen. Die besten Gespräche haben für mich beim Kartoffelschälen stattgefunden. Auch dabei kann man sich aktiv dem Gesprächspartner zuwenden. Während die Hände beschäftigt sind, kann sich die Seele offenbaren. Das gleiche kann beim gemeinsamen Putzen geschehen oder bei der Gartenarbeit. Wer aktiv zuhört, wird die Gedankengänge des andern nachvollziehen können und trotzdem seine Meinung zurückstellen. Es ist nicht einfach, ein Gespräch zu führen, wenn der Gesprächspartner ständig „das kenn ich" sagt, oder: „brauchst mir gar nichts zu erzählen, ich weiß, wovon du sprichst".

Tiefe Gespräche können auch während eines Spaziergangs stattfinden. Oder lebhafte Diskussionen. Während die Füße Meter für Meter zurücklegen, beschäftigt sich der Kopf mit Argument und Gegenargument. Einer spricht, der oder die andere hört sich alles in Ruhe an und umgekehrt.

Unterbrechen Sie nicht, lassen Sie den oder die anderen ausreden. Konzentrieren Sie sich dabei auf den Standpunkt des Gegenübers und lassen Sie Ihre eigene Meinung erstmal außen vor. Versetzen Sie sich in die Lage des anderen. Reagieren Sie nicht ablehnend, wenn die Enkelmutter kategorisch eine wöchentliche Auszeit von der Familie verlangt. Auch wenn es sich für sie nach *Erlösung* anhört und Sie sich fragen, weshalb sie sich dann überhaupt Kinder angeschafft hat, üben Sie sich in Akzeptanz und unterlassen Sie eine Bewertung. Vielleicht können Sie ja einspringen, damit die Mutter ihre Auszeit nehmen kann. Hüten Sie sich aber, den anderen Familienmitgliedern oder sogar Fremden Ihr Unverständnis darüber groß und breit mitzuteilen. Üben Sie sich darin, dass Sie nicht alles verstehen, nicht jede Begründung teilen müssen, kurz, dass nicht immer alles nach Ihrer Meinung laufen muss.

Diskutieren mit Enkeln

Teenager diskutieren gerne, wenn man sie lässt und nicht abbügelt. Großeltern hätten die Zeit, mit den Halbwüchsigen über Gott und die Welt zu reden. Dabei geht es nicht ums Belehren oder Belehrendes zu erzählen. Über den Wert, Erlebtes zu erzählen, haben wir ausführlich in unserm Ratgeber *Typisch Oma, typisch Opa?!* geschrieben.

Eine Diskussion ist ein Gespräch mit mehreren Teilnehmern. Es geht hier um den Austausch unterschiedlicher Meinungen und Ansichten. Großeltern können Teenager während einer Diskussion zum Nachdenken bringen und unter Umständen zur Korrektur fragwürdiger Meinungen. Während einer Diskussion können Großeltern ihre eigenen Werte und Normen vermitteln. Nicht als Lehrstoff, sondern als Gesprächsbeitrag. Es geht darum, Argument und Gegenargument abzuwägen, These und Antithese.

Wenn Opa nicht als Diktator auftritt, dem man nicht widersprechen darf und Oma nicht als Mimose, die immer gleich um ihre Gesundheit bangt, wenn sie mit einer abweichenden Meinung konfrontiert wird, sind solche Diskussion gewinnbringend, nicht nur für die Enkel. Oma und Opa kriegen aus erster Hand geboten, wie die heutige Jugend denkt und fühlt. Hier wäre Gelegenheit, nach Hintergründen und Beweggründen zu fragen. Sich anzuhören, warum die Enkel diesen oder jenen Standpunkt haben. Warum die Jugendlichen nie im Anzug in die Kirche gehen würden und weshalb Fast-food für sie die einzig wahre Ernährungsweise ist. Weshalb es ohne Smartphone und Computer nicht geht, und welchen Stellenwert bestimmte Stars oder Sternchen im Leben dieser jungen Menschen haben. Wenn Sie es verstehen, in rechter Weise mit Ihren Enkeln zu diskutieren, geben Sie ihnen manch Nachdenkenswertes mit auf den Weg. Auch wenn es zunächst nicht so aussieht, bei einer fairen Diskussion werden die Enkel das Gehörte nicht abschütteln wie ein Hund die Tropfen vom Fell.

Diskutieren Sie sachlich und ohne Angst. Befürchten Sie nicht gleich das Schlimmste, wenn Ihr Enkel in manchem eine ganz andere Meinung als Sie vertritt. Schreien Sie nicht Zeter und Mordio, laufen Sie nicht gleich zu den Eltern, machen Sie kein Fass auf. Manches, was die Jugendlichen so vom Stapel lassen, ist nur eine Provokation oder ein Test. Der Versuch, Oma und Opa mal hervorzulocken, zu schauen, wie *cool* die reagieren. Wenn Sie diesen Test bestehen, könnten Sie sogar zum *Geheimnisträger* aufsteigen. Stellen Sie sich vor, Ihre Enkel sagen, dass man den Großeltern alles anvertrauen könne und mit ihnen über alles reden. Da fühlt man sich doch wie geadelt, oder?

Wenn man mit Ihnen nicht streiten kann, könnte es daran liegen, dass Sie harmoniesüchtig sind

Harmoniesüchtige Menschen wollen es andern stets recht machen, sind immer nett und freundlich, setzen sich auch entwürdigenden Umständen aus, verleugnen sich selbst, stellen eigene Bedürfnisse an die letzte Stelle, nehmen jede schwierige Situation in Kauf, schlucken Ärger und Kritik stets runter, sind unter allen Umständen loyal und wollen die Erwartungen anderer erfüllen.

In Familien, wie in Kirchengemeinden, in der Firma oder im Verein – überall gibt es Menschen, mit denen man weder diskutieren, geschweige denn streiten kann. Menschen, die erschrocken reagieren beim kleinsten Widerspruch. *Wir wollen doch nicht streiten*, war ein sehr häufiges Totschlagargument, mit dem in unseren Kirchengemeinden jede fruchtbare Diskussion abgewürgt wurde. Die das sagten, verwechselten Zank mit sachlicher Auseinandersetzung.

Großeltern beenden Gespräche, die zu ihren Ungunsten zu enden drohen, mit dem Argument: „ich will nichts mehr hören", oder Ähnlichem.

In unserm Ratgeber *Typisch Oma, typisch Opa?!*, schreiben wir von der *Wunschlos-Oma*, einer Person, die schon als Kind darauf dressiert wurde, keine eigenen Wünsche zu haben, die nicht dazu angehalten wurde, auch mal ihren Willen durchzusetzen. Darum wird diese Oma immer nur darauf achten, was die andern wollen und jeden Widerspruch als Affront betrachten.

Harmoniesüchtige Menschen wollen unter allen Umständen geliebt werden und beliebt sein. Und wenn sich doch mal ein Krach anbahnt, werden ihn es unter allen Umständen zu verhindern suchen und sei es mit dem Satz von eben *wir wollen doch nicht streiten*. Streit setzen harmoniesüchtige, gläubige Menschen irrtümlich mit *Sünde* gleich. Für sie ist erstrebenswert, dass alle im Gleichschritt uniform marschieren, im gleichen Takt singen.

Harmoniesüchtige Menschen haben kein gutes Selbstwertgefühl, keinen rechten Standpunkt und nie gelernt, Spannungen zu ertragen und Konflikte auszutragen. Eigentlich weiß man bei diesen Menschen nicht recht, woran man ist. Harmoniesüchtige Menschen müssen konfliktfähig werden. Wie ich schon ausführlich beschrieben habe, gehört dazu, sich eindeutig zu äußern, Ich-Botschaften zu verkünden und pauschale, verletzende Äußerungen zu lassen.

Das Streben nach Harmonie ist nur dann verkehrt, wenn es davon abhält, Konflikte zu lösen. Es gibt Menschen und Meinungen, mit denen werden wir nie übereinstimmen, weshalb es auch kein Streben nach Harmonie mit ihnen geben kann, nur eine friedliche Koexistenz. Wer das nicht begreift, wird schnell an die Wand gespielt, fühlt sich festgenagelt und – leidet. Aber weil er oder sie die Stimmung nicht kaputtmachen will, unterdrückt er oder sie diesen

Zwiespalt und tut alles, damit es keine Auseinandersetzung gibt. Aber unterschiedliche Standpunkte existieren nun mal, unvereinbare ebenso. Wir können miteinander wandern oder Eis essen gehen, ohne dass die Standpunkte sich ändern. Dennoch können wir in bester Eintracht die Berge besteigen oder etwas Köstliches genießen, ohne dass wir uns bei unterschiedlichen Ansichten zur Einigung gezwungen fühlen. Das aber können harmoniesüchtige Menschen nicht. Anpassung, so glauben sie, sei das Mittel zum Erfolg.

Harmoniesüchtige Menschen sind oft der Stein des Anstoßes, ein Ärgernis in der Familie, der Firma und dem Verein. Sie geben dem einen Recht und dem andern und wenn ein dritter dazukommt und kritisiert, das könne doch nicht sein, dann sagen sie ebenfalls: „du hast Recht".

Harmoniesüchtige Menschen wirken auf den ersten Blick selbstlos. Sie räumen dem Partner schweigend und ohne Vorwurf im Blick die herumliegenden Socken nach, in der Kirchengemeinde sammeln sie liegengelassene Gesangbücher ein und schalten vergessene Lichter aus. Im Stillen hoffen sie dabei auf Lob und Respekt. Aber weit gefehlt. Der Partner findet es selbstverständlich, dass ihm jemand nachräumt und für die Kirchengemeinde sind solche Menschen hilfreich, weil sie für Gotteslohn arbeiten und ein Dank an sie überflüssig wäre.

Doch sind harmoniesüchtige Menschen nicht dumm! Sie merken schon, dass etwas nicht stimmt, sie ärgern sich. Aber sie werden diesen Ärger nicht ansprechen und wenn doch, bekommen sie gleich Gegenwind: „Hab dich nicht so!" „Du hast es doch freiwillig gemacht!" „Sei froh, dass du etwas tun darfst!" Mit anderen Worten: Man nimmt sie nicht ernst. Deshalb glauben sie, sie hätten es nicht besser verdient und beginnen, sich damit abzufinden.

Was wir hier beschreiben, erfüllt den Tatbestand der sogenannten *Co-Abhängigkeit*. Co-Abhängige Menschen sitzen, wie Pilze am Baum, an Abhängigen fest. Egal ob vom Alkohol, von Drogen, herrschsüchtig, sexsüchtig, spielsüchtig – sie werden alles ausbügeln, entschuldigen, wiedergutmachen, ertragen. So wird weder in der Familie noch in den Kirchengemeinden so ein Problem aktiv und effektiv angegangen, weil immer Menschen dazwischenfunken, die mantraartig *wir wollen doch nicht streiten*, tönen, oder auf andere Weise um *Harmonie* bemüht sind. Die sich darum sorgen, was wohl *die andern* sagen, wer immer die andern auch sein mögen.

Denn Harmoniesüchtige haben Angst davor, dass Streit und Auseinandersetzung unangenehme Konsequenzen für alle haben könnten. Der Partner, wenn er beim Dealen erwischt wird, ins Gefängnis käme, oder der Arbeitgeber, wenn er erfahren würde, dass sein Angestellter gar nicht krank, sondern betrunken daheim geblieben ist, Konsequenzen zieht.

Harmoniesüchtige wurden nach dem Grundsatz erzogen: Wenn du lieb bist, haben wir dich lieb. Das *Liebsein* hängt also wie ein unheilvoller Grundsatz über ihrem Leben. Und zum *Liebsein* gehört eben auch Vertuschung um falscher Harmonie willen. Also werden *Co-abhängige Menschen* unendlich viel ertragen, sich niemals beschweren oder aufbegehren. Sie sind die geborenen Opfer, abhängig von jemandem, der sich über ihre Befindlichkeiten eiskalt hinwegsetzt.

Für Harmoniesüchtige gibt es zwei Schlüsselbegriffe: *Selbstliebe* und *Selbstverantwortung*. Sie sollten lernen, mit Ich-Botschaften zu argumentieren: „Ich fühle mich, ich will, ich mag, ich glaube..." Sich dabei nicht einreden zu lassen, dass solche Gefühle, der eigene Wille, eigener Geschmack und ein eigener Standpunkt fehl am Platz und falsch sind, wäre ein erster Weg aus diesem Teufelskreis.

Bis zum Ende des Zweiten Weltkrieges geisterte das Bild von netten, selbstlosen, liebenswerten Großeltern herum. Oma und Opa auf einer Bank sitzend, abwartend und entrückt lächelnd. Das hat sich inzwischen grundlegend geändert. Wir Großeltern von heute sind viel vitaler und finanziell viel unabhängiger als unsere Vorfahren. Wir sind gebildet und können mit digitalen Medien umgehen. Wir wollen gebraucht, aber nicht vereinnahmt werden. Wir lieben unser selbstständiges Leben. Deshalb ist Harmoniesucht der falsche Weg, mit der Enkelfamilie in Übereinstimmung zu kommen. Manchmal müssen wir es darauf ankommen lassen und einen Konflikt riskieren, wo wir unsern Standpunkt unmissverständlich klären können.

Manchmal endet so ein Konflikt allerdings auch tragisch: Die junge Generation reagiert verschnupft und entzieht uns die Enkel. Das ist bitter und lässt viele Großeltern irritiert zurück. Hätten wir vielleicht doch besser nachgeben sollen?, fragen sie sich und glauben, *um des lieben Friedens willen* hätten sie ihre eigene Meinung zurückhalten sollen. Aber was hätte das gebracht? Eine Generation, die sich alles herausnehmen darf, nämlich die Enkeleltern, und eine Generation, die alles mit sich machen lässt, nämlich die Großeltern. Nein, wir sind keine harmoniesüchtige Generation. Auch wir haben Rechte und Wünsche und manchmal auch andere Standpunkte. Wir dürfen auch Bedürfnisse äußern, weil wir Bedürfnisse der andern respektieren. Wir anerkennen die Leistung der jungen Generation und dürfen Gleiches von ihr erwarten. Wir dürfen Konturen zeigen und müssen uns nicht allem stromlinienförmig anpassen. Wir dürfen der jungen Generation unsere Bedürfnisse zumuten, sie tut es ja auch. Wenn gegenseitiger Respekt auf diese Weise zu wachsen beginnt, sind wir auf einem guten Weg.

Wir dürfen innehalten und uns fragen, was wir wollen oder wünschen. Auch wenn wir schon älter sind. Wir dürfen uns selber gefallen. Das hat nichts mit Altersverrücktheit zu tun, sondern hilft uns, ein gesundes Selbstbewusstsein zu bilden. Gesundes Selbstbewusstsein ist kein Egoismus. Wer ja sagt, muss auch nein sagen dürfen oder können. Harmonie ohne Sucht gibt es nur, wenn Familienmitglieder aller Generationen loyal miteinander umgehen.

Wie das Miteinander der Generationen gelingt

Ich gehöre dazu

Soweit es an Ihnen liegt, schaffen Sie ein Familienbewusstsein. Grenzen Sie kein Familienmitglied aus. In jeder Familie gibt es starke und schwache Persönlichkeiten. Stehen Sie dazu, dass jedes Ihrer Kinder anders geraten ist, jedes Enkelkind auch. Vertuschung wäre die falsche Strategie und führt nicht zu einem harmonischen Miteinander. Auch bei der Harmonie gibt es gelegentlich Dissonanzen. Aber, um in diesem Bild zu bleiben, alle spielen dennoch miteinander im Familienstück.

Miteinander sein

Einfach da sein. Miteinander füreinander da sein. Miteinander essen, arbeiten, sich gegenseitig helfen. Selbst wenn es dabei unterschiedliche Meinungen gibt, das Miteinander stärkt das Zusammengehörigkeitsgefühl und lässt in uns trotz Konflikten ein harmonisches Gefühl entstehen. Es stärkt unsere Toleranz und hilft uns, manches differenzierter zu sehen.

Miteinander Konflikte lösen

Auf das *Wie* kommt es an. Wer in der Familie lernt, Konflikte verbal und gewaltfrei zu lösen, kann dieses Potenzial auch im Alltag gut gebrauchen. Aber auch verbal kann man sich schwer verletzen. Darum lernen alle Familienmitglieder, sich nicht zu verletzen, sondern sachlich zu argumentieren, anstatt persönlich zu werden.

Jeder darf echt sein

Wir werden uns nicht gezielt provozieren und dabei die Schwach-stellen des andern bewusst aufs Korn nehmen. Jeder darf seine Schwächen und Stärken leben, ohne sich verstecken zu müssen. Das gilt vom Enkel bis zum Opa. Keiner wird die Schwächen des andern in egoistischer Absicht ausnutzen.

Wir dürfen streiten

Natürlich sind Konflikte und Auseinandersetzungen unvermeidbar. Es kommt darauf an, *wie* wir sie austragen. Es geht nicht um den Konflikt, sondern um die Lösung.

Jeder gibt sein Bestes

Die Kinder bemühen sich in der Schule, die Eltern im Beruf und die Großeltern, wenn sie in Rente sind, um sinnvolle Tagesgestaltung. Wenn einer dazu nicht bereit ist, lebt er auf Kosten der andern. So etwas ist auf die Dauer nicht hinnehmbar und wird zu Konflikten führen.

Jeder erledigt seinen Teil

Das Miteinander von Familie und Generationen gelingt nur, wenn jeder auf seine Weise dazu beiträgt. Davon profitieren dann alle.

Miteinander rücksichtsvoll umgehen

Rücksicht und Toleranz sind zwei wichtige Eckpunkte im Miteinan-der der Generationen. Wenn jeder auf seinen Wortschatz achtet und nicht vergisst, bitte und danke zu sagen, ist ein wichtiger Grundstein gelegt. Wer mit anderen rücksichtsvoll umgeht, achtet ihre Bedürfnisse und kann auch seine eigenen vernünftig artikulie-ren.

Miteinander von der Vergebung leben

Möglich, dass er früher seinem Namen keine Ehre gemacht hat und für dich nicht besonders nützlich war. Aber wie viel Nutzen kann er nun dir und mir bringen. (Philemonbrief Vers 11, Hoffnung für Alle)

- Welche Rolle spielt da die Vergebung?
- Schuld und Schuld
- Was ist Vergebung nicht?
- Was ist Vergebung?

In unserem Sprachgebrauch unterscheiden wir zwischen *verzeihen*, *vergeben* und *versöhnen*. In einem etymologischen Wörterbuch findet man den Ursprung von *verzeihen* im 9. Jahrhundert. *Zeihen* hat die Bedeutung von *anklagen*. Die Vorsilbe *ver* weist auf das Gegenteil hin – also etwas nicht für sich beanspruchen, kurzum verzichten. Beim *Verzeihen* verzichte ich also auf mein Recht. Diesen Begriff finden wir nicht in der Bibel, wohl aber das Anliegen.

Der Begriff *Vergebung* ist seit dem 14. Jahrhundert in unserem Sprachgebrauch und wurde von *vergebens* abgeleitet. Es steckt das Wort *geben* darin und bedeutet mit der Vorsilbe *ver* wegschenken. Vergeben ist zunächst *geschenkt* und auch *umsonst*. Damit ist *vergeben* das Gegenteil von *vergelten*. In dieser Weise werden auch die Worte *aphiemi* und *charitzomai* im Neuen Testament gebraucht. In der altgriechischen Literatur wird der Begriff hauptsächlich im juristischen Sinn für *entlassen* angewendet. Im Neuen Testament steht dieser Ausdruck für *loslassen, entlassen, erlassen, vergeben*. Vergebung geschieht hier meistens durch Gott und ist mit *Befreiung* gleichzusetzen. Im Alten Testament finden wir den Begriff *nasa*. Man geht dabei von einem Rechtsverhältnis zwischen Mensch und Gott aus.

Das Miteinander der Generationen wird immer konfliktbeladener. Die jungen Menschen beschimpfen die Älteren, sie hätten durch Ressourcenverschwendung den Klimawandel herbeigeführt. Die

Älteren beschuldigen die Jungen, sie hätten kein Durchhaltevermögen und würden sich das Leben stets zu leicht machen. Generationenkonflikte gibt es immer dann, wenn jeder auf seinem Standpunkt beharrt, und man einander nicht zuzuhören gewillt ist.

Jeder von uns kann schuldig werden, aber auch uns gegenüber kann es auf unterschiedliche Weise zur Schuld kommen. Ein hartes Wort, eine falsche Geste und schon ist der Konflikt da. Oma ist beleidigt, Opa schimpft. Kinder und Enkel verschwinden schmollend. Schuld ist eigentlich niemand und doch jeder.

Die Folgen können körperlicher, seelischer oder emotionaler Art sein. Oma und Opa verbittern, die Jungen sind ärgerlich.

„Ich habe es doch nur gut gemeint…", sagt Oma und versteht die Welt nicht mehr und weiß nicht, dass gut gemeint nicht gut ist! Besonders schlimm sind solche Verletzungen, wenn sie durch vertraute, nahestehende Menschen verursacht wurden.

Welche Rolle spielt da die Vergebung?

Sie selbst legen für sich fest, wie sie mit solchen Verletzungen umgehen wollen. Sie können trauern, wütend sein, nachtragend werden und Ihre Wunden lecken. Wenn Sie so reagieren, geben Sie den andern die Verantwortung und Macht über Ihr Befinden. Kurz gesagt: Sie machen sich abhängig und zum Opfer. Großeltern stehen häufig in der Gefahr, Abhängige oder Opfer Ihrer Kinder zu werden. Bloß nichts sagen, bloß nicht widersprechen, sich alles gefallen lassen. Auch wenn Kinder oder Enkel das Sparbuch kassieren oder einen Teil der Rente fordern. Nur nicht widersprechen! In unserm Ratgeberbuch *Typisch Oma, typisch Opa?!* gehen wir im Kapitel *Schenken, schlucken, schweigen*, darauf ein. Hier nur so viel: Sie müssen sich nicht alles gefallen lassen, Sie sind nicht verpflichtet, respektlosen Umgang zu dulden. Sie ändern es, indem Sie selbst die Verantwortung übernehmen und lernen, auch mal nein zu sagen. Sie dürfen widersprechen, Sie dürfen anderer Meinung sein.

Ein Konflikt ist solange kein Drama, wie Sie keines daraus machen. Bleiben Sie gelassen und ruhig, respektieren Sie die Ansichten Ihrer Kinder und Enkel. Verlangen Sie das gleiche für sich und Ihren Partner, Ihre Partnerin.

Doch es ist passiert, was nun?

Eine Verletzung können wir nicht ungeschehen machen. Die Worte oder Taten treffen uns tief, manchmal brennen sie sich regelrecht ein. Eine schlaflose Nacht folgt der andern. Das kann uns krank machen, nimmt uns den Appetit und die Lebensfreude. Auch dagegen sind wir erst einmal machtlos.

Was kann ich tun?

Sie können an dem Konflikt erstmal nichts ändern. Gesagt ist gesagt, getan, getan. Aber Sie können Ihr Denken ändern. Verändern Sie bewusst Ihre Sichtweise auf die Sache und die Person. Rufen Sie sich ins Gedächtnis, dass der Sohn auch viele gute Eigenschaften hat. Machen Sie sich bewusst, dass die Schwiegertochter gut für Mann und Kinder sorgt. Denken Sie daran, dass der Enkel vielleicht in der Pubertät ist und deswegen so unüberlegte Worte spricht. Und vor allem, vergessen Sie sich nicht selbst. Seien Sie ganz ehrlich und gestehen Sie sich ein, dass auch Sie vieles falsch machen und gemacht haben. Dass man Sie missverstehen könnte, dass Sie vielleicht falsche Erwartungen geweckt haben. Stehen Sie zu Ihren Fehlern, damit wechseln Sie von der Position *angreifbar* zu *bewältigt*. Menschen, die ihre Fehler aufgearbeitet haben, dazu stehen und sie nicht schönreden, lassen sich nicht mehr einfach vorführen. Im Gegenteil, solche Vorhaltungen fallen auf den zurück, der versucht, sie sich zunutze zu machen.

Schuld und Schuld

Es gibt echte Schuld, aber auch falsche Schuldgefühle. Beides macht uns zu schaffen.

Was können die Folgen falscher wie echter Schuldgefühle sein?

- Wir leben rückwärtsgewandt. Die Vergangenheit ist uns so lebendig vor Augen, dass wir keinen Blick für die Gegenwart und die Zukunft haben. Das lähmt für die Gegenwart. Wir sind unbrauchbar für das Hier und Jetzt.
- Unser Selbstwertgefühl liegt am Boden. Wir haben Angst, dass uns Ähnliches wieder passieren könnte. Solch ein Hamsterrad lässt uns keine Ruhe finden.
- Die Folge ist Selbstmitleid. Alles dreht sich um uns und unsere Befindlichkeiten. Wir jammern und sind keine motivierenden Großeltern.
- Wir können uns nicht annehmen und hassen uns, indem wir uns selbst Schaden zufügen. Es kann sein, dass wir uns selbst nichts Gutes mehr gönnen oder uns selbst bestrafen.

Dadurch, dass wir uns im Kreise drehen, schauen wir nach unten und der Blick nach oben geht uns verloren. Das kann uns schließlich seelisch krank machen. Gut ist, wenn wir in solchen Situationen nicht allein sind. Gute Freunde und professionelle Hilfe durch Ärzte und Seelsorger wären jetzt nötig.

Nicht um Wiedergutmachung, um Vergebung geht es

Schuld und Verletzungen sind leider unvermeidlich. Nicht von ungefähr gibt es im Vaterunser die Bitte um Schuldvergebung. *... wie wir vergeben unsern Schuldigern ...* Der andere mag sie nicht verdient haben – ich eigentlich auch nicht – aber: Ich vergebe dir, weil es *mir* guttut. Damit nehmen wir eine andere Perspektive ein. Durch Vergebung können wir Freiheit bekommen, unsere Verletzungen können heilen, wenn auch Narben bleiben.

Was ist Vergebung nicht?

- Vergebung ist kein Gefühl. Eine rührselige große Emotion erfüllt uns, verblasst aber mit der Zeit. Schließlich bleibt davon kaum noch etwas übrig, aber das Problem ist geblieben. Da heilt auch die Zeit keine Wunden.
- Vergebung heißt auch nicht, so tun, als sei man nicht verletzt worden. Warten wir nicht, bis Gras über die Sache gewachsen ist. Irgendwann kommt alles wieder hoch. Es ist wie bei der Radioaktivität: Sie ist nicht sichtbar, aber die Folgen sind gravierend.
- Vergebung bedeutet nicht, zu behaupten, das Verhalten des Anderen sei nicht unrecht gewesen. Wir dürfen ruhig bekunden, dass es sehr wehgetan hat. Ja, ich bin verletzt worden und es war nicht in Ordnung! Wenn jemand sagt: „Es tut mir leid" und Sie entgegnen: „Ist schon in Ordnung, war nicht so schlimm" – erteilen Sie Ihrem Gegenüber die Erlaubnis, es so wieder mit ihnen zu machen. Er hat es nicht nötig, sein Verhalten zu ändern. Die richtige Antwort wäre: „Ich vergebe dir!"
- Vergebung bedeutet nicht, dass man diesem Menschen von neuem sein Vertrauen schenken muss. Vergebung und Vertrauen sind zwei unterschiedliche paar Schuhe. Vergebung ist die Chance für mein Gegenüber, sich verändern zu können. Wir müssen uns aber seiner Willkür nicht erneut aussetzen.

Am Beispiel Abrahams und seinem Neffen Lot wird deutlich, dass zuweilen getrennte Wege nötig sind, damit eine Beziehung erhalten bleibt. Lot war mit seinem Onkel Abraham mitgezogen in Richtung verheißenes Land. Jeder hatte seinen Hausstand dabei mit Knechten, Mägden und vor allem viel Vieh. Der Viehbestand beider Haushalte wuchs, aber das Weideland blieb gleich, was zu Streitereien der Viehhirten führte. Schließlich schlug Abraham vor, künftig getrennte Wege zu gehen, damit dieser Streit nicht auch noch die

Familie zerstörte. Genauso machten sie es. Lot zog schließlich in Richtung Sodom und Gomorra weiter.

Die Josefgeschichte ist verfilmt und als Musical auf die Bühne gebracht worden. Josef, der von seinen Brüdern verkauft wird, in Ägypten ins Gefängnis wandert und schließlich zum zweiten Mann im Staate aufsteigt. In 1. Mose 45 wird berichtet, wie die Brüder nach Ägypten kommen, um Brotgetreide zu kaufen, wie Josef sich zu erkennen gibt, ihnen verzeiht, sie aber nicht in seinem Haus leben lässt.

- Vergebung bedeutet nicht, einen anderen aus seiner Verantwortung zu entlassen. Vergebung bedeutet nicht, dass die Person, die an uns schuldig wurde, *ungeschoren* davonkommt. Es wäre ein falsches Verständnis, dem Mörder Vergebung zuzusprechen, damit er nicht ins Gefängnis muss. Vergebung hilft den Angehörigen des Opfers zu neuem Leben, ob es dem Täter hilft, liegt an ihm. Es ist seine Verantwortung.

Was ist Vergebung?

- Vergebung ist zuerst eine bewusste Entscheidung.
- Vergebung hat es in erster Linie mit unserem Willen und nicht unseren Gefühlen zu tun.
- Vergebung ist die Entscheidung, Gottes Willen nachzukommen.
- Vergebung ist eine ganz persönliche Entscheidung.

Es ist und bleibt meine Entscheidung, ob ich einen ungeklärten Zustand beibehalten oder verändern möchte. Ich kann die Chance nutzen, etwas zu verändern oder alles beim Alten zu belassen.

Voneinander lernen

Denn ich höre überall von deinem Vertrauen auf Jesus, den Herrn, und von deiner Liebe zu allen Gläubigen. (Philemonbrief Vers 5, Neues Leben Bibel)

- Was ist ein Vorbild?
- Ich will sein wie du
- Eigene Grenzen erkennen
- Gute Vorbilder, schlechte Vorbilder
- WWJD

In meiner Kindheit und Jugend hatte ich wurden mir viele *Vorbilder* angetragen. Meistens waren sie gleichaltrig und hatten Eigenschaften, die mir fehlten. Sie waren ordentlich und strukturiert, bewegten sich mädchenhaft und vor allem: Sie waren nicht so vorlaut wie ich. Ihre Heftführung war nicht zu beanstanden und in ihren Schulranzen fand sich kein vergessenes Pausenbrot. Ich habe es bis heute nicht geschafft, so richtig ordentlich zu werden. Natürlich liegt bei uns der Kamm nicht neben der Butter, aber immer noch sehe ich ein wenig neidisch auf die, die es schaffen, dass jeder Gegenstand immer genau an seinem Platz liegt. Noch heute kann ich in den Zeugnissen der Unterstufe nachlesen, wie sehr meinen Lehrern mein vorlautes Verhalten missfiel. Nicht nur die Lehrer, auch meine Eltern hätten sich ein anderes Kind gewünscht. Eins mit mädchenhafteren Zügen. Ich spielte zwar auch mit Puppen und schob meinen Puppenwagen die Straße entlang, aber am liebsten war ich mit Jungen unterwegs. Später, in meiner Lehre, waren wir nur fünf Mädchen, dazu kamen 20 Jungen.

Manchmal stieß mich mein Vater an und wies dezent auf irgendein Mädchen. Diskret raunte er mir dabei ins Ohr: „Nimm dir mal ein Beispiel." Aber wie soll man sich ein Beispiel an jemandem nehmen, wenn das eigene Naturell so ganz anders ist? Ich war nun mal sehr extrovertiert und hatte das Gefühl zu platzen, wenn ich nicht reden durfte. Einmal kam ich vom Zahnarzt mit der bis heute üblichen Anweisung: Zwei Stunden nichts essen. Das fand ich nicht schlimm. Zwei Stunden nicht reden hätte mich härter getroffen.

Vorbilder sollten in meiner Kindheit dazu dienen, mich *umzubiegen*. Etwas aus mir zu machen, das ich nicht war, nicht werden konnte. Ich sollte ordentlicher werden. Das wäre ich bis heute gerne, weil es das Leben an sich doch viel leichter macht. Aber es klappt nicht immer. Ich schiele neidisch auf die aufgeräumten Schreibtische anderer Autoren oder Journalisten. Im Gegensatz zu ihnen sieht es bei mir immer aus, als hätte jemand eingebrochen. Wogegen ich bei Rechnungen, Vortragsanfragen, Verträgen und anderen wichtigen Unterlagen akribisch bin; die sind fein säuberlich abgeheftet in Ordnern.

Was ist ein Vorbild?

Ein Vorbild ist ein Mensch, dessen Handlungen und Auftreten *normalen* Menschen wie ein idealisiertes Muster vorkommen, nach dem sich jeder richten sollte. Vorbilder sind Leitgrößen, deren Verhalten empfehlenswert zur Nachahmung ist. Die meisten, als Vorbilder gehandelten Persönlichkeiten, vollbringen Außergewöhnliches, weshalb Normalbürger bewundernd zu ihnen aufschauen und manche identifizieren sich damit dermaßen, dass sie beginnen, diese Menschen nachzuahmen.

Vorbildern nacheifern

Role model ist die englische Entsprechung des deutschen Wortes *Vorbild*. Oder anders ausgedrückt: sein zu wollen, wie das Vorbild. Im Zeitalter von social Media haben viele junge Menschen das verinnerlicht, indem sie versuchen, bestimmten sogenannten *Influencern* nachzueifern. Sie kleiden sich wie ihre Vorbilder, bewegen sich wie sie, gehen in genau den gleichen Läden shoppen usw. Kinder, vor allem Mädchen, identifizieren sich mit Pippi Langstrumpf, dem Kind, das keinen Erzieher bei sich duldete und dennoch alles richtig machte. Pippi zeigt manchen Erwachsenen sogar, was richtig und was falsch ist in Bezug auf den Umgang mit Kindern. Andere mögen Elsa, aus dem Film *Anna und Elsa*. Sie sieht toll aus, sie kleidet sich total chic. Merchandisingprodukte befeuern den Hype natürlich.

Dabei ist Elsa eher ein *Idol* und kein *Vorbild*.

Idole haben etwas Religiöses an sich. Sie sind verehrungswürdig, aber nicht des Nacheiferns wert. Zwischen ihnen und ihren Bewunderern bleibt eine Kluft. Sie nehmen den Status eines Götzen ein, wenn sie beispielsweise über einen roten Teppich schreiten, flankiert von tausenden kreischenden Fans. Und wenn sie einen mit Handschlag grüßen, so ist die betreffende Person fast der Ohnmacht nahe, kann sich vor Gefühlsausbrüchen nicht retten und behauptet, davon lebenslang zehren zu können. Backstage eingeladen zu werden, ist das Höchste und Beste, was diesen Fans geschehen kann. Sie bescheinigen ihren Idolen danach meistens, dass es sich um ganz *normale* Menschen handelt. Eines der größten Komplimente, die Mega-Stars bekommen können: Normale Menschen stufen sie als ihresgleichen ein.

Es ist ein Geben und Nehmen. Karrierefördernd für Sänger, Schauspieler und alle anderen aus dem Showbusiness, wenn Fans ihr Leben nach ihnen richten. Umgekehrt ordnen viele Idole ihre Strukturen danach, wann und wo sie auf Fans treffen.

Fußballfans treten Fan-Clubs bei und versäumen kein Spiel ihres Fußballidols. Andere Fans reisen zu großen Konzerten mit den Idolen mit und investieren ihr Geld in so ein Leben. Sie kommen hochgepusht zurück, nach dem Event ist vor dem Event. Der Adrenalinspiegel bleibt auf hohem Niveau. Mir scheint, wir leben inzwischen in einer Idol-Kultur. Echte Vorbilder sind rar.

Ich will sein wie du

Neidisch schielen manche Fans auf das vermeintlich tolle Leben ihrer Stars. Kaum einer will wahrhaben, dass so ein Leben, Entschuldigung für diesen Ausdruck, aber er stimmt an dieser Stelle, verdammt hart ist. Beinahe jeden Abend im Rampenlicht zu stehen, Erwartungen zu hundert Prozent zu erfüllen, immer freundlich zu sein und gut gelaunt. Fast jede Nacht im anderen Hotel. Nach der Tour wieder neue Programme erarbeiten, sich fit halten usw. Die wenigsten Bewunderer hätten wohl das Durchhaltevermögen und die Disziplin. Von all den negativen Begleiterscheinungen ganz zu schweigen. Auch meine Bewunderung und Vorliebe gilt bestimmten Künstlern. Ich höre und sehe sie gerne, aber ihr Leben imitieren, sie nachahmen? Bewahre!

Und doch gibt es manchen, von dem ich manches gerne zu lernen bereit bin. Für mich persönlich gibt es keinen Menschen, den ich mit Haut und Haaren nachahmen möchte, aber einige, von denen ich mir gerne in Bezug auf meine Defizite eine Scheibe abschneiden würde.

J.K. Rowling gehört dazu. Nein, ich bin kein *Harry-Potter*-Fan und habe bisher noch kein einziges Buch dieser Abenteuer-Reihe gelesen. Mal durchgeblättert in einer Buchhandlung schon, aber mein Verlangen, es zu lesen, geht gegen null. Frau Rowling ist für mich ein Vorbild an Beharrlichkeit. Sie soll mit ihrem ersten *Harry-Potter*-Manuskript mehr als ein Dutzend Ablehnungen kassiert haben, bevor es veröffentlicht wurde. Die Autorin blieb aber beharrlich und behielt Recht. Wir haben unseren ersten Ratgeber auch einem Verlag angeboten, auf eine Antwort warten wir, ein Jahr später, immer noch. Danach war speziell meine Geduld am Ende und wir beschlossen, unsere Bücher selber zu machen. Ein wenig neidisch auf Frau Rowling bin ich schon, nicht wegen ihres Erfolges, sondern wegen ihres Durchhaltevermögens und ihres Selbstbewusstseins als Autorin. Wie gesagt, davon hätte ich gerne etwas.

Eigene Grenzen erkennen

Aber weder mein Mann Reinhard noch ich sind so gestrickt. Wir sind keine forschen Personen, die selbstbewusst ihr Anliegen vortragen. Manche Senioreneinrichtungen, die wir anfragten, gaben uns Gelegenheit, bei ihnen einen Vortrag zu halten, andere reagierten gar nicht. Es gibt Einrichtungen, da sind wir inzwischen gern gesehene Referenten. Es hat uns viel Überwindung gekostet, unseren ersten Ratgeber *Typisch Oma, typisch Opa?!* einem örtlichen Rundfunksender anzubieten. Danach wurden wir zum Fernsehen *weitergereicht* und inzwischen fragen auch andere Medien bei uns an.

Deshalb sind wir auch realistisch, was die Wahl unserer Vorbilder betrifft. Es gibt Persönlichkeiten, die wir sehr bewundern, ehrlich bewundern, nicht voller Neid. Wir sind in der glücklichen Lage, gute Leistung neidlos anerkennen zu können und ehrlich zu bewundern. So wie bei J.K. Rowling. Die Frau hat doch zweifellos etwas geschafft, oder? Quasi aus dem Stand so einen Erfolg zu haben. Wenn es hingegen um Schreibstil und Tiefe geht, habe ich ganz andere Vorbilder. Christa Wolf zum Beispiel, auch wenn ich inhaltlich nicht immer mit ihr übereinstimme. Ich liebe auch die Bücher von Marianne Fredriksson und die Gedichte von Eva Strittmatter. Ich höre die Stimme der Schauspielerin Gudrun Landgrebe gerne, sie strahlt für mich eine totale innere Balance aus. So ruhig und getragen. Wie mich meine Eltern gerne gehabt hätten, ich aber bis heute nicht bin.

Ich bewundere solche Menschen, aber zum Vorbild für mich taugen sie nicht, weil ich da stets frustriert wäre. Ihnen nachzueifern würde bedeuten, eine ganz andere Person werden zu müssen, jemand, der ich nicht bin und nicht sein kann.

Inzwischen finde ich sogar gut, dass ich ich bin. Wer mir im Interview eine Frage stellt, muss damit rechnen, dass er *zugeschwallt* wird, so sehr brennt mir unser Großelternthema unter den Nägeln.

Anfangs war es mir etwas peinlich, aber alle unsere Gesprächspartner haben signalisiert, dass es ihnen gefällt, wenn sie ihrem Gegenüber nicht jedes Wort aus der Nase ziehen müssen.

Deshalb, werden Sie sich über Ihre eigenen Grenzen im Klaren. Vielleicht können Sie perfekt stricken, aber mit dem Kochen hapert's? Dann stricken Sie, was die Wolle hergibt und überlassen Sie das Kochen anderen. Es gibt Menschen, die können das so perfekt, die verdienen sogar Geld damit! Mit anderen Worten: Lassen Sie sich bekochen, gehen Sie essen! Vielleicht kann die andere Oma ja besser kochen als stricken, das wäre doch mal eine Ergänzung, oder? Hören Sie auf, Fähigkeiten und Äußerlichkeiten nachzutrauern, die Sie nicht haben und niemals haben werden? Ihre Nase ist nicht perfekt? Ja, und? Es ist Ihre Nase, etwas, das Sie einzigartig macht!

Es geht uns hier nicht darum, sich mit etwas abzufinden. Das würde Resignation bedeuten. Wer resigniert, wird immer unzufrieden bleiben. Es geht uns um Annahme! Nehmen Sie sich an, wie Sie sind. So unperfekt im Inneren wie im Äußeren. Selbst die gefragtesten Models sollen ja wohl noch unzufrieden mit ihrem Äußeren sein. Nehmen Sie sich daran bloß kein Beispiel.

Ihr Partner sieht nicht aus wie Georg Clooney? Sie sind doch deswegen nicht etwa im Zwiespalt? Clooney ist wirklich ein fescher Mann. Aber würde er an Ihrem Auto die Reifen wechseln, Sie zum Arzt fahren und mit Ihnen warten, was die Diagnose ergibt? Würde Clooney Ihnen das Regal andübeln oder den Teppich auf den Hof schleppen und beim shampoonieren und Abbürsten helfen? Auf der anderen Seite des Zaunes scheint das Gras nur grüner, ist es aber mit Sicherheit nicht. Die eigenen Grenzen, bzw. Schwächen ganz klar zu erkennen, ist der erste Schritt auf dem Weg zu einem gesunden Selbstbewusstsein. Ich bin laut und lebhaft, (immer noch) na und? Ich liebe Kochsendungen, weil ich sehr gerne koche, aber ich kann weder gut stricken noch nähen. Malen kann ich auch nicht. Dafür liebe ich Buchstaben. Bekomme ich eine Ansichtskarte, suchen meine Augen als erstes die Buchstaben, die Mitteilung auf dem wenige Quadratzentimeter großen Feld. Das Bild anzuschauen vergesse ich meistens und kann dem Absender hinterher leider nicht sagen, ob es mir gefiel.

Ich hoffe, dass meine Enkel ein bisschen was Vorbildhaftes an mir finden, z.B., dass ich einen Standpunkt habe. Den tue ich auch ungefragt kund. Ich nutze dafür die sozialen Medien. Ich habe mich in die Diskussion um Oma als *Umweltsau* eingemischt und Boris Palmer auf seinen unerträglichen Satz, dass die Alten ja in einem halben Jahr sowieso gestorben sind, eine Antwort über Facebook und Twitter geschrieben. Wir reden daheim, an unserm Tisch, viel mit den Enkeln über politische und soziale Themen.

Ich habe mich in den letzten Jahrzehnten mit Heilkräutern befasst, mache meine eigenen Tees, stelle Blütensirup, Öle und Salben her. Immer wenn sich unsere Enkelin verletzt, verlangt sie *Omas Salbe*. Ich hoffe, Sie übernimmt das mal und wenn ich nicht mehr kann, dann bitte ich um Salbe von ihr.

Wenn Sie sich unterlegen fühlen, haben Sie sich das falsche Vorbild ausgesucht. Ein Vorbild ist dazu da, uns anzuspornen, uns weiterzubringen. Unsere Persönlichkeit, auch im späteren Alter, darf daran wachsen. Veränderung anhand eines realistischen Vorbilds ist doch nichts Schlechtes.

Wir hielten vor gut zwanzig Jahren Kontakt zu einer Gruppe Christen, die sich für arme Kinder in Entwicklungsländern engagierten. Sie requirierten Spenden, indem sie selbst hergestellte Produkte auf Märkten verkauften oder bei Flohmärkten gespendete Dinge veräußerten. Damit hielten sie ihre Projekte am Laufen. Einmal im Jahr veranstalteten sie einen Begegnungstag, wo Mitglieder des Vereins mit Leuten zusammentrafen, die an dieser Arbeit interessiert waren. Einmal nahmen wir einen Bekannten mit. Seine Ehe war gerade zerbrochen und er tat uns leid. Wir hofften, dieser handwerklich begabte Mann würde sich für die Arbeit dieses Vereins nicht nur begeistern, sondern auch seine praktische Hilfe anbieten. Auf dem Rückweg bestand seine Reaktion aus einer Mischung Betroffenheit und Begeisterung. Betroffen machte ihn der hohe personelle Einsatz dieses Vereins, dessen Mitglieder ihren Jahresurlaub für den Einsatz in der Dritten Welt opferten. Er verfiel in selbstkritische Anklagen: Die bringen sich so ein – und was mache ich? Damit war die Sache erledigt. Außer Jammern war nichts gewesen. Er hat sich auch niemals woanders engagiert. Auch mein Mann und ich sind niemals vor Ort gewesen, aber wir haben uns anderweitig für diese Arbeit engagiert und den Verein unterstützt. Das gehört für uns zur Echtheit und Eindeutigkeit. Denn von Betroffenheit oder Begeisterung alleine wird kein Kind in diesen Ländern satt oder kann zur Schule gehen.

Gute Vorbilder, schlechte Vorbilder

Es ist schon ein paar Jahre her, da hatten mein Mann und ich die Gelegenheit, das Führerhauptquartier in der *Wolfsschanze,* ganz im Osten des heutigen Polen, zu besuchen. Das ganze Areal ist eine Mischung aus Gruselkabinett und Neomilitarismus. In Militariashops kann der Besucher allerlei unsinnige Dinge, die ans Kriegspielen erinnern, erwerben. Die Baracke, in der Claus Schenk Graf von Stauffenberg sein mutiges Attentat verübte, steht längst nicht mehr. An dieser Stelle gibt es wenigstens eine Gedenktafel. Aber der Führerbunker, der steht unbeschadet und wirkte auf mich wie ein Pharaonengrab. Wut, nichts als Wut stieg in mir auf, als wir davor standen. Wenigstens dient er noch als Fledermausunterschlupf. Hier also hatten sie sich feige verkrochen, die Nazigrößen, unter meterdicken Betondecken verschanzt. Mir ist unverständlich, wie immer noch unter uns Deutschen der Satz „der hat wenigstens die Autobahnen gebaut", seine Runde macht und dieser unsägliche Mensch auf diese Weise einen Vorbildstatus erhält.

Es gibt abgrundtief Böses, das auf keinen Fall als Vorbild taugen kann. Ich habe das Buch *Einer von uns. Die Geschichte des Mas-*

senmörders *Anders Breivik* von Asne Seierstadt gelesen. Anders Breivik hat auf keinen Fall mein Verständnis, aber er tut mir leid. Wäre es mein Enkel, ich würde mich weiterhin um ihn kümmern. Aber wer ihn zum Vorbild wählt, liegt total falsch. Doch müssen es nicht gleich solche fehlgeleitete Menschen sein.

Wir sind kein gutes Vorbild, wenn wir anders handeln, als wir reden. Wenn wir versuchen, Erwartungen zu erfüllen und dabei gegen unsere eigene Überzeugung handeln. Wir sind kein gutes Vorbild, wenn wir uns während der Nachrichten populistisch zur Flüchtlingsfrage äußern und das vielleicht im Beisein der Enkel. Wir sind kein gutes Vorbild, wenn wir andern die Pest an den Hals wünschen und heimlich Beifall klatschen, wenn es ihnen schlecht geht.

WWJD

Das Leben Jesu ist in jeder Hinsicht vorbildhaft und absolut nachahmenswert. Aber für mich steht es sozusagen außer Konkurrenz, denn wie bei anderen von mir geschilderten Vorbildern weiß ich, da komme ich nicht ran. Das beginnt schon dabei, alle Sicherheiten aufzugeben und, angewiesen auf Spenden, durchs Land zu ziehen. Anderen mit einer derartigen Hingabe und Wertschätzung zu begegnen, wie Jesus es tat, fällt mir nicht leicht. Dennoch hält es mich nicht davon ab, mit diesem Jesus täglich zu sprechen und zu versuchen, seinem Beispiel zu folgen. Wir besuchen regelmäßig die Gottesdienste unserer Kirchengemeinde und nehmen auch unsere Enkel mit. Nicht weil es sich so gehört oder *man* das macht, sondern aus unserem inneren Bedürfnis heraus. Wir danken Jesus für seinen Opfertod am Kreuz und versuchen, in seinem Sinn zu leben. Aber wir wissen, wir werden dieses einmalige Leben nicht *kopieren* können. Deshalb setzen wir uns nicht unter Zugzwang und gehen unserer Arbeit mit den Großeltern nach. Das entspricht unseren Fähigkeiten und Begabungen.

What would Jesus do? – Was würde Jesus tun?, steht auf Armbändern, die manche Jugendliche tragen. Impliziert wird, dass sich

Träger solcher Losung ganz streng an die Bibel halten. Der Slogan war schon zu unserer Jugendzeit Gang und gäbe. Verbunden mit einem *Einpeitschprogramm*: Jesus geht nicht mit, wenn du in die Disco gehst, Jesus geht nicht mit ins Kino usw. Oder die Gefühlsmasche: Jesus weint, wenn du in die Disco usw. Inzwischen weiß ich, Jesus geht auch in die Disco und ins Kino mit. Ob er das Programm toll findet, ist eine andere Sache. Gott ist überall, so wie es der Psalmdichter im Psalm 139 eindrucksvoll beschreibt. Selbst wer in die Disco verschwindet, ist vor Gott nicht sicher. So sieht es aus.

Deshalb, liebe Großeltern, ist es falsch, das WWJD als Erpressungsmittel zu gebrauchen, vielleicht mit ein paar großmütterlichen Tränen gewürzt. Sie dürfen Ihre Enkel zu einem Leben der Hingabe und der Selbstlosigkeit ermutigen, aber nicht aus der Motivation der Angst, weil der liebe Gott sonst böse wird, sondern aus der Motivation der Dankbarkeit. Es gibt so viel, für das wir dankbar sein können, das dürfen wir auch ruhig in Form von Taten zum Ausdruck bringen. Aber hören wir auf, den Kindern einen Gott an die Wand zu malen, der uns nur liebt, wenn wir selber auch lieb sind. Das ist nicht der Gott der Bibel. Gott sei Dank.

Wer hat das Sagen in der Gemeinde?

Deshalb möchte ich auch nicht von meiner Vollmacht Gebrauch machen. Ich könnte dir ja unter Berufung auf Christus einfach befehlen, was du zu tun hast. (Philemonbrief Vers 8, Gute Nachricht Bibel)

- Was macht „Machtmenschen" aus?
- Dominante Menschen sind keine Machtmenschen
- Wie entgehen Sie der Gefahr, selber zum Machtmenschen zu werden?

In fast jeder Gemeinde gibt es sie – die sogenannten *Platzhirsche*. Was macht sie aus? Sie haben sich auf unterschiedliche Weise *verdient* gemacht. Mancher von ihnen hat vielleicht die Gemeinde gegründet, verschiedene Projekte gefördert oder ist seit Jahren Gemeindeleiter. Davon ergeben sich in den Augen dieser Person bestimmte Befugnisse oder Privilegien. Er oder sie hebt oder senkt den Daumen letztendlich, wenn es um die Verwirklichung von Ideen und Projekten geht. Will jemand mit einer neuen Idee aktiv werden oder ist neu hinzugekommen, kommt er oder sie an dieser Person nicht vorbei. Denn der *Platzhirsch* (es kann auch eine dominante Frau sein) bestimmt hier. Ob es um die Bestuhlung geht oder die Anschaffung neuer Liederbücher, ohne das OK solcher Menschen sind alle Projekte zum Scheitern verurteilt. Solche Leute wird man nicht los. Man kann sie nicht einfach abwählen, das würde sie kränken und das Gemeindeklima vergiften. Was soll man tun? Warten bis zum Ableben dieser Person? Sich bereitwillig fügen und dabei innerlich verbittern? Oder rigoros vorgehen – ohne Rücksicht auf Verluste?

Mir war immer wichtig, darauf zu schauen mit welcher Einstellung eine Aufgabe angenommen und ausgeführt wird. Geschieht sie demütig dienend oder mit Profilierungsabsicht? Es macht viel mit einem Menschen, ob er eine Leiterschaftsaufgabe eine Zeit lang mit Hingabe ausübt, sich vielleicht einen Nachfolger heranzieht und wieder in die zweite Reihe zurücktritt. Vielleicht wartet auch eine neue Aufgabe. Versteht man jedoch sein Ehrenamt auf Lebenszeit, wird es schwierig für eine Gemeinde – für alle. Eine Nachfolgelösung ist dann mit Problempotential angereichert. Genauso handeln *Machtmenschen*.

Was macht „Machtmenschen" aus?

Machtmenschen sind nicht leicht zu enttarnen. Sie treten charmant, intelligent und vor allem geistlich auf und zeigen großes Verantwortungsbewusstsein. Sie haben eine selektive Wahrnehmung. Andere Meinungen und Wünsche lassen sie nur gelten, wenn sie auf ihrer Linie liegen. Bei unangenehmen Themen lenken sie ab, um sich keine Blöße geben zu müssen. Aussagen wie „Ich habe es nur gut gemeint", oder „Ich habe darüber gebetet und der Herr hat mir gezeigt...", machen ihre Selbstbezogenheit deutlich und zeigen ein falsches Verständnis von Verantwortung. Das Prinzip *Gemeinwohl geht vor Eigenwohl*, wird hier verdreht.

Sie setzen oft das Mittel der Schuldzuweisung ein, um bei anderen Schuldgefühle auszulösen. Versteckte oder offene Einschüchterung ist ein gern verwendetes Mittel. Durch Schmollen, Beleidigtsein und sich in die Opferrolle zu begeben, versuchen solche Menschen, Mitleid für sich ertrotzen und das Einlenken anderer zu erwirken. Durch Leugnen und Herunterspielen von Fakten, dreistes Lügen und das Vorspielen falscher Tatsachen wird so geistlicher Missbrauch betrieben.

Manche Machtmenschen schweigen in Gemeindeversammlungen, aber beeinflussen die andern nonverbal durch Mimik und Gestik. Sie sitzen in der ersten Reihe, heben bei Abstimmungen ihre Hand, und beeinflussen so die andern, ebenso zu entscheiden.

Echte Leiter sind keine Machtmenschen

Nicht jeder, der seine Meinung stark äußert ist ein Machtmensch, er kann einfach ein guter Leiter sein. Viele Leiter sind positive Menschen, denn sie wissen, was sie wollen und haben ein bestimmtes Ziel vor Augen, das sie anstreben. Menschen mit der Gabe der Leiterschaft kämpfen hart, aber transparent. Sie sind bereit, ihr Ziel und ihre Theorie zu verändern, wenn sachliche Argumente überzeugen. Guten Argumenten sind sie stets zugänglich. Ihnen liegt immer daran, dass es weitergeht. Sie sind auch in der Lage, Macht abzugeben und andere Mitarbeiter zu fördern. Ihr Führungsstil ist kooperativ. Weil sie um ihre Kompetenzgrenzen wissen, sind sie auch bereit sich zurückzuziehen, wenn sie sich als Bremser oder Problem in dem Prozess erkennen. Ein liebevoller Umgang mit anderen Menschen ist für solche Leiter wichtig.

Machtmenschen würden nie so handeln. Sie verbreiten Angst oder eine entsprechende Atmosphäre, manipulieren, machen anderen den Glauben schwer. Aus gutem Grund, denn: *Nichts macht Menschen manipulierbarer als das schlechte Gewissen,* sagte einst Alice Schwarzer.

Mobbing in der Gemeinde

Mobbing wird in der deutschen Sprache von mob abgeleitet und bedeutet *Pöbel.* In der englischen Sprache bedeutet to mob: belagern, sich auf etwas stürzen, stürmen, herfallen. Mobben ist überall dort ein Problem, wo Menschen miteinander zu tun haben: im Kindergarten, in der Schule, am Arbeitsplatz, in der Familie, der Sippe – und – in der Gemeinde. Vor einigen Jahren, musste sich das Bundesarbeitsgericht damit befassen und gab folgende Definition darüber: *Das systematisch fortgesetzte, aufeinander aufbauende oder ineinander übergreifende Anfeinden, Schikanieren und Diskriminieren von Arbeitnehmern oder durch Vorgesetzte.*

In der Gemeinde geschieht Mobbing durch Ausgrenzung anderer. Betroffene werden wie Luft behandelt, Gerüchte über sie verbreitet. Egal, was sie tun, stets werden ihnen niedere Motive für ihr Handeln unterstellt. Der Rest der Gemeinde zieht über sie her oder verbreitet sogar Hass. Viele weitere Varianten sind möglich. (Weiteres zu Mobbing im Ratgeber *Typisch Oma, typisch Opa?!*)

Wie entgehen Sie der Gefahr, selber zum Machtmenschen zu werden?

- Halten Sie sich nicht für unersetzlich. Alles hat seine Zeit. Sie dürfen aufhören und die Verantwortung abgeben, auch wenn Ihnen die Nachfolge nicht optimal erscheint. Beten Sie um eine geeignete Nachfolge und vertrauen Sie Gott, der ja letztlich alles in der Hand hat.
- Hören Sie auf die Familie und geistlich reife Menschen Ihrer Gemeinde. Wenn die Ihnen signalisieren, dass es töricht wäre, das anvertraute Amt jetzt aufzugeben, nehmen Sie den Ratschlag an. Aber auch umgekehrt sollten Sie auf Ihre Familie und geistlich reife Menschen hören. Wenn die meinen, es sei Zeit, aufzuhören, folgen Sie dem Rat. Ohne Groll und Ärger, sondern in Dankbarkeit. Es ist besser, alle sagen: Schade, dass er oder sie aufhört, als dass sie sagen: Wann hört er oder sie endlich auf?
- Bitten Sie Gott um Weisheit. Sagen Sie dem himmlischen Vater, dass Sie niemandem zur Last werden wollen, aber auch nicht einfach so davonlaufen mögen vor einer Aufgabe. Gott wird Sie leiten.
- Üben Sie Zurückhaltung. Wenn Sie von einer Aufgabe zurückgetreten sind, mischen Sie sich nicht mehr ein. Hüten Sie sich auch davor, unterschwellig zu verbreiten, Ihr Nachfolger, Ihre Nachfolgerin, werde dieses Amt keinesfalls so gut wie Sie ausüben.
- Tappen Sie nicht in die Falle, Ihr vergangenes Tun zu glorifizieren. Es tut ja so gut und läuft runter wie Öl, wenn andere

davon schwärmen, wie viel besser es doch früher geklappt hat. Wertschätzung ist gut, Lobhudelei gefährlich.

- Machen Sie sich bewusst, dass es *Gottes* Gemeinde ist. Darum wird es auch ohne Sie weitergehen, denn Gott hat es versprochen. Sie dürfen ohne schlechtes Gewissen freie Zeit genießen und dankbar sein, dass Sie so viele Jahre in Ihrer Gemeinde tätig sein durften.

Können wir Glauben vererben?

Ja, es hat mir viel Freude gemacht und hat mich sehr ermutigt, von deiner Liebe zu erfahren; denn durch dich, lieber Bruder, sind die Gläubigen innerlich gestärkt worden. (Philemonbrief Vers 7, Neue Genfer Übersetzung)

Können wir Glauben vererben, wie eine Hautfarbe, die Haarfarbe, körperliche Merkmale? Können wir Glauben vererben wie eine Charaktereigenschaft? Ist es ein eher *genetischer Zufall*, wenn das eine Kind unsern Glauben annimmt, bzw. übernimmt, das andere aber nicht? Niemand weiß das so genau, weshalb sich inzwischen sogar Wissenschaftler dieser Frage forschend annehmen.

Man hat herausgefunden, nicht der Glaube, aber die religiöse Einstellung wird, wie Hobbys oder Sportleidenschaft, vererbt.

In 5. Mose 6, 4-7 steht geschrieben: (Lutherübersetzung) *höre, Israel, der HERR ist unser Gott, der HERR ist einer. Und du sollst den HERRN, deinen Gott, lieb haben von ganzem Herzen, von ganzer Seele und mit all deiner Kraft. Und diese Worte, die ich dir heute gebiete, sollst du zu Herzen nehmen und sollst sie deinen Kindern einschärfen und davon reden, wenn du in deinem Hause sitzt oder unterwegs bist, wenn du dich niederlegst oder aufstehst.*

Das klingt nicht nach *glaubensmäßiger Vererbungslehre,* eher nach einem schweren Stück Arbeit, nach harter Arbeit, gepaart mit konsequenter Erziehung. Es klingt nach Strenge und Absolutheit. Können wir Glauben befehlen? Oder Abpressen? Mit erpresserischen Methoden arbeiten, nach dem Motto, *solange du die Füße unter meinen Tisch stellst, hast du zu glauben, was ich verlange?*

Den Glauben weiterzugeben ist das wichtigste Erziehungsziel christlicher Eltern und späterer Großeltern. Dabei kann gerade Glauben zu einem fortwährenden Konfliktthema werden. Wir können Kindern Glauben und Kirchenzugehörigkeit nicht aufpfropfen wie einem Baum eine andere Obstsorte. Ebenso wenig können wir sie zwingen, unsern Glaubensspuren zu folgen. Wir können ihnen nur die Richtung vorgeben, mehr nicht. Denn jede Generation muss ihren eigenen Zugang zum Glauben finden.

Als wir vor fast 40 Jahren in der damaligen DDR mit der Teestubenarbeit begannen, fanden sich viele Jugendliche ein, die Gott oder Jesus noch nicht mal als Begriff, denn als Religion oder höheres Wesen kannten. Ihnen war der Materialismus als Glaubensweg vorgegeben, ein persönlicher Gott kam darin nicht vor. Für manche war es begeisternd, tröstend und sinngebend, einen persönlichen Jesus kennenzulernen, der sie bedingungslos liebte, bei ihnen war und mit dem sie reden konnten. Für andere war christlicher Glaube ein anderes Mittel, sich mit der Staatsmacht anzulegen. Christentum, verbunden mit kirchlicher Jugendarbeit, war für die Mächtigen damals ein rotes Tuch und wurde gnadenlos bekämpft. Zwar kam man nicht ins Gefängnis, aber gerade die jungen Menschen wurden von allen beruflichen Möglichkeiten abgeschnitten: Studienplatz gecancelt oder Exmatrikulation, berufliche Weiterbildungsmaßnahmen eingeschränkt oder gestrichen, keine Aufstiegsmöglichkeiten. Christlicher Glaube war damals so etwas wie der Stachel im Fleisch des kommunistischen Herrschaftsapparates. Trotzdem strömten gerade junge Menschen in die Kirchen. Weil sie hier Freiheit fanden, weil sie hier auch unangepasste Meinungen sagen durften, anstatt immer nur Worthülsen von sich geben zu müssen. Weil sie sich hier kleiden durften, wie sie mochten, dasselbe galt für die Haarfrisuren. Und nicht zuletzt, weil sie hier ihre Musik machen konnten.

In solchen Zeiten gibt sich Christentum weniger theologisch-theoretisch, sondern mehr praktisch. Ob in der Suchtarbeit oder bei Behinderten, der Altenarbeit oder Kinder- und Jugendarbeit, es waren vorwiegend Christen, die solche Aktivitäten am Laufen hielten. Letztlich hat sich dieser Einsatz ausgezahlt und dieses Regime gestürzt. Viele suchende junge Menschen halfen nicht nur, ein System abzusetzen, sondern fanden auch persönlichen Zugang zum Glauben. Nicht zuletzt, weil ältere Christen sie in diesen Zeiten unter ihre Fittiche nahmen, ihre Marotten in Sachen Kleidung, Frisur und Sprache ertrugen und ihnen vorlebten, was es bedeutet, zu Jesus zu gehören. Ältere Menschen stellten sich darauf ein, dass man die Jugend nicht mit einer Bibelstunde und alten Kirchenliedern hinterm Ofen hervorlockte. Die jungen Menschen wollten Action, das Wort Gottes in ihrer Sprache und Gottesdienste, die auf ihre Bedürfnisse abgestimmt waren. Dabei waren sie unerbittlich in ihren Diskussionen. Fragen wie: Warum gibt es Leid, Krieg, Hunger in der Welt?, wurden gestellt und es wurde hartnäckig nachgebohrt, wenn eine Antwort zu platt ausfiel oder zu allgemein. Es wurde eher akzeptiert, wenn jemand ehrlich zugab, darauf auch keine erschöpfende Antwort zu haben.

Junge Menschen schauen bis heute mit beängstigender Gründlichkeit darauf, ob wir Älteren nur reden oder auch tun. Wenn Opa im Gottesdienst das Leid in der Welt mit wohlgeformten Worten beklagt und zu Spenden für hungernde Kinder in Afrika aufruft, aber dem Obdachlosen in der heimischen Fußgängerzone den Euro verweigert, kann es schon zu unangenehmen Fragen von Seiten der Enkel kommen. Reden wir uns dann damit raus, dass solche Bettler nur zu faul zum Arbeiten seien oder lassen wir sogar einen rassistischen Spruch ab, formen wir die Enkel. Dreimal dürfen Sie raten, in welche Richtung! Unsere Praxis verrät uns. Reden und Tun, wenn das nicht übereinstimmt, sind wir geliefert. Vielleicht sollten wir die Reihenfolge umdrehen: erst tun und dann reden. Wir können Theorien noch so glaubhaft erläutern, Thesen felsenfest untermauern, Argumente bestens belegen, trotzdem kann nur unser Alltagsleben der beste Beweis für die Richtigkeit sein.

Mit anderen Worten: wir sollen dorthin gehen, wo sich das Leben abspielt, dort sein, wo Hilfe gebraucht wird.

Machen Sie eigentlich noch Erfahrungen mit Gott? Wenn nicht dabei, wo dann können wir gemeinsam Spuren Gottes entdecken?

Zwei für uns sehr prägende Erfahrungen möchte ich hier mit Ihnen teilen:

Während der Maskenpflicht in der Coronapandemie hatte Reinhard, bevor er ins Auto steigen wollte, beim Abnehmen der Maske unbemerkt sein Hörgerät herausgerissen.

Das Einkaufszentrum liegt gut acht Kilometer entfernt und bemerkt hatte er den Verlust erst fast zwei Stunden später. Nachdem er Auto und unsere häusliche Umgebung durchsucht hatte (am Nachmittag hatte er Rasen gemäht, drei Säcke mit Rasenabfall wurden durchsucht), entschlossen wir uns, doch noch mal den Parkplatz des Einkaufszentrums aufzusuchen. Mit geringer Hoffnung allerdings. Und wirklich, das Hörgerät lag unversehrt unter einem Auto, das jetzt hier parkte. Es war weder zertreten, noch stark verschmutzt, es lag da, als wäre es eben erst heruntergefallen. Wir haben Gott aufrichtig für dieses Wunder gedankt und diese Danksagung gleich per Whatsapp unserer Familie weitergeleitet.

Das andere Wunder wird uns auch stets begleiten, es geschah während notwendiger Bauarbeiten in unserm Haus. Den Schutt lud der Handwerker auf einen Autoanhänger, um ihn an einem dämmrigen Novemberabend noch zur Bauschuttdeponie zu fahren. Daheim vermisste der Mann sein Handy. Dieses Gerät war nicht nur für Anrufe, sondern enthielt, wie heutzutage üblich, sämtliche Kundendaten. Die waren zwar auch im Computer, aber im Handy eben komprimiert gespeichert, zusammen mit Terminen. Das Handy war also unverzichtbar.

Er rief uns an und bat uns, nachzuschauen, ob er das Handy vielleicht bei uns vergessen oder verloren habe. Wir kamen seiner Bitte nach, allerdings erfolglos. Unsere Tochter war sogar noch den Weg abgelaufen, den er mit seinem Auto bis zum Dorfausgang gefahren war. Am nächsten Tag, spätnachmittags, stand er wieder in der Tür, völlig aufgelöst und hilflos. Sein Handy war unauffindbar. Er war schon auf der Bauschuttdeponie gewesen, nichts. Niemand hatte das Handy gefunden oder dort abgegeben.

So viel hatten wir inzwischen recherchiert: Das Handy hatte er außen auf dem Radkasten des Hängers abgelegt. Seither wurde es vermisst. Vermutlich war er so vom Grundstück gefahren.

Nochmals machte sich unsere Tochter, gemeinsam mit dem Handwerker, auf den Weg durchs Dorf. Die Sonne war schon fast verschwunden, es war dämmrig, kalt und regnerisch, überall an den Straßenrändern lag, wie im Spätherbst üblich, Laub.

Die Straße führt durch eine S-Kurve, auf der einen Seite eine erhöhte Böschung. Es war nicht ungefährlich, hier als Fußgänger unterwegs zu sein, im Scheinwerferlicht sich begegnender Autos. Ein reflektierendes Glitzern inmitten des nassen Laubs ließ unsere Tochter stutzig werden. Die nassen Blätter ein wenig mit dem Fuß beiseite gescharrt und da lag es vor ihr: das vermisste Handy. Natürlich durchnässt, aber ansonsten unversehrt. Wirklich ein Wunder! Denn wer lenkte schon seine Schritte an so einen Ort, wo die Wahrscheinlichkeit, einen vermissten Gegenstand zu finden, am geringsten war! Der Handwerker hat das Handy dann in eine Schale Reis gelegt und konnte es anschließend wieder in Gang bringen und die Daten sichern. Von diesem Wunder sprechen wir noch oft, weil es so außergewöhnlich war. Leider sprechen auch wir viel zu wenig von den kleinen, unscheinbaren, weil so normalen, alltäglichen Wundern. Dass wir am Morgen erwachen durften, dass es uns gut geht, dass das frische Wasser aus dem Wasserhahn kommt, ohne dass wir uns darüber überhaupt noch Gedanken machen. Dass wir zu essen haben, unsere Enkel zur Schule gehen können. Überhaupt, dass wir seit 75 Jahren in Frieden leben und Deutschland seit 30 Jahren wieder vereinigt ist. Das und noch viel mehr sind Wunder über Wunder – alles Spuren Gottes, die wir unsern Enkeln gerne zeigen dürfen.

Sorgen Sie dafür, soweit es möglich ist, dass auch Ihre Enkel eigene Erfahrungen mit Gott machen. Lassen Sie die Enkelfamilie wissen, dass Sie täglich für alle beten. Auch wenn Ihre Kinder mit Gott und allem, was damit zusammenhängt, vielleicht abgeschlossen haben. Aber setzen Sie das Gebet nicht als ein *Geheimnis* ein, das es zwischen Ihnen und den Enkeln gibt. Übers Gebet können Sie im Kapitel *Füreinander beten* lesen.

Bei Glaubensinhalten geht es nicht nur um Wahrheit und Irrtum, richtig oder falsch, oft geht es ja darum, welche Gefühle damit verbunden sind. Ist der *liebe* Gott wirklich so lieb? Oder eher doch zum Fürchten? Schließlich hört und sieht er doch alles. Also mehr wie ein Spitzel oder sind das die Engel? Gehen die petzen? Wenn der *liebe* Gott früher ihre Allzweckwaffe bei der Kindererziehung war, müssen Sie sich heute nicht wundern, wenn Ihre Kinder ablehnend darauf reagieren. Denn längst haben die festgestellt, dass nichts passiert, auch wenn sie genau das Gegenteil von dem machen, was Gott angeblich will. Eventuell hat sich dadurch bei Ihren Kindern ein ungekanntes Freiheitsgefühl entfaltet, das sie dem Gefühl von Enge und Beschränkung vorziehen.

Sie sind froh, einem System von Kontrolle und Züchtigung entronnen zu sein. Wenn Glaube für erwachsene Menschen mit solchen negativen Gefühlen besetzt ist, wird es schwer, ihn ins Positive zu kehren. Versuchen Sie deshalb dafür zu sorgen, dass Enkel den Glauben an Gott und alles, was dazu gehört, mit positiven Empfindungen und Gefühlen wahrnehmen. Wehren Sie Bedenkenträger, Belehrer, Schwarzseher und Zeigefingerheber energisch und konsequent ab.

Stellen Sie sich hinter Ihre Kinder und Kindeskinder, wenn Mitchristen meinen, einen schweren Fehler entdeckt zu haben. Zeigen Sie Haltung, damit wenigstens Ihre Enkel keinen Schaden auf dem Weg zu Gott erleiden. Machen Sie es zu Ihrer Grundüberzeugung, dass Gott gnädig, barmherzig und von großer Güte ist. Gott sieht zwar den Einzelnen, aber immer auch im Zusammenhang mit der

Welt. Wir sind nicht für uns in dieses Leben gerufen, sondern für ein Miteinander.

Wenn Sie als Großeltern vorleben, dass Ihnen die Mitmenschen egal sind, wie sollen die Enkel sich einen himmlischen Vater vorstellen, der für alle da ist? Vielleicht sind Sie materiell so gut gestellt, dass Sie es nicht *nötig* haben, Gott um grundlegende Dinge wie Essen und Kleidung zu bitten? Vielleicht sind Sie sogar stolz darauf, es mit Ihrer Hände Arbeit zu solcher Unabhängigkeit gebracht zu haben? Stolz, dass Gott mit Ihnen nicht so viele Umstände hat, wie beispielsweise mit dem Obdachlosen, der immer vor dem Laden bettelt?

In Lukas 18 gibt es dazu eine interessante Geschichte: (Einheitsübersetzung) Einigen, die von ihrer eigenen Gerechtigkeit überzeugt waren und die anderen verachteten, erzählte Jesus dieses Gleichnis: *Zwei Männer gingen zum Tempel hinauf, um zu beten; der eine war ein Pharisäer, der andere ein Zöllner. Der Pharisäer stellte sich hin und sprach bei sich dieses Gebet: Gott, ich danke dir, dass ich nicht wie die anderen Menschen bin, die Räuber, Betrüger, Ehebrecher oder auch wie dieser Zöllner dort. Ich faste zweimal in der Woche und gebe den zehnten Teil meines ganzen Einkommens. Der Zöllner aber blieb ganz hinten stehen und wollte nicht einmal seine Augen zum Himmel erheben, sondern schlug sich an die Brust und betete: Gott, sei mir Sünder gnädig! Ich sage euch: Dieser ging gerechtfertigt nach Hause hinab, der andere nicht. Denn wer sich selbst erhöht, wird erniedrigt, wer sich aber selbst erniedrigt, wird erhöht werden.*

Um Missverständnissen vorzubeugen: Wir haben nichts gegen Christen, die materiell gut abgesichert sind, deren Leben in Ordnung war und ist, die keine Abstürze kennen. Solange sie wissen, wem sie das verdanken, werden sie sich weder in falscher Sicherheit wiegen noch überheblich werden. Die meisten, die wir kennen, haben aus ihrem geordneten Leben keine Festung, sondern eine

Art Auffangstation für gestrandete Menschen gemacht. Haben das, was ihnen geschenkt war, mit andern geteilt.

Solchen Christen sind die Schattenseiten des Lebens nicht entgangen.

Axel Hambraeus, ein schwedischer Autor, beschreibt das treffend in seinem Buch „Der Pfarrer von Uddarbo". (Seite 83)

„Jaso, du kannst melken", sagte der Bauer. „Ich dachte, du wärst ein gewöhnlicher Landstreicher."

„Das sind auch Menschen", sagte Ömark.

„Kaum", sagte der Bauer.

„Du hättest auch ein Landstreicher sein können, ja du", sagte Ömark, „wenn nicht Gott in seiner unbegreiflichen Güte dich als Erbe eines so feinen Bauernhofes hätte zur Welt kommen lassen. Aber nicht alle werden so geboren. Daran musst du immer denken. Aber Gott ist auch denen gut, wenn er nur ein bisschen Hilfe von denjenigen bekommt, denen er ein besseres Los gegeben hat."

Wem die nicht egal sind, die auf der Schattenseite des Lebens stehen, der gibt das beste Beispiel christlichen Glaubens für seine Kinder und Enkel. Auch wir selbst können einmal in so einen *Schatten* geraten. Krankheit oder Tod werden auch unsere Familien nicht verschonen. Sich in solchen Zeiten in Gott geborgen zu wissen, hilft, damit umzugehen. Umzugehen bedeutet, dass Zweifel, Ängste, Wut oder Verzweiflung zugelassen sind und vor Gott gebracht werden dürfen, aber nicht das letzte Wort haben.

Gläubige Christen werden immer in irgendeiner Weise Trost und Zuversicht über all dem Schlimmen empfangen, etwas, das über den Tod und dieses Leben hinausgeht. Diese Haltung können wir nicht vererben, nur vorleben.

Früher, als wir noch Kinder waren, schien manches doch einfacher zu sein. Unsere Erziehung basierte noch auf eindeutigen Anweisungen, Diskussion unerwünscht oder ausgeschlossen. Nachdruck wurde dem elterlichen Willen durch Ohrfeigen, Kopfnüsse oder gar Prügel verliehen. Auch christliche Eltern fühlten sich dabei im Recht. Denn in Sprüche 13,24 steht: *Wer seine Rute schont, der hasst seinen Sohn, wer ihn aber liebhat, der züchtigt ihn bald.* Viele gutmeinende Eltern haben dabei irreparable Schäden angerichtet. Für ihre Kinder ist Gottesglaube mit körperlicher und seelischer Misshandlung gleichgesetzt.

Die Übersetzung dieser poetischen Weisheitsworte aus dem Hebräischen lässt aber auch eine andere Seite zu, die etwa so lautet: *Wer als Eltern seiner Verantwortung für sein Kind nicht nachkommt, schadet ihm; wer es liebt, versucht, es zu erziehen.*

Heute schützt sogar das Strafrecht Kinder vor körperlicher Misshandlung durch die Eltern. Denn inzwischen haben wir erkannt, dass Kinder eigene individuelle Persönlichkeiten mit eigener Entscheidung sind. Hüten Sie sich also, Ihren erzieherischen Ambitionen bei den Enkeln mithilfe von körperlicher Gewalt Nachdruck zu verleihen.

Sie verderben es sich nicht nur mit den Enkeln, schlimmstenfalls könnte es sogar strafrechtliche Konsequenzen nach sich ziehen. Wer mit körperlicher Gewalt erzogen wurde, wendet sich als erwachsener Mensch oft vom Glauben ab. Nichts wäre so hinderlich, als wenn wir Enkeln Glaubens- und Lehrsätze einzuhämmern versuchten, wie auch immer. Wenn mit uns kein normales Gespräch möglich ist, weil wir ständig nur Bibelsprüche von uns geben, wird man uns meiden und für weltfremd erklären. Mit plakativen Antworten schaffen wir Distanz und erweisen uns nicht als mündige Christen, die selber denken können. Wenn wir aber mit jeder Faser unsere Freude über Gott und den Glauben ausstrahlen, machen wir die beste Reklame dafür. Freude statt Frust, Liebe statt Strafe, Barmherzigkeit statt Gericht – nur so können wir Enkeln den Glauben schmackhaft machen.

Gegen solchen Glauben werden auch die Eltern der Enkel nichts einzuwenden haben, im Gegenteil. Viele sind eigentlich froh, gläubige Großeltern zu haben. Das wird sichtbar, wenn sie um Fürbitte in heiklen Situationen bitten. Um Bewahrung während der Urlaubsreise oder eines Fluges, um Hilfe bei einem Vorstellungsgespräch oder einer Auseinandersetzung in der Firma, um Beistand für die Enkel in der Schule, der Ausbildung oder an der Uni. Wird das nicht gewünscht, dürfen Sie es trotzdem tun, aber im Stillen. Menschen, die ihren Glauben andern nicht aufdrängen, werden eher gelitten und respektiert, als solche mit lautem, missionarischem Eifer.

Bedenken sie, jede Generation lebt ihren Glauben anders, als die davor. Heute haben wir ganz andere Ausdrucksformen. Mittels digitaler Medien können wir Gebetskreise bilden oder uns anstelle eines Gottesdienstes in der Kirche von daheim vernetzen.

Glauben können wir nicht herstellen, anerziehen oder befehlen. Glaube ist immer ein Geschenk, das eine alternative Entscheidung beinhaltet. Und genau das bringt Eltern und Großeltern in ein Dilemma, weil es hier um existentielle Fragen geht. Wir können (mit Einverständnis der Eltern) versuchen, Glaubensinhalte zu vermitteln, indem wir biblische Geschichten vorlesen oder erzählen. (Mehr dazu in unserm Ratgeber *Typisch Oma, typisch Opa?!*) Verfallen Sie aber nicht der Illusion, damit wäre es getan. Inhalte zu kennen bedeutet noch lange nicht, eine persönliche Beziehung zu Jesus zu haben. Unsere Enkel mögen ihn bewundern und toll finden, aber ob sie sich an ihn wenden, ist eine ganz andere Sache. Geben wir unsern Enkeln die Möglichkeit, sich frei zu entscheiden und respektieren wir, wenn es anders ausgeht, als wir (und Gott) es uns wünschen. Denn es gibt keinen Automatismus zwischen biblischem Wissen und persönlicher Gottesbeziehung.

Unser Zuhause war und ist der wichtigste Ort für christliche Erziehung und Bildung. In diesem Umfeld leben Eltern, Großeltern, Geschwisterkinder, Verwandte. Hier wird der Grundstein für das spätere Glaubensleben als Angebot gelegt. Ob es die Nachkommen annehmen oder nicht, steht nicht in unserer Macht. Diese Möglichkeit könnte uns Angst machen und Sorgen bereiten. Daher ist eine gewisse Freiheit des Einzelnen geboten. Wir haben die Freiheit, zu glauben und lassen unsern Kindern und Enkeln die Freiheit, es nicht zu tun. Wir respektieren uns gegenseitig in unseren Entscheidungen und können auf diese Weise gut miteinander leben.

Nichts formt Kinder so sehr, wie das häusliche Umfeld. Das gilt im Glauben, wie in Sachen Kultur oder Geschmack. Wo viel musiziert wird, werden Kinder ein Instrument erlernen, wo viel gelesen wird, werden Kinder zu wissbegierigen Menschen erzogen, wo nur der Fernseher läuft, gibt es entsprechende Defizite. Aber das alles trifft merkwürdigerweise nicht auf die christliche Erziehung zu. Wer in christlicher Atmosphäre aufwächst, wird später meistens solidarischer als seine Mitmenschen leben und noch viele andere Vorteile aus so einer Erziehung mitbringen. Aber ob er oder sie selbst aktive Christen werden, ist nicht immer die logische Folge.

Kinder beobachten uns, das müssen wir Großeltern nicht betonen. Jedoch unterstreichen wir hier nochmals ausdrücklich die Vorbildfunktion gerade der älteren Generation. Großeltern, die sich mit Freude und nicht nur aus Pflichtgefühl in ihrer Kirchengemeinde engagieren, geben ein prägendes Beispiel. Die Enkel lernen von uns, wie wir mit dem biblischen Wort umgehen, wie wir unsern Glauben praktizieren, uns auseinandersetzen, ja, auch streiten. Aber sie dürfen auch erleben, wie wir uns wieder versöhnen. Wir können nicht von der jungen Generation etwas erwarten, das wir selber nicht bereit sind, vorzuleben.

Wir müssen keine großen Worte darüber verlieren, dass Schule und andere Bildungseinrichtungen den christlichen Glauben nicht mehr unterstützen. Unsere pluralistische, säkulare Gesellschaft verlangt mehr und mehr Anpassung. Seinen Glauben auszuleben erfordert inzwischen Haltung und einen Standpunkt. Zwischen dem Leben *draußen* und dem daheim wird der Kontrast immer stärker. Wenn wir also daheim unsern Teil nicht leisten, werden uns die Kinder entgleiten.

Der schädlichste Weg aber wäre, unsere Enkel von allem abschotten zu wollen, und ihnen so den Kontakt zur *Welt* zu ersparen. Das wäre nicht im Sinne Jesu. Er hat seine Kinder in die Welt geschickt und gesagt, dass es nicht einfach wird. Aber wir haben seine Begleitung und Hilfe. Darauf kommt es doch an. Wer sich abschotten will, lebt einen angstbesetzten Glauben und das wäre falsch. Gemeinsam dürfen wir lernen, unsern Glauben in unserm Umfeld zu leben und zu praktizieren. Dabei dürfen wir Großeltern auch die Eltern unserer Enkel stärken. Wer einen andern stärkt, bevormundet ihn nicht. Vielleicht erlauben die Kinder uns, ihre Kinder mit in den Gottesdienst zu nehmen. Vielleicht aber brauchen sie auch praktische Hilfe, damit sie Zeit finden, unsere Enkel im Glauben zu unterrichten. Christliche Bildung bleibt nur ein Angebot, eine Alternative für die später Weichenstellung im Leben.

Im Glashaus eingemietet

Ja, mein lieber Bruder, ich möchte gerne, dass du mir eine Freude machst, so gewiss wir durch den Herrn verbunden sind! Tu meinem Herzen wohl durch die Liebe, die von Christus kommt! (Philemonbrief Vers 20, Gute Nachricht Bibel)

- Die christliche Scheinheiligkeit
- Heuchelei hat zwei Gesichter
- Echt sein und authentisch

Katharina Schulze, Grünen-Vorsitzende in Bayern, postet ein Urlaubsfoto, auf dem sie Eis löffelt – mit einem Plastiklöffel. Greta Thunberg wird *erwischt*, wie sie im Zug eine Vesper kauft, die in Plastik eingeschweißt ist. Beide Male ist ein Shitstorm im Netz die Folge. *Heuchelei* wird beiden vorgeworfen.

Es erinnert an das Sprichwort: *Wer im Glashaus sitzt, sollte nicht mit Steinen werfen.* Wer Maßstäbe setzt, muss sich daran messen lassen. Wer die Pflöcke dabei sehr eng einschlägt, muss sich nicht wundern, wenn es keinen Spielraum mehr gibt.

Als Margot Käßmann 2010 von der Polizei mit Alkohol am Steuer erwischt wurde, redete sie sich nicht scheinheilig heraus, sondern stand zu dieser Verfehlung und trat von allen ihren Ämtern zurück. Damit nahm sie aller Häme den Wind aus den Segeln und verkehrte bevorstehende Gemeinheiten ins Gegenteil: Statt Gespött schlug ihr von überall plötzlich Hochachtung entgegen. Was zunächst nach Niederlage aussah, verkehrte sich innerhalb kürzester Zeit in einen Triumph menschlicher Aufrichtigkeit. Die Öffentlichkeit hatte sich in Stellung gebracht, Frau Bischöfin niederzumachen, doch hatte Frau Käßmann es mit ihrer Reaktion geschafft, dass diese Waffen stumpf geworden waren, bevor sie überhaupt zum Einsatz kommen konnten. Ihr Gegenmittel? Einsicht und Ehrlichkeit.

Die Gefahr von Scheinheiligkeit und Doppelmoral umgibt uns überall, im täglichen Leben genauso wie im Geschäftsleben oder in der

Politik. Thematisiert und besonders hart beurteilt werden Scheinheiligkeit und Heuchelei aber in Kirche und Religion. Hier legt die Allgemeinheit besonders harte Bandagen an. Oft hat man das Gefühl, es liegen viele miteinander auf der Lauer und sobald sie eine Verfehlung bemerken, schreien sie. Auch wenn manch verschossene Patrone sich hinterher als Platzpatrone erweist, meistens liegen sie leider nicht so falsch. Denn gerade im Christentum besteht die große Gefahr, *Wasser zu predigen, aber Wein zu trinken.* Anders ausgedrückt: Reden und Tun stimmen nicht überein.

Geheuchelt und scheinheilig gelebt und gehandelt, wird überall, niemand und nichts ist davon ausgenommen. Das wissen die Medien und das weiß auch *Otto Normalverbraucher.* Der freundliche Verkäufer ist weniger an uns, als vielmehr an unserer Kaufkraft interessiert, der zugewandte Politiker an einer Wiederwahl. Das sind Fakten, mit denen leben wir und finden sie kaum noch erwähnenswert.

Warum aber ist dann der Aufschrei so groß, wenn Bischöfe, Pater, Pastoren, Prediger, Theologen oder andere Christen dabei erwischt werden, wenn Schein und Sein auseinanderklaffen?

Scheinheiligkeit wird die Spannung zwischen dem, was wir sind und dem, was wir gerne wären, genannt. Christen wären gerne *heilige* Menschen. Sie nennen sich Nachfolger Jesu und möchten sein, wie er: sanftmütig, demütig, ohne Sünde. Das ist kein heimliches Verlangen, sondern ein Wunsch, der in aller Öffentlichkeit bekannt ist und immer wieder zu dem Missverständnis führt, Christen wollten etwas *Besseres* sein. Die Messlatte liegt also sehr, sehr hoch und endet am Messpunkt *Vollkommenheit*, perfekt sein. Nicht nur ein besserer Mensch sein, sondern der Beste vom Besten. Solches Denken befeuert eine Sichtweise der Überlegenheit, auserwählt zu sein. Solche Auserwählten leben meistens abgehoben und ignorant nach einer einfachen Weltformel: selber schuld. Ihre Denkweise ist schwarz-weiß. Sowas kommt von sowas. Ursache und Wirkung. Recht und Gericht. Bis zur Arroganz ist es da nur noch ein kleiner

Schritt. Für Christen mit solcher Denkweise scheint das Leben beherrschbar, weil sie ihr Verhältnis mit Gott wie einen Geschäftsvertrag handhaben: Sie liefern Gehorsam und gute Eigenschaften und erwarten im Gegenzug Segen. Ereilt sie aber etwas Unvorhergesehenes, wie Krankheit, ein Unglück, ein Todesfall, gerät ihr Weltbild ins Wanken. Nicht selten fragen sie sich, warum der andere Geschäftspartner, also Gott, vertragsbrüchig geworden ist. Weil sie sich aber für Gott verantwortlich fühlen, werden sie nie offen zugeben, dass sie mit ihrem Glaubenslatein am Ende sind, sondern so tun, als sei alles in bester Ordnung. *Der Herr weiß, was er tut,* behaupten sie oder zitieren die Bibel: *Meine Gedanken sind höher als eure Gedanken.* (Jesaja 55,8) Dabei setzen sie ein Lächeln auf.

Die christliche Scheinheiligkeit

Auch in Kirchengemeinden gibt es Gruppendruck. Kritische Fragen, kritisches Hinterfragen, sich hilflos zurückgelassen fühlen – all das soll es nicht geben. Weil die christliche Botschaft doch eine hoffnungsvolle ist oder sein soll. Wer befasst sich beim Märtyrertod von Johannes dem Täufer schon mit dessen Zweifeln? In Matthäus 11,3 wird berichtet, wie Johannes im Gefängnis von Zweifeln übermannt wird: *Bis du, der da kommen soll, oder sollen wir eines anderen warten?* Jesus gibt ihm darauf keine einfache Antwort, wie es schwarz-weiß Denker gerne hätten. So nach dem Schema: Klar bin ich der Messias. Auch bekommt Johannes keinen Rüffel: Wie kannst du nur an mir zweifeln! Und du willst ein gläubiger Mensch sein? Jesus antwortet ihm (Matthäus 11, 4-6): *Gehet hin und saget Johannes wieder, was ihr sehet und höret: Die Blinden sehen, und die Lahmen gehen; die Aussätzigen werden rein, und die Tauben hören; die Toten stehen auf, und den Armen wird das Evangelium gepredigt; und selig ist, der sich nicht an mir ärgert.*

Die Volxbibel überträgt Vers 6 so: *Die, die keine Probleme mit mir haben, die haben das große Los gezogen.* Ich halte diese Übertragung für etwas fragwürdig, denn es gibt keinen Gläubigen, der keine Probleme mit seinem Glauben und mit Gott hat. Angefangen von Abraham, bis zu Johannes, dem Seher auf Patmos. Martin Luther hatte seine Probleme genauso wie Dietrich Bonhoeffer. Denn der allmächtige Gott ist nicht zu fassen und nicht zu begreifen. Er kann in kein menschliches Schema gepresst werden. Alles, was wir von ihm und über ihn wissen, sind Facetten. Das zuzugeben fällt schwer und bringt unser theologisches Weltbild oft genug ins Wanken. Kann ein fragender Christ Hoffnung und Zuversicht vermitteln, andere Menschen auffordern, ebenfalls Christen zu werden? Wohl schwer, glauben die Kinder Gottes. Vielleicht gibt es deshalb auch innerhalb von Kirchen so viele No goes, Scheinheiligkeit und Heuchelei. So tun als ob. Als ob wir alles wissen, als ob wir perfekte Menschen sind, als ob wir keine Probleme hätten, als ob wir besser sind als alle anderen.

Christen, die solchen Absolutheitsgedanken anhängen, die glaubend sich bemühen, die alles dafür tun, dass der liebe Gott (und auch sie) makellos vor den Ungläubigen dastehen, vergessen das entscheidende: die Gnade.

Ja, Gott fordert von uns in vielem Kompromisslosigkeit. Er fordert totales Umdenken, totales Vertrauen. Jedoch stellt er sich in der Bibel als ein Vater vor, einer von der Sorte Väter, die Verständnis für ihre unreifen Kinder haben, die gnädig sind und barmherzig. Väter, zu denen man jederzeit mit allem kommen darf, werden kaum hintergangen oder gelinkt. Väter, deren Wort etwas gilt und die nicht wortbrüchig werden, genießen Vertrauen. Kinder solcher Väter können wachsen und sich entwickeln, nach ihrem Tempo und in ihrer ganz eigenen Art. So ein Vater ist Gott. Kein Hardliner oder Einpeitscher. Viele Christen können einen solchen Gott-Vater nicht akzeptieren, weil es ihnen *zu einfach* wäre. Weil so eine Gnade, für die wir gar nichts leisten müssen, außer sie anzunehmen, zu *billig* wäre. Weil, ihrer Meinung nach, mit so einem Denken, Leichtfertigkeit und sündigem Leben Vorschub geleistet würde. Sie wollen sich der Gnade Gottes würdig erweisen und sind deshalb um ein tadelloses Leben bemüht. Dabei vergessen sie, wer aus eigenem Antrieb vollkommen sein will, braucht eigentlich keine Gnade mehr. Auf diese Weise geraten sie in ein anderes Spannungsfeld: Zwischen wollen und können liegen hier nämlich Welten. Es haben sich schon Gläubige das Leben genommen, als ihnen bewusst war, dass ein vollkommenes, sündloses Leben einfach nicht zu schaffen ist.

Und hier setze ich wieder an mit meinem Nachdenken über Heuchelei.

Wer seine eigenen Fehler nicht wahrhaben will oder unter den Tisch kehrt, dafür aber die der andern mit starken Worten brandmarkt, ist ein Heuchler. Wer vordergründig anders spricht und in Wirklichkeit ganz anders handelt, ist ein Heuchler. Oft geschieht das gar nicht bewusst oder mit Vorsatz. Dass die anfangs erwähnte Katharina Schulze mit einem Plastiklöffel ihr Eis genießt, war gewiss eine Gedankenlosigkeit, aber sie wurde und wird an ihren Worten gemessen, weshalb schnell Vorwürfe, wie Heuchelei, die Runde machen. Nein, ich will Frau Schulze nicht auch noch bewerfen oder voller Schadenfreude vorführen. Es scheint mir aber ein gutes Beispiel dafür zu sein, wie schnell das Glashaus, das man sich selber baut, Risse bekommt. Wahrhaftigkeit, wie Frau Käßmann sie vorlebte, repariert solche Risse. Nicht nur notdürftig, sondern nachhaltig, um beim Beispiel der Frau Bischöfin zu bleiben.

Viele Christen setzen sich in einen imaginären Wettbewerb mit Mitchristen. Welcher Heiligenschein leuchtet mehr? Wer weiß besser in der Bibel Bescheid, bekleidet höhere oder mehr Ämter in der Kirchengemeinde, wird mehr geachtet? Wessen Familie setzt sich mehr ein, wer ist aktiver? Damit kein Missverständnis aufkommt: Ich habe allergrößten Respekt vor Christen, die sich aktiv in ihrer Kirchengemeinde einbringen. Viele von ihnen habe ich kennenlernen dürfen.

Ein Gemeindeleiter kam zu jedem Gottesdienst zwei Stunden früher, um den schlecht ziehenden Kanonenofen zu befeuern, damit die Gemeinde in einigermaßen überschlagenem Raum zusammenkommen konnte. Das war außerordentlich aufopferungsvoll und bewundernswert. Die andere Seite aber, die fragwürdige daran war, dass er sich Rechte herausnahm, die von Seiten der Kirchenverwaltung nicht gegeben waren. Sein Amt als Gemeindevorstand wurde zu einer Rolle, die er nach seinem Gutdünken auszufüllen beliebte. Der Kirchenleitung aber waren die Hände gebunden. Hätten sie ihn abgesetzt, hätten sie diesen Versammlungsraum verloren und die Gemeinde auflösen müssen. Also ließ man ihn gewähren.

Misha Anouk schreibt in seinem Buch „Goodbye, Jehova!" sehr unterhaltsam über seine Kindheit in einer Glaubensgemeinschaft. Mit Schmunzeln habe ich gelesen, wie er sich mit einem gleichaltrigen Jungen in einen imaginären Wettbewerb setzte. Dieser Junge meldete sich immer eifrig, wusste auf alles die passende Antwort und hatte auch seinen Lektionen gut gelernt, erkennbar daran, dass alles ausgefüllt und vieles unterstrichen war. Anouk wollte besser sein und unterstrich noch mehr. Der andere zog nach und strich alles bunt an. Es gipfelte darin, so Anouk, dass sein Lektionsheft aussah, wie eine Mindmap aus dem Kaugummi-Automaten. Dann stieg er aus und überließ dem anderen den Sieg.

Dieser kindliche Kleinkrieg, dieses Wettbewerbsdenken scheint mir so typisch. Es kommt in jeder Kirche vor. Und nicht nur dort. Auch in Firmen und Fabriken, ob auf der Vorstandsetage oder am Fließband, überall gibt es Menschen, die stets auf sich und ihre überragende, außergewöhnliche Leistung, ihren Einsatz, aufmerksam machen müssen. Sei es, indem sie stets das Handy am Ohr haben oder eifrig mitschreiben, sich in jeder Diskussion zu Wort melden oder ungefragt ihre Meinung äußern. Überall, wo sich Menschen begegnen, besser kennenlernen, vertrauter miteinander umgehen, werden sie in Konkurrenz geraten. Wie die Erwachsenen, so der Nachwuchs. Miteinander wetteifern und konkurrieren. Dabei vergessen viele, dass Paulus betonte, wie unterschiedlich wir eigentlich sind. In 1. Korinther 12 erklärt er, was es mit dieser Unterschiedlichkeit eigentlich auf sich hat: Zum einen hat jede Tätigkeit, jeder Einsatz, den gleichen Wert. Zum anderen ist es gut, dass Gemeindearbeit aus den verschiedensten Tätigkeiten besteht, weil ja die Gemeindeglieder unterschiedliche Begabungen haben. Diese Unterschiedlichkeit macht das Gemeindeleben aus.

Solche Unterschiedlichkeit macht auch das Familienleben aus. Deshalb verbietet sich für gläubige Großeltern von selbst, den klavierspielenden Enkel dem vorzuziehen, der vielleicht nur Playstation spielt.

Eine andere Seite der Heuchelei, bzw. Scheinheiligkeit ist der Neid. Wir Großeltern sollten wissen, dass es immer Menschen gab, gibt und geben wird, die etwas können, das wir nicht beherrschen oder etwas besser können als wir. Glücklicherweise! Es ist gut, dass es Menschen gibt, die Schränke bauen können, dass Menschen gibt, die Creme herstellen können, Fahrräder oder Schuhe. Gerne bezahlen wir dafür, diese Dinge zu besitzen, ohne uns darum kümmern zu müssen, wie sie gemacht werden. Genauso dürfen wir im Zwischenmenschlichen in der Familie oder Kirchengemeinde verfahren. Vielleicht gibt es einen Enkel, der mit seinen guten Zeugnissen prahlt. Stehen wir doch über den Dingen. Sie können den Enkel mit den guten Zeugnissen gerne loben, ihm aber klarmachen, dass nicht jeder mit Lernintelligenz ausgerüstet ist, dafür aber andere Dinge beherrscht, die diesem Enkel eventuell fehlen.

Heuchelei hat zwei Gesichter

Wenn Sie als gläubige Großmutter, gläubiger Großvater im Gottesdienst herzerwärmende Gebete sprechen, sich um das Wohl der
Gemeindeglieder kümmern, sich aufopfern bis zum gehtnichtmehr,
von allen respektiert und geachtet werden, aber daheim sich wie
Diktatoren aufführen, sind Sie ein Heuchler, eine Heuchlerin. Das
muss ganz klar gesagt werden. Wer brave und richtige Antworten
gibt, wenn es um biblische Wahrheiten über die Ehe geht, aber seinen Ehepartner hintergeht, heuchelt. Man könnte auch die berühmten *Leichen im Keller* anführen. Heuchler haben immer etwas zu
verbergen. Sie verschanzen sich hinter angeblich hundertprozentig
ausgelebten biblischen Wahrheiten und scheuen sich auch nicht,
andere zu ermahnen oder nach kirchlichem Recht für ihre *Bestrafung* zu sorgen. Das ist die sogenannte *haltet den Dieb-Strategie*.
Wir zeigen mit dem Finger auf andere, während wir selbst Diebes-
gut in die Tasche stecken. Unser Tun bleibt dabei unbemerkt, weil
ja alle einen anderen jagen.

Sie können nicht ihren Enkel über Respekt vor Frauen und Müttern
aufklären und sagen (Achtung, ein Zitat aus der Fernsehserie *Ein
Herz und eine Seele*), zu Ihrer Gattin *dusslige Kuh*. Das macht Sie
total unglaubwürdig. Sie sind ein Heuchler, wenn Sie Ihrem Sohn
eine Standpauke halten, weil er eine Affäre hat, während Sie auf
Dating Plattformen unterwegs sind.

Echt sein und authentisch

Heuchelei und Scheinheiligkeit legen wir am besten ab, indem wir authentisch und echt sind. Das können wir auch im späten Lebensalter noch lernen.

Auf authentische Menschen treffen drei Merkmale zu:

- Selbstbewusstsein
- Ehrlichkeit
- Konsequenz

Selbstbewusstsein

Selbstbewusste Menschen sind unabhängig, weil sie sich eigene Ansichten leisten und einen eigenen Standpunkt haben. Selbstbewusste Menschen sind unabhängig von der Meinung der Masse. Ich erinnere mich an eine Glaubenskonferenz. Solche Konferenzen sind ja stets auch ein Nährboden für Aufrufe aller Art. Und meistens stehen dann alle auf. Der Aufruf, bei dem ich vermutlich als einzige sitzenblieb, ging mir total gegen den Strich, weil der Verkündiger die Gläubigen aufforderte, jeden Morgen um halb fünf für ein bestimmtes Anliegen zu beten. Ich bin absolut keine Frühaufsteherin. Um solche Tageszeit könnte ich nie einen klaren Gedanken fassen. Das kam für mich ehrlicherweise nicht infrage. Also blieb ich sitzen, was mich ein bisschen Mut kostete, denn rings umher erntete ich verwirrte Blicke meiner Gemeindemitglieder, dass ausgerechnet die Pastorenfrau diesem Aufruf nicht folgte. Ich beschloss, die Sache hinterher auch nicht groß aufzuklären, sondern damit zu leben, dass ich angeblich unwillig sei, zu beten.

Selbstbewusste Menschen leben ein eigenes Leben. Ihnen ist egal, was *man* tut oder möchte. Selbstbewusste Menschen sagen nie ja, wenn sie eigentlich nein sagen möchten.

Lernen Sie, nein zu sagen. Sei es in der Familie, der Kirchengemeinde oder der Firma. Aber handeln Sie nie aus Trotz. Einfach nur das Gegenteil von dem tun zu wollen, was alle machen, ist keine gute Idee. Denn auf diese Weise sind Sie nicht authentisch, sondern gefangen in Starrsinn.

Selbstbewusste Menschen müssen zunächst niemandem gefallen. Sie tun, was sie tun, aus eigenem Antrieb, nicht, um gelobhudelt zu werden. Natürlich ist Wertschätzung oder Lob nicht zu verachten. Aber darum geht es selbstbewussten Menschen nicht in erster Linie. Sie wissen, was sie wollen.

Sparen Sie aber nicht mit Anerkennung für Ihre Lieben, damit bewahren Sie sie vor Heuchelei.

Zwingen Sie Ihre Kinder oder Enkel nicht, nach Ihren Vorstellungen zu leben. Lernen Sie, damit umzugehen, dass manches in der Enkelfamilie anders läuft, als Sie es wünschenswert finden. Gläubige Großeltern dürfen nicht darauf pochen, dass jedes Enkelkind die geschenkte Bibel ins Regal stellt. Vielleicht verschwindet dieses Buch erstmal in einer Schublade und wenn Sie im Anmarsch sind, wird es geschwind auf den Nachtschrank gelegt oder auf das Kopfkissen. Das ist unwahrhaftig. Sie dürfen selbstbewusst und zuversichtlich sein, dass Gott den Zeitpunkt kennt, an dem Ihre Enkel ohne Zwang danach greifen werden.

Ehrlichkeit

Jeder von uns übernimmt innerhalb der Familie, der Kirchengemeinde, der Firma und seinem gesamten Umfeld eine persönliche Rolle. Da ist die umständliche Person, die hilfsbereite Person, die naive Person, die dreiste Person, die erfolgreiche Person usw. Aufgrund solcher Festlegung unterliegen wir alle einem gewissen Erwartungsdruck. Von naiven Menschen erwartet niemand einen guten Ratschlag, das ist auch eine Erwartung, wenn auch eine negative. Die Erfolgreichen dagegen stehen unter dem Druck immer etwas Brauchbares von sich geben zu müssen. Hilfsbereite werden gar nicht erst gebeten, sondern tun unaufgefordert ihre Pflichten.

Vielleicht sind Sie mit Ihrer Rolle schon immer unzufrieden gewesen, trauten sich aber nicht, diese zu verlassen.

Gestehen Sie sich ein, dass Sie sich nicht genug gegen Ihre Rollenprägung zur Wehr gesetzt haben. Es gibt Fehler, die können wir nicht rückgängig machen, aber die können wir verzeihen. Auch uns selbst sollten wir verzeihen lernen. Wenn Sie sich stets willig in die Rolle eines erfolgreichen Menschen drängen ließen, dürfen Sie sich solchen Fehler und alle anderen auch, verzeihen. Lernen Sie, zu sein, wie Sie wirklich sind, indem Sie beginnen, Ihre eigenen Werte zu lieben. Vielleicht wollte Oma schon immer eine andere Frisur, hat sich aber nie getraut, weil sie immer denken musste: wie sieht das aus, was denken die Kinder, mein Mann, meine Eltern? Ehrlich wäre, anstatt unzufrieden mit sich zu sein, seinen Wünschen gemäß zu leben. Vielleicht sind Sie dann sogar ein Vorbild für Ihre Kinder oder die eigenen Eltern, die jetzt auch den Mut finden, Ihre Wünsche umzusetzen.

Wer ehrlich und authentisch werden will muss lernen, einige alte Gewohnheiten aufzugeben. Wenn es Sie eigentlich ärgert und Ihnen gar nicht recht ist, dass die Enkelfamilie sich von Ihnen die Wäsche waschen lässt, dann sagen Sie es mit netten Worten deutlich und ehrlich. Auf diese Weise demaskieren Sie sich in guter Manier, weil Sie plötzlich nicht mehr nötig haben, als die hilfsbereite Mama, die für alle nur das Beste will, dazustehen.

Damit kommen wir zum dritten Merkmal authentischer Menschen.

Konsequenz

Authentische Menschen machen, was für sie richtig ist. Sie haben keine Angst davor, dass andere sie nicht mehr mögen, wenn sie sich unabhängig machen. Und wenn schon, bauen Sie sich ein neues Umfeld auf. Halten Sie eventuelle Konflikte mit der Familie aus, versuchen Sie, durch Gespräche die Lage zu klären und räumen Sie den andern Familienmitgliedern die gleichen Rechte ein.

Vielleicht war Ihre Tochter immer für Kuchen bei den Familientreffen zuständig und jetzt stellt sich raus, dass sie eigentlich ungern bäckt, sich aber verpflichtet fühlte. Finden Sie, was den Kuchen betrifft, eine Lösung zugunsten der Tochter. Vielleicht ist es dem Opa schon lange zu viel, dass immer er gerufen wird, wenn es um handwerkliche Tätigkeiten geht. Wenn Opa das erklärt und dabei nicht keift, meckert oder nörgelt, wird es bestimmt akzeptiert. Aber wenn er das Fass aufmacht, sollte er konsequent bleiben und nicht beim ersten Hilfeschrei wieder losspringen. So bleibt er authentisch.

Authentisch zu leben ist sinngebend und macht glücklich. Denn Authentizität ist kein Egoismus, sondern ein Leben nach unsern Fähigkeiten und Veranlagungen. Dieser Spur zu folgen kann auch im fortgeschrittenen Alter noch spannend sein.

Warum fällt es uns trotzdem schwer, authentisch zu werden?

Wir haben Sorge, andere zu verletzen, die Eltern zu brüskieren, unsern Partner zu enttäuschen. Dazu kommt die Befürchtung vor Ablehnung oder davor, lächerlich zu wirken. Vielleicht liebt Oma ausgefallene Kleidung im Etnostil, traut sich aber nicht, sich umzustylen aus Sorge, was wohl die andern dazu sagen. Viele behalten ihren alten Lebensstil bei, um nicht unangenehm aufzufallen. Wer mag schon zum Gespött der Leute werden oder zum Gegenstand des Geredes?

Natürlich müssen und mussten alle lernen, mit unerfüllten Wünschen zu leben. Wer vor dreißig Jahren keine Flug- oder Tauchlizenz erwerben konnte, dessen Traum bleibt unerfüllt. Aber Sie können mitfliegen, oder in einem Tauchklub helfen, um so Ihrem Traum nahe zu sein. Oma wollte schon immer in die Südsee, aber inzwischen ist der Traum unrealisierbar aufgrund ihrer labilen Gesundheit. Es gibt Filme, Diavorträge, Bücher über dieses Thema. Also informieren Sie sich auf diese Weise. Vielleicht fliegen ja die Kinder mal an Ihrer Stelle dort hin und bringen Ihnen Souvenirs mit. Oma könnte sich Rezepte besorgen und einen Südseeabend veranstalten. Das gibt ein bisschen Feeling und ist ein kleiner Ersatz. Vielleicht hatten die Großeltern gehofft und gebetet, dass ihr Sohn, später dann der Enkel, Verkündiger wird. Doch ist das nicht passiert. Auch mit solchen unerfüllten Wünschen müssen wir Großeltern leben, egal ob es sich um eine zu vererbende Firma handelt oder unsern Wunschtraum, einen Mediziner in der Familie zu haben. Hören Sie auf zu jammern oder Ihren Familienmitgliedern Vorwürfe zu machen. Beharren Sie nicht darauf, dass Sie es ja *gut* meinen und Ihre Wünsche vollkommen von göttlicher Weisheit gedeckt seien. Werden Sie demütig und lernen Sie von den Menschen der Bibel, deren Wünsche auch nicht immer deckungsgleich mit dem Leben waren. Üben Sie sich in Zufriedenheit. Gerade gläubigen Großeltern dürfte es nicht schwerfallen, Gott täglich für seine Hilfe, Treue und Gnade zu danken. Schon das wäre ein Anfang auf dem Weg zur eigenen Authentizität.

Am Schluss dieses Kapitels steht eine Strophe eines Gedichts von Charlie Chaplin zu seinem 70. Geburtstag. Ich hoffe, dass Ihnen beim Lesen ein Licht aufgeht und Ihnen klar wird, dass Veränderung nichts mit dem Alter zu tun hat. Ich wünsche Ihnen den Mut, sich zu verändern zur Ermutigung und Freude für sich und Ihr Umfeld.

Als ich mich selbst zu lieben begann,

konnte ich erkennen, dass emotionaler Schmerz und Leid

nur Warnungen für mich sind, gegen meine eigene Wahrheit zu leben.

Heute weiß ich: Das nennt man AUTHENTISCH SEIN.

Wenn Großeltern übergriffig werden

Wer aber einen dieser Kleinen, die an mich glauben, zum Bösen verführt, für den wäre es besser, dass ein Mühlstein um seinen Hals gehängt und er ersäuft würde im Meer, wo es am tiefsten ist. (Matthäus 18,6; Lutherbibel 2017)

- Was ist mit Übergriffigkeit gemeint?
- Religiöse Übergriffigkeit
- Sexualität früher und heute
- Es beginnt im Kopf
- Vielleicht ist es zu vereinfacht, aber eigentlich ist es einfach
- Kinder stark machen
- Was können wir tun, um unsere Enkelkinder vor fremden Übergriffen zu schützen?

Was ist mit Übergriffigkeit gemeint?

Jährlich veranstaltete unsere christliche Jugendgruppe am letzten Augustwochenende ein gemeinsames Zelten an der Ostsee. Da in der DDR stets am 1. September das neue Schuljahr begann, war dieses Ereignis für uns alle der Abschluss einer achtwöchigen Ferienzeit. Unsere kleinen Zelte hatten wir im Rund aufgebaut, in der Mitte wurde gekocht. Wir wollten an diesem Mittag irgendwas Schnelles mit Eiern zubereiten, denn gleich nach dem Mittag würden wir unsere Zelte für dieses Jahr abbrechen, und schickten deshalb einen Jugendlichen ins Dorf, Eier zu kaufen.

Er war stolzer Besitzer eines Mopeds und noch stolzer, dass seine Eltern ihm erlaubt hatten, die weite Strecke von seinem kleinen Heimatstädtchen zum Zeltplatz zu fahren. Ein zweiter Jugendlicher fuhr mit. Im Dorf gab es eine ziemlich langgestreckte Kurve, die um einen großen Misthaufen führte. Genau in dieser Kurve lief plötzlich eine Gans über die Straße. Der Mopedfahrer verlangsamte das Tempo, doch sein Sozius griff einfach unter seinem Arm durch, drehte am Gasgriff und das Gefährt beschleunigte raketenartig mit der Folge, dass der Fahrer die Kontrolle über das Moped verlor und beide im hohen Bogen im Misthaufen landeten. Das war nicht halb so schlimm, wie der Schaden am Moped: Der Lenker war eingerissen. Der, der hinten saß, hatte nicht abwarten können und war deshalb übergriffig geworden. Er hatte sich ins Fahrgeschehen auf eine unerhörte Art und Weise eingemischt. (Schutzhelmpflicht gab es noch nicht und letztendlich waren die beiden sehr froh, im Misthaufen gelandet zu sein.)

Ein anderes Beispiel: Schon den ganzen Tag fuhren Polizeiautos mit Lautsprecher durch die Straßen der Stadt und gaben immer wieder eine Beschreibung des vermissten Kinderwagens, seiner Ausstattung und der Bekleidung des Babys durch. Was war geschehen? Wie damals üblich, hatte die Mutter des Säuglings ihren Kinderwagen im Vorraum eines Kaufhauses, neben vielen anderen Kinderwagen, geparkt und war einkaufen gegangen. Als sie zurückkam, waren Wagen und Baby verschwunden. Jedoch blieben die Fahndungsmaßnahmen in dieser Stadt erfolglos, weil sich zu diesem Zeitpunkt das Baby bereits in einem Schnellzug befand.

Die Mutter des Kindesvaters lebte mit ihrer Familie einige hundert Kilometer entfernt. Sie hatte stets die Meinung vertreten, dass das junge Ding, mit dem ihr Sohn ein Baby hatte, viel zu unreif war, so ein kleines Wesen in rechter Weise zu hegen und zu pflegen. Darum hatte sie ihre Tochter, ein Schulmädchen, losgeschickt, das Baby zu holen. Die hatte den Kinderwagen auf direktem Weg gleich zum Bahnhof geschoben, war in den Schnellzug gestiegen und hatte eine Mutter in Todesangst zurückgelassen. Diese Übergriffigkeit kostete die Anstifterin ein paar Jahre Haft wegen Kindesentführung.

Ein junges Ehepaar bezieht seine erste eigene Wohnung. Ihre Eltern kommen zu Besuch. Während die Eheleute in der Firma sind, beginnen mit dem Umräumen der Möbel. Als die jungen Leute heimkommen, finden sie sich in einer fremden Umgebung wieder. Diese Übergriffigkeit endet mit einem großen Streit.

Übergriffigkeit ist immer mit Zwang, Streit und manchmal auch einem Bruch verbunden.

Ich habe von Großeltern gehört, die sogar übergriffig wurden, wenn das junge Paar sich in sein Schlafzimmer zurückgezogen hatte.

Ob in der Erziehung, dem Haushalt, der Ernährung, dem Modestil, dem Fernsehgeschmack – es gibt nichts, worüber man nicht geteilter Meinung sein könnte und weshalb Großeltern sich anmaßen, übergriffig zu werden.

Weil sie es besser wissen oder, weil sie es doch nur *gut* meinen. Es gibt Großeltern, die ihren Kindern die Verantwortung dafür zuschieben, dass es ihnen gut geht. Sie drohen mit Krankheit, falls sie sich wegen der Kinder schlimme Sorgen machen müssten. *Schlimme* Sorgen machen sie sich meistens dann, wenn es nicht nach ihrem Befinden geht. Der Sarkasmus ist durchaus gewollt.

Kleine Nebenbemerkung: Natürlich gibt es immer wieder Anlässe zu echter Sorge, auch für uns Großeltern. Lesen Sie deshalb aufmerksam unser Kapitel *Füreinander beten*.

Wer mittels solcher Erpressungen die Enkelfamilie dazu bringen will, nach der Pfeife der Großeltern zu tanzen, handelt übergriffig und manipulativ. Unter all den Gebieten, wo Großeltern – und nicht nur die – übergriffig und manipulativ handeln können, greife ich zwei heraus, über die nachzudenken mir ein besonderes Anliegen ist.

Es geht um religiöse und sexuelle Übergriffigkeit.

Religiöse Übergriffigkeit

Als Pastorenehepaar waren wir immer wieder beeindruckt, wenn zum Gottesdienst ganze Familien zahlreich erschienen: von der Urgroßmutter bis zum Urenkelkind. Manche Sippen waren zudem aktiv in den Kirchengemeinden, ohne sie lief nichts oder zumindest kaum was richtig. Hand in Hand lebten sie miteinander ihren Glauben und belebten an verschiedenen Stellen die Kirchengemeinde. Da taten uns dann die älteren Gemeindeglieder leid, die stets alleine im Gottesdienst saßen, obwohl auch sie Kinder und Enkel hatten. Die aber hatten längst andere Lebenswege eingeschlagen und waren der christlichen Botschaft nicht mehr zugänglich.

Ein Umstand, der uns immer wieder nachdenklich macht und wo wir uns fragen, ob das nicht auch mit einer gewissen Übergriffigkeit von Seiten der Großeltern, bzw. Eltern, zu tun hat. Wurde der Grundstein für die Kirchenferne der Kinder und Enkel vielleicht schon viel früher gelegt?

Bei uns in Deutschland darf ein zehnjähriges Kind seine Meinung äußern, wenn es in einem anderen Glauben erzogen werden soll. Mit zwölf darf es nicht mehr gegen seinen Willen in einem anderen Glauben erzogen werden, als es selber möchte. Mit vierzehn Jahren besteht uneingeschränkte Religionsmündigkeit. Vierzehnjährige dürfen konvertieren oder aus der Kirche austreten. Im Falle einer Scheidung darf bereits ein zehnjähriges Kind vor Gericht seinen Willen in Sachen religiöses Leben bekunden. Die Erziehungsberechtigten dürfen ein zwölfjähriges Kind nicht in eine andere Kirche, als zuvor, zwingen. Entscheiden die Eltern sich, zu konvertieren, darf das zwölfjährige Kind nicht ebenfalls dazu gezwungen werden.

Es ist gut, dass unser demokratischer Staat hier Entscheidungsfreiheit für die jüngsten Staatsbürger gibt. Manche Eltern haben Angst vor Kindern, die sich selbst und frei entscheiden wollen. Um genau das zu verhindern, arbeiten sie mit fragwürdigen und perfiden Methoden, damit das Kind in der Kirchengemeinde bleibt.

Manches Kind verweigert den wöchentlichen Gottesdienstbesuch nicht, weil es nicht mehr an den lieben Gott glaubt, sondern, weil es ausschlafen will. Die Gottesdienste in unseren Kirchengemeinden beginnen fast überall um 9.30 Uhr. Der Pastor hat stets als einer der ersten vor Ort zu sein, also erheblich früher. Das bedeutete für unsere Familie manchmal, noch früher aus den Federn zu müssen, als an Schultagen. Waschen, ordentlich anziehen, frühstücken, Sachen packen, ins Auto steigen und los. Besonders für mich als Mutter war es eine sehr stressreiche Zeit. Für die Kinder auch. Als die ins Teenageralter kamen, habe ich ihnen einfach erlaubt, sich auszuschlafen, während mein Mann und ich uns auf den Weg zum Gottesdienst machten. Auf die erstaunte Frage, ob die Kinder krank seien, antwortete ich wahrheitsgemäß: „Nein, die wollen mal ausschlafen", und erntete, gelinde gesagt, manch erstaunten Blick. (Es ist übrigens keins unserer vier Kinder vom Glauben abgefallen.) Unausgesprochene Fragen waberten herum. Darf man das? Gehört sich das? Wie sieht das aus? Es sah so aus, als ob der Pastor seinen eigenen Nachwuchs nicht im Griff hatte. Erziehungsunfähig könnte man es auch nennen. Gab es da nicht diese Bibeltexte, dass göttliche Grundsätze den Nachkommen eingeschärft werden sollten? Die Betonung liegt auf einschärfen. Andere Eltern hätten jetzt wohl eine schärfere Gangart eingelegt und ihren Kindern Vorhaltungen gemacht: Gott warte auf sie, Jesus habe im Garten Gethsemane auch nicht ausschlafen können, Jesus habe alles für uns getan, da könnten wir auch etwas für ihn tun, der Ruhetag sei nicht zum Ausschlafen, sondern für die Gemeinschaft mit Gott gedacht ...Die Problemfelder ließen sich auch hier gehörig erweitern: Die Mode (dürfen wir in Jeans zum Gottesdienst?), die Musik (Band und Schlagzeug sind – na, Sie wissen schon ...), die Bibelübersetzung (nur alte Sprache klingt heilig).

In unserer Kindheit war es den Erwachsenen sehr wichtig, dass ihre Kinder etwas *darstellten*. Damals hatten, besonders in Westdeutschland, die Frauen noch nicht so viele Rechte wie heute. Statt eines eigenen Lebens führten sie das Leben ihres Mannes als

Hausfrau und Mutter. Daher war die Frau des Arztes *Frau Doktor* und die des Schuldirektors *Frau Direktor*. Vor allem für die Mädchen war es wichtig, eine *gute Partie* zu machen. Das war in den Kirchengemeinden auch nicht anders als außerhalb. Und so tolerierten viele Eltern, dass die Töchter sich außerhalb der Kirchengemeinde einen entsprechenden Partner suchten. Während die Eltern sich bis ins hohe Alter aktiv am Gemeindeleben beteiligten, wurde das Thema Kinder und Kindeskinder tabuisiert. Man durfte nicht daran rühren. Und wenn es sich nicht vermeiden ließ, fanden sich schnell andere Schuldige: der damalige Jugendleiter, der Pastor, ein Diakon. Jedoch scheuten solche Eltern sich nicht, andere Gemeindeglieder auf ihre erzieherische Pflicht aufmerksam zu machen und entsprechende Bibelstellen zu zitieren. Ihre Versuche, an den Enkeln gutzumachen, was sie bei den eigenen Kindern versäumt hatten, waren meistens zum Scheitern verurteilt.

Aber aufgepasst, nicht immer sind Eltern oder Großeltern schuld, wenn die Kinder andere Wege gehen. Jeder Mensch sollte sich frei entscheiden dürfen. Wir haben in unserer Dienstzeit auch solche Gläubigen erlebt, die nur der Gemeinde angehörten, weil es von den Großeltern so erwartet wurde. Nachdem wir sie beerdigt hatten, blieben die Nachkommen, fast wie befreit, der Gemeinde fern.

Nancy van Pelt, eine amerikanische Autorin, die über Partnerschaft, Ehe und Elternschaft viele Bücher geschrieben hat, sagt: *Irgendwie hatte ich die falsche Vorstellung, dass die Erziehung unserer Kinder automatisch gut gelingen müsste, wenn wir uns nur konsequent an die Bibel halten würden. Ich vergaß, dass jeder Mensch einen freien Willen besitzt. Was wir tun können, ist beschränkt; das Kind muss selbst entscheiden, ob es das tun will, was wir ihm raten und vorleben...*

Vielleicht waren sie als Eltern noch viel zu beschäftigt, um sich Gedanken über die weiteren Glaubenswege ihrer Kinder zu machen. Oder sie glaubten, wenn die Kinder älter werden, kommt schon wieder alles zurecht. Mit *zurecht* meinten sie: in ihrem Sinn. Doch es kam nicht mehr *zurecht*. Dann wurden die Enkel geboren und die Großeltern hatten plötzlich viel mehr Zeit, als sie im Arbeitsleben für ihre Kinder gehabt hatten. Darum wollten sie ihr Versäumnis, wie sie meinten, an den Enkeln wieder gut machen. Manchmal gelingt es sogar. Wir haben viele Gemeindeglieder im Laufe unseres Dienstes kennengelernt, denen die Großeltern den Glauben vorgelebt hatten.

Drei Dinge brauchen unsere Enkel, sowohl in der Familie, wie auch in der Gemeinde:

- Das Gefühl, dass sie einmalig sind. Wir alle sind Originale und deshalb so zu behandeln.
- Das Gefühl, dazu zu gehören, zur Familie und zur Gemeinde. Gruppenbedürfnis nennt man das, ein wichtiger Bestandteil im Leben eines jeden.
- Geliebt werden. Wer merkt, dass sowohl seine Familie – und dazu gehören die Großeltern – wie auch seine Gemeinde ihn bedingungslos lieben, der wird zu einer gesunden, reifen Persönlichkeit heranwachsen.

Das gelingt nur, wenn wir Großeltern das Gottesbild eines liebenden, himmlischen Vaters vermitteln. Wenn wir selbst davon überzeugt sind, dass Gott gerecht, gnädig und barmherzig ist und handelt. Wenn wir glauben, dass Gott immer und überall und unter allen Umständen für uns da ist. Großeltern, die Gott als guten Hirten kennen, haben es nicht nötig, Druck auf andere und besonders die nachfolgenden Generationen, auszuüben.

Großeltern, deren Glaube geprägt ist von dem Bild eines kontrollsüchtigen, richtenden, strafenden Gottes, eines Wesens, das je nach Verhalten des Menschen, straft oder belohnt, leben einen angstmachenden, angstbesetzten Glauben. In ihrem Glaubensbild akzeptiert dieser Gott nur wahre Christen und er wird zornig, wenn sie seine Gebote nicht bis ins Kleinste halten. Darum werden sie schon als Eltern bemüht sein, ihren Kindern diesen Glauben aufzuprägen mit allem, was dazu gehört. Erst wenden sie erzieherischen Druck an, damit das Kind den Kindergottesdienst besucht und an allen anderen Veranstaltungen teilnimmt. Später, wenn diese Kinder volljährig sind, kommt moralischer Druck dazu, manchmal auch finanzieller.

Opa beispielsweise winkt mit ein paar großen Euro-Scheinen, aber nur, wenn das Enkelkind sich taufen lässt. Oder er verweigert dem Sohn oder der Tochter finanzielle Hilfe beim Bau des Hauses oder Kauf eines Autos, weil sie nicht mehr zum Gottesdienst kommen. Würden sie sich aber anders entscheiden, wäre das mit dem Geld kein Problem.

Immer wenn die Enkelfamilie zu Besuch kommt, bringen die Großeltern in vorwurfsvoller Art die Sprache auf den Glauben. Die Enkeleltern haben dabei stets das Gefühl, den Eltern etwas schuldig zu sein, sie fühlen sich, als hätten sie etwas *verbrochen* oder *Verrat* begangen. Oma und Opa haben auf jedes Problem, das die Enkeleltern ansprechen, eine einfache Antwort: das kommt davon, wenn man Gott verlässt. Das trifft für die schmerzhafte Halsentzündung der Enkelin ebenso zu, wie darauf, dass dem Enkel neulich das Fahrrad gestohlen wurde. Wenn die Enkelin die Großeltern keck darauf aufmerksam macht, dass Opa unlängst mit Motorschaden in die Werkstatt musste und genau die gleiche Frage stellt, werden die Großeltern sehr ärgerlich und beklagen mangelnden Respekt und Gottlosigkeit.

Vielleicht sind Sie sich dessen gar nicht bewusst, aber wenn Sie darauf bestehen, wenigstens die Enkel mit in den Gottesdienst zu nehmen – die Betonung liegt auf *bestehen* – sind auch Sie religiös übergriffig. Vielleicht handeln Sie so, um Ihren *vom Glauben abgefallenen* Kindern auf diese Weise eins auszuwischen und Ihnen sozusagen einen *Stachel ins Fleisch* zu setzen. Dann handeln Sie grob fahrlässig und benutzen die Enkel als Druckmittel gegen die eigenen Eltern. Das ist keinesfalls im Sinne unseres himmlischen Vaters. Wenn Sie vor den Augen und Ohren Ihrer Enkel den Eltern, also Ihren Kindern, ins geistliche Gewissen reden, handeln Sie unklug und keinesfalls im Namen Gottes. Auch Ihre Stellung als altersmäßiges Familienoberhaupt gibt Ihnen nicht das Recht dazu. Lösen Sie sich deshalb von diesem falschen Verantwortungsgefühl und lernen Sie, auch diese Sorge abzugeben. Jetzt sind Ihre Kinder erwachsen und für sich selbst verantwortlich. Falls die Kinder einen anderen Lebensweg gewählt haben, müssen Sie das akzeptieren. Mancher Großvater hat innerhalb seiner Kirchengemeinde eine gewisse Macht und genießt Ansehen, er weist andere zurecht und bringt viele auf den Weg des Glaubens. Nur seine eigenen Kinder haben sich dem entzogen. Das schmerzt natürlich, kratzt am Image und lässt manches fragwürdig erscheinen. Großvater fühlt sich, als habe ihm der Sohn oder die Tochter ein Bein gestellt, als boykottiere er oder sie seine Anstrengungen für das Reich Gottes. Das ist sein wunder Punkt, seine angreifbare Stelle, redet er sich ein.

Die Enkelfamilie fühlt sich bei den Großeltern nicht mehr wohl, weil die stets missionierend auf sie einreden. Weil sie stets Bibelworte im Mund führen. Weil Opa immer ellenlange Tischgebete spricht, bei denen sich alle Anwesenden unwohl fühlen. Opa betet stets inbrünstig in ihrer Gegenwart dafür, dass sie den Weg des Heils endlich erkennen mögen. Bei diesen Großeltern kann man nicht erzählen, dass der große Bruder gerade auf einem Rockkonzert war und die ganze Familie am Wochenende ein Musical besuchen wird. In den Augen der Großeltern ist das alles *sündig* und verdammenswert, weil aus der *Welt*. Von solchen Großeltern sind nur plakative Sätze zu hören, darum finden die Enkel Oma und Opa komisch. Die Enkel bekommen ein prägend negatives Bild vom Christentum: miesepetrig, pessimistisch, besserwisserisch, ängstlich. Solche Großeltern erreichen das Gegenteil von dem, was sie sich erhofft hatten.

Bekannte von uns haben es auf andere Weise geklärt. In einem offenen Gespräch fragten sie ihre Kinder, was sie als Eltern falsch gemacht hätten, weil die Kinder nichts mehr mit Gott und der Kirche zu tun haben wollten. Darauf antworteten die Kinder, die Eltern hätten überhaupt nichts falsch gemacht, im Gegenteil. Es sei einzig ihre Entscheidung. Wir haben diese Bekannten leider aus den Augen verloren. Bestimmt haben sie für Kinder und Enkel weiter gebetet, ohne sie mit Vorwürfen und Drohungen zu überhäufen. Wer weiß, vielleicht haben die ja inzwischen ihre Ansichten geändert? Das haben wir etliche Male erlebt: Kinder, die zunächst einmal ihre eigenen Wege suchten, aber dann später doch wieder auf den Weg zurückkehrten, den sie als Kinder kennengelernt hatten. Ohne Zwang oder Druck. Jetzt war es ihre eigene Entscheidung. Wir müssen nur Geduld haben und ganz viel Gottvertrauen.

Sexualität früher und heute

So offen, wie heute über sexuelle Orientierung und sexuelle Praktiken gesprochen wird, so tabuisiert war dieses Thema noch bis vor wenigen Jahrzehnten. Die sogenannte *sexuelle Revolution* mit ihrem Slogan *unter den Talaren der Mief von tausend Jahren* hat diese Tabus nicht nur beseitigt, sondern auch manches ins Gegenteil verkehrt.

Mythen und Irrtümer

Sexualerziehung fand Anfang des zwanzigsten Jahrhunderts nicht statt. Daher umwehte alles, was mit körperlicher Liebe zu tun hatte, ein Hauch des Mystischen und Verruchten. Sexualität war irgendwie schmutzig-schön. Sexualität war ein Tabu in der bürgerlichen Gesellschaft, man praktizierte sie, aber man sprach nicht darüber. Fotografische, malerische oder Darstellungen nackter Körper auf andere Weise lösten Skandale aus. Selbst in der Familie war Nacktheit ein Tabu, seine Eltern unbekleidet zu sehen, ein Affront. Mit dieser falschen Schamhaftigkeit ging viel Unwissen einher. Dass beim Beischlaf ein Kind gezeugt werden konnte, wussten viele Frauen nicht. Manche waren dem Irrtum aufgesessen, dass Kinder durch Küssen oder beim auf dem Schoß des Mannes sitzen, entstehen. Die Funktion des weiblichen Zyklus war vielen Frauen nicht klar. Meine Großmutter erzählte mir, sie habe bei ihrer ersten Periode bitterlich geweint, weil sie glaubte, sterben zu müssen. Das Blut habe in ihr Todesangst ausgelöst.

Viele Frauen waren damals der Meinung, die Sexualität diene nur der Fortpflanzung. Sie wurde deshalb als *notwendiges Übel* angesehen. Man praktizierte den Zeugungsakt unter dem Siegel der Verschwiegenheit. Kinder, die in ehelichen Verhältnissen gezeugt wurden, waren darum legitime Menschen, außereheliche Nachkommen galten als *beschmutzt*, waren *Bankerts* oder *Bastarde* und ihr ganzes Leben lang stigmatisiert.

Mythen über die Folgen von Sexualität haben sich bis heute erhalten. Im Film *Sommer vorm Balkon* (2004) von Andreas Dresen, gesteht Ronald, der bei Nike untergekrochen ist, dass er verheiratet sei und Vater dreier Kinder von drei verschiedenen Frauen. Und dann erklärt er ihr, man habe ihm gesagt: „von hinten gibt keine Kinder".

Der Zeugungsakt wurde als Auftrag Gottes geduldet, (*Seid fruchtbar und mehret euch...* 1. Mose 1, 28) die Freude daran galt aber als unkeusch. Besonders die Sexualmoral der katholischen Kirche ist immer wieder Gegenstand öffentlicher Kritik: Abtreibungsverbot, Empfängnisverhütung und der Zölibat sowieso.

Sexualität wurde nur während der jungen Ehejahre als angemessen und legitim angesehen. Denn gerade für die Weiblichkeit verband sich Sexualität mit Jugendlichkeit. Für ältere oder alte Frauen gehörten sich sexuelle Aktivitäten nicht.

Frauen, die Freude am Geschlechtsverkehr hatten, galten Anfang des letzten Jahrhunderts als krank. Geschlechtsverkehr gehörte zu den ehelichen Pflichten einer jungen Frau. Der Ehemann dagegen unterlag keinem Codex von gehorsam und treu. Offiziell verheiratet und bieder, auf der anderen Seite aber keine Gelegenheit auslassend: die Magd, Dienstboten, Prostituierte, sogar Kinder. Er durfte sie schwängern oder anstecken; Geschlechtskrankheiten waren weit verbreitet. Meine eigene Großmutter ist die Frucht solchen Verhaltens. Ihr Vater war ein Großgrundbesitzer, meine Urgroßmutter eine seiner Mägde.

Kein Wunder, dass in den vergangenen Jahrhunderten alte Menschen, wenn sie keine Kinder mehr zeugen konnten, als nutzlos wahrgenommen wurden. Dieser Altersrassismus ist noch nicht überwunden.

Frauen definierten sich stark über ihre Fortpflanzungsfähigkeit. Nach dem Klimakterium wurden sie zusehends als geschlechtsneutral wahrgenommen und viele verhielten sich aus so. Manche war wohl froh, endlich ihren ehelichen Pflichten entkommen zu sein. Mir haben noch vor vierzig Jahren ältere Frauen erzählt, wie sie sich mit Ende Fünfzig ihren Männern sexuell entzogen. Die Ehe blieb äußerlich bestehen, das Ehepaar wirkte nicht anders als vorher. Mit diesem Wissen löste sich uns allerdings manches Rätsel: weshalb der Mann ständig jungen Mädchen hinterher stieg oder gezielt junge Frauen zu umarmen und an sich zu pressen versuchte. Gerade bei Paaren, wo das Sexualleben für die Frau unbefriedigend war, war es die Gelegenheit, sich ihrer Pflichten zu entledigen.

In der NS-Zeit hatten die Frauen ihre Rolle als Gebärerin zu erfüllen. Damals hieß es, *Der Führer braucht Soldaten*.

In unserer heutigen Kultur wirkt es immer noch merkwürdig, wenn Frauen nach der Menopause keinen Hehl aus ihrem Sexualleben machen. Was für Männer attraktiv und eben *sexy* ist, wird bei Frauen als nicht schicklich wahrgenommen.

Ein älterer Herr mit einer Partnerin, die dem Alter nach seine Enkelin sein könnte, hat in unserer Gesellschaft mehr Akzeptanz, als eine Seniorin, mit einem ebenso jungen Mann. Wahrscheinlich hängt es immer noch damit zusammen, dass von jedem Paar erwartet wird, sich fortzupflanzen. Geschlechtlichkeit aus rein körperlichem Begehren scheint noch immer nicht in der Mitte unserer Gesellschaft angekommen. Eine junge Frau kann schließlich von einem älteren Mann noch Kinder bekommen, ein junger Mann aber mit einer älteren Frau keinen Nachwuchs mehr zeugen.

Es beginnt im Kopf

Bei unseren Vorträgen wiederholen wir mantraartig: Arbeiten Sie an Ihrer Partnerschaft und nicht an einem Ersatz, sei es durch einschlägige Zeitschriften, Filme oder anderes. Sexualität umfasst nicht nur den Geschlechtsakt. Das wäre eine sehr begrenzte Sichtweise. Sexualität ist Innigkeit, Nähe, Zärtlichkeit, Liebkosungen.

Die Sehnsucht danach hört auch im hohen Alter nicht auf und sollte es auch nicht. Selbst von Hochaltrigen in Pflegeheimen hört man noch, wie sie sich neu verlieben und dabei benehmen, wie Teenager. Heutzutage kein Problem mehr. Noch vor ein paar Jahren hätten alle verständnislos die Köpfe über so viel *Unvernunft* geschüttelt. *Je oller, je doller*, lästert man aber noch immer hinter vorgehaltener Hand.

Machen Sie sich bewusst: Liebe und Zärtlichkeit kennen keinen Ruhestand, weshalb Sie Ihre Bedürfnisse auch nicht unter den Teppich kehren sollten. Was gibt es Schöneres für Kinder und Enkel als Großeltern, die noch immer in inniger Liebe einander zugetan sind. Großeltern, die sich nur noch anblaffen, aus deren Augen dem andern gegenüber nur Verachtung oder Gleichgültigkeit schlagen, sind eine Belastung und unglaubwürdig. Ein Großvater, oder eine Großmutter, die Pornografie auf ihren Rechnern haben oder entsprechende Zeitschriften im Nachtschränkchen, sind keine Vorbilder für ihre Enkel. Damit machen sie Liebe und Sexualität zu einer Ware und einem Objekt. Sexualität ist dann nicht Ausdruck innigster Verbindung sondern nur das Befriedigen eines Bedürfnisses.

Liebe ist die beste Medizin

Das soll schon Paracelsus gesagt haben. Es ist nachgewiesen, dass ältere Menschen, die sexuell noch aktiv sind, weniger depressiv sind. Dafür engagieren sie sich stärker sozial. Paare, die schon in jungen Jahren ein befriedigendes Sexualleben hatten, werden das im Alter fortführen. Aufgrund solcher positiver Erfahrungen sind sie auch wesentlich unabhängiger von gängigen Meinungen und Maßstäben. Sie machen sich unabhängig von Äußerlichkeiten und konzentrieren sich eher auf die inneren Werte des Partners, der Partnerin. Es gibt einen Zusammenhang zwischen aktivem Sexualleben und gesundem Wohlbefinden. Alte Menschen, für die ihr Sexualleben von Bedeutung ist, haben sowohl ein positives Selbstwertgefühl wie auch ein positives Lebensgefühl. Gelebte Sexualität im Alter und Lebensqualität hängen also zusammen.

Großeltern sind und bleiben sexuelle Wesen – und müssen sich deswegen weder schämen noch diesen Umstand verleugnen. Gerade für junge Menschen ist Sex im Alter ein Tabuthema und viele finden schon den Gedanken daran eklig. Auch das entspringt dem alten Denken, dass Sexualtität nur der Fortpflanzung zu dienen hätte, bzw. sich nur bei denen gehört, die dazu in der Lage sind.

Aufgrund des demographischen Wandels ändert sich allmählich die öffentliche Meinung. Der eben schon erwähnte Regisseur Andreas Dresen drehte 2009 den Film *Wolke 9*, wo er offen Sexualität im Alter thematisiert. Sehr einfühlsam wird gezeigt, dass Sex bis ins hohe Alter Bestandteil des Lebens sein darf, als Ausdruck von Vitalität und Lebensfreude, Wertschätzung des Partners und zur Stärkung des Selbstbewusstseins.

Übergriffiges sexuelles Handeln

Wir haben im Laufe unseres Pastorendienstes oft beobachtet, dass gerade konservative Christen in Sachen Sexualität die größten Verfehlungen begingen. Da war z.B. der deutsch-russische Aussiedler, ein älterer Mann, der weinend in der Gemeinde seine Stimme erhob, weil einige Mitchristen sich auf die Bibel knieten. Das sei ein heiliges Buch, das weder auf die Fußboden gelegt werden dürfe, noch dürfe man es als Kniepolster verwenden. Es schmerze ihn körperlich, dieses zu sehen. Seine Rede war so ergreifend, dass ihm großer Respekt gezollt wurde. Nicht lange danach kam heraus, dass dieser angeblich so heilige Bruder in der alten Heimat noch eine Zweitfamilie hatte.

Oder jener junge Mann, der an meinem *echten* Glauben zweifelte, nachdem er mein Bücherregal inspiziert hatte. Eindringlich redete er auf mich ein, Gott mich nicht segnen konnte, wenn ich diese *falsche* Literatur nicht aussortierte. (Die Bücher stehen noch immer in meinem Regal.) Was er selber nicht *aussortierte*, war sein frauenverachtendes Verhalten. Sein Liebesleben war sehr abwechslungsreich.

Allmählich kommen wir zu der Auffassung, konservative Menschen haben nicht grundsätzlich auf diesem Gebiet Schwächen, sondern die auf diesem Gebiet Schwächen haben, müssen konservativ sein, um vor sich selbst besser dazustehen.

Was ist sexuelle Übergriffigkeit?

Sexueller Missbrauch von Kindern bezeichnet willentliche sexuelle Handlungen mit, an oder vor Kindern. Typischerweise spielt dabei ein Macht- oder Wissensgefälle zwischen dem Täter/der Täterin und dem kindlichen Opfer eine zentrale Rolle. In Deutschland ist sexueller Missbrauch von Kindern gemäß §176 StGB strafbar. Im deutschen Recht wird die Einwilligungsfähigkeit des Kindes in sexuelle Handlungen, mithin die sexuelle Autonomie des Kindes, generell verneint.

Unter sexueller Gewalt wird die sexuelle Handlung eines Erwachsenen oder Jugendlichen mit einem Jugendlichen oder Kind verstanden. Der oder die Betroffene ist aufgrund seines oder ihres Alters und emotionalen Entwicklungsstandes nicht in der Lage, diesen Handlungen aus freien Stücken zuzustimmen. Das geschieht auch, wenn Großväter das Vertrauen und die Liebe ihrer Enkelkinder auf solche Weise perfide ausnutzen. Da sich die meisten Fälle sexueller Gewalt in vertrautem Umfeld in vertrauten Beziehungen abspielen, erkläre ich genau, was es damit auf sich hat und was es für

Betroffene, in unserm Fall die Enkel, für Folgen hat. Kinder haben sehr feine Antennen, was Voyeurismus angeht. Manche wollen einfach keine Zuschauer, wenn sie sich im Bad oder ihrem Zimmer entkleiden. Wenn Opa (oder auch Oma) sich ihre Anwesenheit dennoch erzwingen, üben sie bereits eine Form sexueller Gewalt aus. Genauso ist es bei verbalen Übergriffen: *Was hast du denn schon zu verbergen? Du hast ja noch nicht mal einen Busen.*

Jedes Kind hat ein gesetzlich verbrieftes Recht auf seinen Körper, auch wenn es noch klein ist. Da wir nicht die Eltern und damit nicht die Erziehungsberechtigten sind, gebietet sich für uns gerade hierbei größtmögliche Zurückhaltung. Wir dürfen die Enkel positiv bestärken, besonders was ihren Körper angeht, aber wir dürfen diese Kinder nicht zu unserm Lustobjekt machen. Wer nackte Kinder zu seiner eigenen sexuellen Befriedigung anschaut, übt sexuelle Gewalt aus und vergiftet das Vertrauensverhältnis zu den Enkeln. Sexuelle Gewalt durch Großväter ist gleichzeitig der schlimmste Vertrauensmissbrauch, den die Enkel erleben können.

Sexuelle Gewalt beginnt immer mit Grenzverletzungen und Respektlosigkeit

Die häufigsten Formen sind:

- Genitale, anale oder orale Vergewaltigung
- Das Eindringen (Penetration) in den After oder die Scheide des Kindes/Jugendlichen mit Fingern, Penis oder Fremdkörpern
- Masturbieren im Beisein des Kindes
- Sexuelle Handlungen, bei denen das Kind gezwungen wird, die Genitalien des Erwachsenen zu berühren
- Anschauen von Pornographie
- Zuschauen beim Geschlechtsakt
- Manipulieren am Körper ohne Penetration als häufigste Art sexueller Gewalt.

Kinder, die dann noch zur Geheimhaltung verpflichtet werden, fühlen sich hilf- und wehrlos. Wenn Oma den Opa dabei erwischt und schweigt, wird das Kind noch verwirrter, weil es sich selber schmutzig und schuldig fühlt. Dieses Gemisch aus Scham- und Schuldgefühlen lässt das betroffene Kind in Sprachlosigkeit zurück.

Ein Opa, eine Oma, die eigentlich lieb sind, sich kümmern, das Enkelchen immer bei sich auf der *Besucherritze* schlafen lassen, sind doch keine bösen Menschen, oder? Das betroffene Kind wird in seinen Gefühlen total verunsichert und verliert das Vertrauen in die andern. Wenn der Täter, die Täterin ihm dann noch androht: „Wenn du was erzählst, muss ich ins Gefängnis und dann ist Oma oder Opa, Mama oder Papa sehr traurig und werden mit dir schimpfen", fühlt sich das Opfer verantwortlich für den Täter oder die Täterin. So wird das Opfer manipuliert und weiß bald nicht mehr, was richtig und was falsch ist. Um den geliebten Großeltern nicht zu schaden, wird es sich immer mehr in sich zurückziehen.

Die meisten Täter kommen aus dem vertrauten Bereich des Kindes.

Großeltern, die sich in dieser Weise strafbar gemacht haben, können ins Gefängnis wandern. Doch das ist hier nicht der entscheidende Punkt. Der Schaden, der durch sexuelle Übergriffigkeit bei den Kindern angerichtet wird – dagegen ist ein Gefängnisaufenthalt das geringere Übel.

Opfer sexueller Gewalt haben meistens lebenslang mit den körperlichen und seelischen Folgen zu kämpfen. Viele von ihnen erkennen erst als Erwachsene, was Oma oder Opa ihnen damals angetan haben. Bringen sie das Geschehen dann offen zur Sprache, geschieht nicht selten, dass man ihnen mit Vorwürfen begegnet, z.B. warum sie jetzt erst damit kommen. Die Unruhe und die Erschütterung im Familiengefüge werden auch ihnen angelastet. Sie haben nicht nur die Tat zu verarbeiten, sondern werden auch noch für die Folgen der Aufarbeitung verantwortlich gemacht: Wieder sind sie verantwortlich. Von den Schwierigkeiten bei der eigenen sexuellen Orientierung ganz zu schweigen.

Woran Erwachsene merken können, dass das Kind eventuell Opfer sexueller Gewalt wurde

- Das Kind zieht sich plötzlich zurück, es wird ängstlich oder aggressiv.
- Auch auffallend unterwürfiges Verhalten könnte auf einen sexuellen Übergriff hinweisen.
- Ebenso sind Schlaf- oder Essstörungen ein Hinweis.
- Besonders auffällig ist, wenn das Kind plötzlich einen ganz bestimmten Menschen meidet, beim Spielen oder Ihnen gegenüber auf einmal sexualisiertes Verhalten zeigt.
- Wird das Kind häufiger krank oder hat es plötzlich unerklärlich blaue Flecken sollten Sie bzw. die Eltern, dem dringend auf den Grund gehen.

Bleiben Sie zunächst ruhig, denn nicht immer liegt sexueller Missbrauch vor. Dennoch dürfen Sie hartnäckig nach einer Erklärung suchen. Vielleicht ist ja alles viel harmloser.

Vielleicht ist es zu vereinfacht, aber eigentlich ist es einfach

Liebe Großeltern, arbeiten Sie an Ihrer Partnerschaft, solange Sie miteinander leben, dann haben Sie es nicht nötig, sich an anderen, vielleicht Ihren Enkelkindern, zu vergreifen. Auch wer schon jenseits der Goldenen Hochzeit ist, darf sich immer noch um seinen Partner, die Partnerin bemühen, ein Kompliment machen und auf jede erdenkliche Weise zeigen, dass er oder sie immer noch wertvoll ist. Das stärkt nicht nur Ihre gegenseitige Liebe, sondern gibt auch Ihren Nachkommen ein gutes Gefühl. Kinder und Enkel werden sich nochmal so wohl bei Ihnen fühlen, wenn Sie als Paar gegenseitige Liebe ausstrahlen. Wie ich schon ausgeführt habe, auch alte Menschen sind keine asexuellen Wesen, nur weil sie im fortgeschrittenen Alter sind. *Liebe, Sexualität, tiefer Respekt und Würde gehören ... untrennbar zusammen.* (Um Gottes Willen, Isabel Losada, S.18)

Großeltern, die Kindesmissbrauch in der Enkelfamilie bemerken, raten wir klar zur Anzeige. Umgekehrt aber gilt das Gleiche: Auch Kinder und Enkel haben das Recht und die Pflicht, Übergriffigkeit durch Großeltern anzuzeigen. Das bedeutet im Endeffekt u.U. eine mehrjährige Haftstrafe für den Täter oder die Täterin. Ist es das wert? Denn eigentlich lieben Sie Ihre Enkel doch, oder? Bestimmt würden Sie alles tun, damit es denen gut geht, stimmt's? Vielleicht überschütten Sie die Kleinen auch mit ganz vielen Wohltaten, die im Falle eines Falles wie Erpressung wirken. Unheilvolle *Geheimnisse,* die Sie die Enkel zwingen, mit Ihnen zu teilen, machen die Kinder krank. Und letztendlich Sie auch. Denn Sexualität, die auf solche Weise ausgelebt wird, macht süchtig. Suchtkranke verlieren die Kontrolle über ihr Leben und finden meistens nicht mehr allein aus dem Suchtkreislauf. Wie bei jeder Sucht, beginnt es beim ersten Mal.

Darum, hüten Sie sich! Es gibt genug Ausweichmöglichkeiten, seine Sexualität auszuleben, lassen Sie die Finger von Ihren Enkelkindern.

Kinder stark machen

Ob Lüdge oder der Fall in Staufen, überall wo Übergriffe auf Kinder an die Öffentlichkeit gelangen, ist das allgemeine Entsetzen groß. Dann kocht die Volksseele über und jeder hat in Gedanken schon die passende Strafe für solche Übeltäter parat.

Kindesmissbrauch durchzieht unsere Nachrichten inzwischen wie Meldungen von Krieg oder Pandemie. Das liegt auch an der erfolgreichen Aufklärungsarbeit der Ermittlungsbehörden. Viele Beamten sind beispielsweise mit der Recherche im Internet beschäftigt. Das weltweite Internet als Tummelplatz für Täter, die es zu ihrer eigenen sexuellen Befriedigung ausschließlich auf Kinder abgesehen haben.

Täter, die sich vernetzen, Fotos und Videos entsprechenden Inhalts austauschen und stets auf der Jagd nach neuer *Beute* sind, denn Kinderpornographie ist inzwischen ein Milliardengeschäft.

Uns sind im Laufe unseres Dienstes einige Päderasten begegnet. Sie waren einerseits aktive Gemeindeglieder, die sich vorwiegend in der Kinder- und Jugendarbeit einsetzten. Mitarbeiter, auf die man stets zählen konnte, beliebte Mitchristen, ohne deren Einsatz manches nicht hätte stattfinden können. Oder auch liebe, unauffällige Christen, Menschen, die hilfsbedürftig wirkten und darum viel Zuwendung erhielten. In einem Fall war es ein alter Mann. Als seine Neigung erkennbar wurde, hieß es, wäre er jünger, man wüsste, was zu tun sei, nämlich diesen Menschen aus der Kirchengemeinde auszuschließen, aber jetzt sei er ja schon alt.

Kirchengemeinden sind bis heute ein fruchtbarer Tummelplatz für derart veranlagte Menschen. Fliegt ihr Tun auf und wird es strafrechtlich geahndet, gibt es mit Sicherheit immer noch ein paar Unbelehrbare, die glauben, mit einfachen seelsorgerlichen Mitteln, dem Betreffenden zur Seite stehen zu müssen.

Die Täter werden besucht und eingeladen, man ermöglicht ihnen den Zugang zu kirchlichen Veranstaltungen. Immer mit dem naiven Argument: „Er/Sie kann doch hier nichts anrichten." Diese Täter benutzen das Klo, wohin auch die Kinder gehen. Sie haben Handys und machen genauso Fotos von Kinderdarbietungen, wie andere auch. Sie *genießen* die Anwesenheit der Kinder. Kurz gesagt, *wohlmeinende* Mitchristen befördern diese Neigung durch ihre Naivität. Dabei verfolgen solche Täter nur ein Ziel: Vertrauen zu erschleichen, um sich an Kinder heranmachen zu können. Denn viele von ihnen haben noch immer nicht begriffen, dass sie den Kindern mit ihrem Tun ernsthaften Schaden zugefügt haben. Und leider begreifen das auch viele Gemeindemitglieder nicht und – man mag es kaum glauben – auch viele Pastoren nicht. Dass in diesem Fall die altbewährten seelsorgerlichen Methoden: Gespräch, Gebet, Zuwendung, nicht greifen, wollen die meisten nicht wahrhaben. Es würde an dieser Stelle zu weit führen, die geistlichen Dimensionen solchen Tuns auszuführen. Nur so viel sei gesagt: Kinderpornographie innerhalb kirchlicher Mauern führt meistens auch in okkulte Abgründe. *Es ist abwegig zu denken, ein „Pädo" könne seiner Neigung so abschwören wie zum Beispiel ein Raucher dem Nikotin.* (Es geschieht am helllichten Tag, Manfred Karrenmann, S. 212)

Was können wir tun, um unsere Enkelkinder vor fremden Übergriffen zu schützen?

Haben Kinder ein gesundes soziales Umfeld wie Familie, Schule, Kirchengemeinde, Verein usw., sind sie weniger gefährdet, Opfer sexueller Gewalt zu werden.

Kinder haben ein Recht auf den eigenen Körper

- Wenn das Kleinkind nicht mag, dass es dauernd betatscht wird, respektieren Sie das.
- Weigert sich das Kind, Opa oder Oma zu küssen, akzeptieren Sie es.
- Achten Sie darauf, welche Grenzen Ihre Enkel stecken. Sollte es keine geben, so helfen Sie dem Enkelkind, welche zu markieren. Denn es muss sich nicht überall anfassen lassen, von niemandem. Weder auf der Schultoilette von Mitschülern, noch von Fremden. *Mein Körper gehört mir* ist ein wichtiger Satz, den Kinder beizeiten lernen sollten.

Kinder dürfen nein sagen

Bringen Sie den Enkeln bei, dass sie nein sagen dürfen. Am besten lernen sie es, wenn schon Eltern und Großeltern dieses nein respektieren. Bringen Sie den Kleinen bei, laut zu schreien, wenn Fremde sie ungehörig berühren wollen. In vielen Kommunen gibt es inzwischen an verschiedenen Läden die Aufkleber *Kindernotinsel*. Hierher können sich bedrängte Kinder flüchten. Hier glaubt man ihnen und hilft weiter. Hier sind sie in Sicherheit. Machen Sie Ihre

Enkel auf diese Möglichkeit aufmerksam. Bringen Sie den Enkeln außerdem bei, dass es keine Geheimnisse zwischen Fremden und Enkeln geben kann und darf. Kinder müssen wissen, dass die Schuld an solchen Taten immer die Erwachsenen trifft, auch wenn Täter das prinzipiell anders darzustellen und die Kinder so zu erpressen versuchen. Enkel müssen wissen, dass sie den Eltern oder Großeltern grundsätzlich alles erzählen dürfen. Auch wenn das Kind, entgegen elterlicher Anordnung, doch den kürzeren Weg durch den Park genommen und dabei Opfer einer Straftat geworden ist. Das Kind trifft an solcher Tat keine Schuld. Sie dürfen dem Kind auch Abwehrmechanismen beibringen. Es darf laut schreien: „Hau ab, lass mich in Ruhe!" Es darf in die Hand beißen, die nach ihm unberechtigterweise greift. Es darf, wenn es in der Lage ist, dem Täter in den Schritt treten. Kurz gesagt, es darf dem, der sich an ihm vergreifen will, wehtun. Denn sonst tut der Andere ihm weh.

Altersgemäße Aufklärung über Sexualität

Natürlich haben kleine Kinder noch keine Ahnung von menschlicher Fortpflanzung und Sexualität. Aber dass ihnen nicht jeder zwischen die Beine greifen darf, wissen sie bereits im frühen Alter. Außerdem haben sie ein untrügliches Gefühl dafür, ob sie etwas zulassen wollen oder nicht. Solche kindlichen Schamgefühle müssen Eltern und Großeltern unbedingt respektieren und pflegen, so ist das Kind ein wenig vor Straftaten gefeit. Denn gerade bekannte und vertraute Personen werden selten mit Gewalt operieren, sondern versuchen, sanft vorzugehen. Gibt das Kind schon bei der ersten unsittlichen Berührung ein Signal, es das ein riesiger Selbstschutz.

Gute und schlechte Geheimnisse

Gute Geheimnisse vermitteln gute Gefühle. z.B. vor einem Geburtstag oder zu Weihnachten. Aufgrund solcher Ereignisse etwas für sich behalten zu können, macht riesigen Spaß und ist ein Meilenstein in der kindlichen Entwicklung.

Schlechte Geheimnisse aber machen ängstlich und unsicher, können Bauchschmerzen verursachen und schlechte Träume. Solche *Geheimnisse* müssen Kinder unter allen Umständen ihren Eltern oder Großeltern anvertrauen lernen.

Glauben Sie dem Kind

In einer unserer Gemeinden gab es ein sehr eifriges und gläubiges Mitglied. Jemand, von dem man sagt: eine Säule der Gemeinde. Als unsere dreizehnjährige Tochter sich beschwerte, genau diese Person versuche ständig, sie zu betatschen, nahmen wir sie nicht ernst. Wir hielten das für pubertäre Empfindlichkeit, denn wir konnten uns nicht vorstellen, dass ausgerechnet diese Person, die verheiratet war und Kinder hatte, sich an jungen Mädchen vergreifen würde. Inzwischen ist dieser Mensch ein rechtskräftig verurteilter Sexualstraftäter. Gott sei Dank, kam unser Kind glimpflich davon, denn sie ging dieser Person stets aus dem Weg. Dass wir ihr nicht geglaubt haben, dafür haben wir uns bei ihr entschuldigt. Nicht auszudenken, was wir mit diesem Vertrauensbruch hätten anrichten können. Folgen Sie daher nicht unserm Beispiel, sondern: Glauben Sie dem Kind. Gerade in Kirchengemeinden kommt es immer wieder vor, dass niemand glauben mag, dass ausgerechnet der oder die zu so etwas fähig sind. Rechnen Sie deshalb damit, dass Sie eventuell allein auf weiter Flur stehen, wenn Sie so etwas offen zur Sprache bringen. Geben Sie lieber ein für Sie und die Gemeinde wichtiges Amt auf, aber glauben Sie dem Kind. Und sollten Sie bereits in so ein Getriebe geraten sein, wissen Sie, mit welch haarsträubenden Argumenten solche Täter verteidigt werden. *Vergebung* heißt für die meisten, weitermachen, wie bisher. Sollten Sie dazu nicht bereit sein – und Sie sollten dazu nicht bereit sein – wird sich das Blatt gegen Sie wenden und man wird Ihnen *Unversöhnlichkeit* vorhalten. Gibt es einen besseren Nährboden für solche Menschen?

Kinder sollen nicht mit Fremden mitgehen

Eltern und Kinder sollten ein Codewort ausmachen, das auch die Großeltern kennen sollten. Täter benutzen die abenteuerlichsten Geschichten, um das Kind beispielsweise vom Spielplatz wegzulocken: Mama sei plötzlich krank, Papa hätte einen Unfall oder Oma und Opa könnten nicht kommen, das Kind abzuholen. Nun sei er oder sie also hier, um das Kind nach Hause zu bringen. Ein Codewort wäre hier der beste Beweis, ob es stimmt oder nicht. Wenn der oder die Fremde das Codewort nicht weiß, muss das Kind schnell bei anderen Erwachsenen Schutz suchen oder laut schreien und am besten wegrennen. Bestärken Sie das Kind darin, nicht mit Fremden mitzugehen, auch wenn er oder sie mit Bonbons, Schokolade, Eis oder sogar einem Handy locken. Kinder dürfen wissen, dass nicht jeder fremde Mensch freundliche Absichten hat und es deshalb am besten ist, misstrauisch zu sein.

Tatort Spielplatz

Gerade für pädophil veranlagte Menschen ist der Spielplatz ein Eldorado, ihre Neigungen auszuleben.

Sollte Ihrem Enkelkind in der Gegenwart eines bestimmen Erwachsenen nicht wohl sein, bitte Sie ihn, Abstand zu wahren oder gehen Sie woanders hin.

Hat Ihr Enkelkind das Gefühl, von einem bestimmten Erwachsenen verfolgt zu werden, sprechen Sie den Betreffenden an.

Geben Sie Personen, die sich neben Ihnen auf der Parkbank niederlassen, Ihnen Komplimente machen und sich nebenbei nach dem Kind erkundigen, nur vage Auskunft. Vermeiden Sie bei solchen Gesprächen Details über Familienverhältnisse oder die Adresse. Sie müssen wissen, ein Grundsatz der Pädophilen lautet: *Nicht mit der Mutter – aber auch nicht ohne die Mutter.* Warum soll dieser Grundsatz nicht auch für Großeltern gelten? Denn durch Freundschaften, vertrauensvolle Beziehungen zum Umfeld des

Kindes, schaffen solche Menschen eine Atmosphäre des Vertrauens für sich und gleichzeitig eine Atmosphäre, wo die Opfer unglaubwürdig gemacht werden.

Sehen wir Personen, die unsere Kinder ungefragt fotografieren, müssen wir einschreiten. Genauso bei Personen, die immer vor uns zur Stelle sind, wenn die Enkel hinfallen, rutschen, schaukeln und die dabei versuchen, die Kinder immer anzufassen. Gebieten Sie dem energisch Einhalt. Die Enkel sollen merken, dass wir uns für sie einsetzen.

Aber merken Sie sich: Nicht jeder, der mit Kindern scherzt, ihnen beim Rutschen hilft oder mit ihnen spielt, ist ein Täter.

Tatort Schwimmbad

Auch hier gilt zunächst einmal, nicht jeder, der mit unsern Enkeln spielt, hat böse Absichten. Beobachten wir aber, dass eine Person die Nähe der Enkel sucht, um sie immerzu anfassen zu können, müssen wir das energisch verbieten.

Gerade in Freizeiteinrichtungen, wie Schwimmbädern oder Sportanlagen, tummeln sich gerne Personen mit pädophilen Neigungen. Bleiben Sie erstmal skeptisch, wenn Fremde nett, freundlich und vertrauensvoll Kontakt zu Ihnen suchen und Hilfe anbieten. Auch wenn es eine große Hilfe wäre, wenn sich jemand Fremdes bereit erklärt, mit dem Kind auf die Toilette zu gehen, lehnen Sie diese Hilfe strikt ab. (Auch auf die Gefahr, dass es wirklich ganz harmlos wäre.) Gerade wenn es darum geht, dem Enkelkind, auch wenn es noch klein ist, die Hose runterzuziehen, überlassen Sie das niemals Fremden.

Sorgen Sie dafür, dass Ihr Enkelkind fremden Menschen keine Kontaktdaten, wie Handy, Email, WhatsApp, Telefonnummer oder gar die Adresse mitteilt. Ebenso verbieten Sie dem Enkelkind, die fremde Person zu begleiten, weil die angeblich in unmittelbarer Nähe des Parks, Spielplatzes, Schwimmbades o.a. wohnt. Auch wenn die

Person *nur* schnell das Spielzeugauto holen will, dass der eigene Sohn angeblich nicht mehr *braucht*. Unterbinden Sie das energisch.

Lassen Sie kleine Kinder in der Öffentlichkeit nicht nackt herumlaufen. Was früher, als wir noch kleine Kinder waren, gesund und vollkommen in Ordnung war, ist heute leider gefährlich. Verhüllen Sie den Unterleib mit einer Windel oder einem Höschen und schützen Sie das Kind auf diese Weise vor fremden Blicken.

Auch hier gilt wieder: Verbitten Sie sich das Fotografieren.

Sie müssen wissen, dass viele Pädophile in Begleitung von Kindern und Jugendlichen auftreten und sich dadurch den Anschein von Seriosität geben. Wenn solche Begleitkinder Kontakt zu Ihren Enkeln knüpfen – ein Schelm, wer Arges dabei denkt. Deshalb: Gehen Sie der Sache auf den Grund, bohren Sie nach. Wer sind diese Kinder, wer ist der Mann, der so toll mit ihnen Fußball spielt? Pädophile sind tolle Spielkameraden. Bei Ihnen darf man alles: Computerspielen, aufbleiben, schlechte Wörter sagen und verbotene Filme sehen. Ist das Kind erst in diesem Netz gefangen, kann es nur schwer wieder heraus, denn jetzt setzt die Erpressermasche ein. Pädophile machen ein schlechtes Gewissen: schau mal, was du von mir alles bekommen hast. Die anderen Kinder aus diesem Umfeld werden die Erpressermasche verstärken und das Kind muss sich dem Gruppendruck beugen.

Richten Sie daher den *Schutzwall* von Geborgenheit und Vertrauen um Ihre Enkelkinder auf. Leben Sie eine gesunde Einstellung zur Sexualität vor. Stehen Sie Ihrem Enkelkind stets zur Seite. So schützen Sie es am effektivsten vor solchen Tätern.

Miteinander Festen einen Sinn geben

An die Schwester Aphia sowie an unseren Mitstreiter Archippus. Und auch an die Gemeinde, die sich in deinem Haus trifft. (Philemonbrief Vers 1, Basis Bibel)

- Rituale schaffen Strukturen

Vielleicht beginnen oder begannen Sie jeden Arbeitstag mit dem Gang zur Kaffeemaschine. Der Griff nach *Ihrer* Tasse, der erste Schluck, ein kleiner Plausch mit den Kollegen und dann ging's los. War der Kaffeeautomat defekt, die Tasse schmutzig oder anderweitig in Benutzung oder der Kaffee alle, war dieser Ablauf gestört und der Beginn des Arbeitstages fühlte sich irgendwie merkwürdig an. Denn ein kleines Ritual war gestört.

Dasselbe mag für den Feierabend gelten.

Mein Vater zog sich nach der Arbeit daheim seinen Blaumann an, trank dann seine Tasse Kaffee, aß eine Vesper und verschwand anschließend in seiner kleinen Werkstatt, wo er sich nötigen häuslichen Reparaturen widmete oder seinem anderen Hobby, der Vogelzucht. Gegen 19.00 Uhr erschien er zum Abendbrot in der Küche, anschließend zog er sich wieder um und die *Tagesschau* war der Beginn des gemütlichen Teils des Tages.

Rituale geben unserm Tages- und Jahresgeschehen Struktur. Sie konditionieren, d.h. sie formen unsere Abläufe. *Lördagsgodis*, die Samstagssüßigkeiten in Schweden, konditionierten die Kinder also aufs Wochenende. Am Samstag gibt es Süßigkeiten. Zu Weihnachten gibt's Lebkuchen. Ich bin beispielsweise so konditioniert, dass mir Weihnachtsgebäck wirklich erst ab dem 1. Advent schmeckt. Vorher backe ich zwar die Plätzchen, aber ich mag sie noch nicht zum Kaffeetrinken auf dem Tisch haben.

Rituale wirken aber nicht nur in der Form bestimmter Reize. Rituale haben auch eine Wirkung auf Körper und Seele. Hier kommt besonders den *kirchlichen Festen* ihre Bedeutung zu. Das Kirchenjahr, beginnend mit der Adventszeit und endend mit dem Totensonntag, bestimmt die feierlichen Höhepunkte des Jahreslaufs. Weihnachten, Ostern, Pfingsten. Dazu kommen Kommunion oder Konfirmation, Erntedank. Zur Sommerzeit passend feiern viele Kirchengemeinde ihr Gemeindefest.

Der Wochenrhythmus hat seinen Höhepunkt im wöchentlichen Besuch des Gottesdienstes. Auch das ist für viele Christen ein Ritual, das sie nicht missen möchten. Gottesdienste als *Tankstelle* für Seele und Geist. Es geht hier um Glauben und Vertrauen und das Pflegen einer Gemeinschaft. Es ist wissenschaftlich erwiesen, dass gläubige Menschen gesünder sind. Damit will ich nicht sagen, dass Glauben gleich Gesundheit ist. Aber die Tendenz dazu ist eine positivere. Denn gläubige Menschen haben Hoffnung über den Tod hinaus, was sie per se schon zu optimistischen Menschen macht. Wer an eine höhere Macht glaubt, fühlt sich besser aufgehoben und kann mit Zukunftssorgen anders umgehen.

In Ritualen, wie singen und beten, findet man *verstecktes Wissen.* Inzwischen gibt es Studien, die belegen, wie gut gemeinsames Singen dem Körper und der Seele tut. Predigtworte, die unsere Seele berühren, uns aufrichten, Hoffnung geben oder bestärken, mögen ein Übriges tun. Dazu kommt die *Zugehörigkeit* zu einer Gemeinschaft Gleichgesinnter.

In meiner Kindheit sprachen wir in unserer Kirchengemeinde alle Erwachsenen mit *Onkel* und *Tante* und *du* an. Ich hatte dadurch stets das Gefühl, einer riesigen Familie anzugehören, weil ich ganz viele Onkel und Tanten hatte.

Mein Mann und ich gingen schon als Kinder Woche für Woche regelmäßig zum Gottesdienst. Später haben wir dieses Ritual mit unsern Kindern beibehalten. Etwas Feierliches ging mit dem Gottesdienstbesuch einher: Unsere Kinder hatten extra Taschen dafür, worin sich ihre Beschäftigungssachen befanden. Die Woche über waren diese Taschen tabu. Alle kleideten sich entsprechend. Das Mittagessen wurde vorgekocht und brauchte nur noch aufgewärmt zu werden. Nachmittags war Familienzeit, entweder wir unternahmen etwas in der Natur oder wir bastelten daheim, spielten *Mensch ärgere dich nicht* oder lasen etwas vor. Kuchen gab es auch und Süßigkeiten. Es war für unsere Kinder immer der Höhepunkt der Woche.

Die Zeiten haben sich inzwischen gewandelt. Heute fände es kaum ein Kind schick, in Hemd und Schlips zur Kirche zu gehen. Jeans und sportliche Schuhe entsprechen heute dem jugendlichen Modeideal. Was zuerst noch Naserümpfen und scheele Blicke auslöste, ist inzwischen keines Blickes mehr wert. Selbst ripped Jeans, Jeans mit Löchern also, gehören dazu.

Das Ritual des wöchentlichen Gottesdienstbesuches hat unsere Woche strukturiert. Wäsche waschen und andere schwierige, aufwendige Arbeiten versuchten wir in die erste Wochenhälfte zu legen, auch unsere Einkäufe tätigten wir nicht an den Wochenendtagen. So konnten wir uns entspannt auf den Gottesdienst einstellen oder vorbereiten.

Jede Familie hat ihre eigenen Rituale. Ob es das Tischgebet ist oder die Gute-Nacht-Geschichte. Vielleicht bringt der Ehemann seiner Frau zum Wochenende stets einen Strauß Blumen mit, auch ein schönes Ritual, denn auf diese Weise erfährt die Ehefrau jede Woche eine besondere Aufmerksamkeit. Oder sonntags wird das wöchentliche Taschengeld für die Kinder ausgezahlt.

Rituale schaffen Strukturen

Ich liebe die Adventszeit, denn dann beginnt meine ganz besondere Lesezeit. Eine Zeitlang habe ich speziell Weihnachtsgeschichten gesammelt, die ich mir in der Vorweihnachtszeit gerne wieder vornehme. Kennen Sie *Nicht nur zur Weihnachtszeit* von Heinrich Böll? Oder Weihnachtskrimis? Nicht jede Weihnachtsgeschichte ist mit rosa Zuckerguss übergossen.

Viele Jahre engagierten wir uns auf dem Weihnachtsmarkt im Stand für soziale Zwecke. Das bedeutete das ganze Jahr über die Produkte herzustellen, die wir dort verkaufen wollten. Das hieß Vorbereitung und einen Adventssonntag dafür zu opfern. Das hieß, Standaufbau nach festen, vorgegebenen Regeln und elf Stunden Präsenz. Das war Stress, Freude, Spaß, Euphorie und Ansporn in einem. Es war unser Vorweihnachtsritual, das zu unserm Leben und in unsere Vorweihnachtszeit gehörte.

Im Sommer ergeht von uns die Einladung an die erweiterte Familie zu einem Familientreffen mit Kaffeetrinken und abendlichem Grillen. Mann und Maus, Kind und Kegel, alle beteiligen sich. Wir sehen uns nach langer Zeit endlich wieder, staunen, wie groß die Enkel geworden sind, lachen und quatschen miteinander. Meistens nach Generationen getrennt, das ergibt sich einfach so. Ich habe festgestellt, dass dieses Ritual besonders für die Kinder und Enkel wichtig ist. Es gibt ihnen ein Zusammengehörigkeitsgefühl, sie spüren ihre Wurzeln und begreifen, woher sie kommen.

Natürlich können Rituale auch negative Gefühle hervorrufen. Wurde jemand zum Gottesdienst gezwungen, wird der Klang der Orgel oder das Läuten der Glocken ungute Erinnerungen wachrufen. Genauso kann es mit Familientreffen sein. Vielleicht waren das Saufgelage oder Events, auf denen man sich gegenseitig beschimpfte. Betroffene werden lange brauchen, in einer eigenen Familie den Mut zu finden, trotzdem einen Gottesdienst aufzusuchen oder Familientreffen mit einem anderen Programm zu organisieren. Es liegt immer an uns, ob wir Rituale einfach so übernehmen oder deren Sinn hinterfragen. Wir sollten unsere Rituale immer mal wieder auf den Prüfstand stellen, damit sie nicht nur unsern Alltag oder das Festjahr strukturieren, sondern unserm Leben auch Sinn und Werte geben.

Rituale, die uns guttun, sollten wir erhalten und eventuell ausbauen

Gerade im Alten Testament, im dritten Buch Mose, finden wir viele Anweisungen für Rituale rund um den Gottesdienst an der Stiftshütte. Im Neuen Testament lesen wir von Jesus, dass er *nach seiner Gewohnheit* den Gottesdienst in der Synagoge besuchte. (Lukas 4,16) Der Sohn Gottes nahm also am rituellen Geschehen seiner Zeit in Israel teil, aber er schaffte auch Rituale ab, wie z.B. die Passahfeier und schuf neue Rituale, wie das Abendmahl und die Taufe.

Ob ein Ritual für Sie passend ist, hängt davon ab, ob es in Ihr Wertesystem passt. Zwar begeht auch der Rest der Bevölkerung in unserm Land Feiertage wie Pfingsten, Ostern oder Weihnachten, die eigentlich christlichen Ursprungs sind, doch werden diese mehr oder weniger zu säkularen Frei-Tagen. Sie sind sozusagen entkernt. Die ursprüngliche Bedeutung interessiert nicht mehr. Weihnachten und Ostern werden zu Geschenk-Orgien und Pfingsten zu Zusatzurlaub. Darum, nehmen Sie sich die Zeit und erklären Sie Ihren Enkeln, warum der Vatertag eigentlich Himmelfahrt heißt und erzählen Sie in der Adventszeit, welchen Ereignisses wir wirklich gedenken. Machen Sie sich selber schlau, was der rot ummäntelte Weihnachtsmann und Coca-Cola miteinander zu tun haben. Trennen Sie Mythen von den wirklichen Geschichten. Das ist Ihre Aufgabe als Großeltern. Zeigen Sie mit Ihrem eigenen Beispiel, wie viel Kraft der Mensch aus kirchlichen Ritualen schöpfen kann.

Ein Ritual darf keine sinnentleerte Übung werden. Ein Ritual sollte in jedem Fall ein angenehmes Gefühl hinterlassen.

Füreinander beten

Ich sage meinem Gott allezeit Dank, sooft ich deiner in meinen Gebeten gedenke. (Philemonbrief Vers 4, Mengeübersetzung)

- „Beten ist nichts für Redegewandte, sondern für Hörfähige" (Jörg Zink)
- Handeln wie Hiob

In vielen Religionen (Judentum, Islam, Christentum) wird das Gebet praktiziert. Im Buddhismus ist es unbekannt. Dort gibt es nur Meditation, das Schweigen, Verstummen, die Kontemplation.

Jeder Mensch hat Sehnsucht nach einem guten Gesprächspartner. Die einen haben gute Freunde oder Freundinnen, andere suchen sich einen Chatpartner im Internet. Mancher geht auf den Friedhof zum Grab eines Angehörigen und redet sich dort Freuden, Leid oder Ärger von der Seele. Einfach mal reden, einfach mal aussprechen, was einen bewegt. Das hilft schon ein bisschen.

Doch beten ist viel, viel mehr

Die Wichtigkeit des Gebetes im täglichen Leben wird auch von Christen noch immer unterschätzt. Mancher findet es sogar überflüssig und sagt, er habe keine Zeit dafür. Kein Geringerer als Martin Luther hat gesagt: *Heute habe ich viel zu tun, da muss ich mir viel Zeit fürs Beten nehmen.* Es liegt an unserer Prioritätenliste, wenn uns die Zeit zum Beten fehlt. Christen dürfen sich im Gebet an Jesus Christus wenden oder zu Gott, dem Vater. Wir dürfen mit ihm sprechen, wie ein Kind mit seinem Vater. Genauso dürfen wir ihm vertrauen. Dazu gehört, unsere Anliegen vor ihm auszubreiten.

Zunächst geht es nicht um die Frage, ob ER das eine oder andere für mich tun kann oder will, sondern ob ich ihm vertraue. Vertraue ich einem Gott, der die Welt ganz allgemein liebt – oder mich ganz persönlich? Ist Gott für mich eine reale Persönlichkeit, die bereit ist, mir Gutes zu tun?

Räume der Stille gibt es in fast jedem Krankenhaus, vielen öffentlichen Gebäuden, in Flughäfen. An den Autobahnen stehen Autobahnkirchen, Bereiche also, wo wir abschalten dürfen. Nichts und niemand stört uns, wir müssen uns nicht erklären. Innerhalb der Stille, wo man ganz für sich sein darf, klärt sich manches. Wir wissen plötzlich, wie wir uns entscheiden müssen, wir fassen Entschlüsse, wir kommen zur Ruhe. Einfach so. *Du aber, wenn du betest, geh in dein Kämmerlein und schließ deine Türe zu und bete zu deinem Vater im Verborgenen ... sagte Jesus.* (Matthäus 6,6). Daheim nennen wir solche Gebete *Omnibusgebete*, wenn jemand, der öffentlich zum Gebet aufgefordert wird, kein Ende findet. Mit großspurigen Formulierungen will solcher Beter die Zuhörer beeindrucken, was Gott davon hält – Sie haben es eben selber gelesen.

Christliche Zuhörer unter den Teilnehmern unserer Seminare bekommen von uns eine Enkel-Gebetsliste zum Ausfüllen. Wir nennen es eine wirkliche Aufgabe, täglich für jedes Enkelkind zu beten. Nehmen Sie sich die Zeit, schaffen Sie sich dafür den Raum.

„Beten ist nichts für Redegewandte, sondern für Hörfähige" (Jörg Zink)

Wer täglich für seine Enkel betet, wird gelassener, denn Oma oder Opa haben die Sorgen um das Kind abgegeben an Gott, den Vater im Himmel. Auch wenn Ihre Kinder und Enkel nichts von Gott wissen wollen, sollten Sie selbstverständlich für sie beten. Darum nennen wir solche Fürbitte auch *Geheimwaffe*. Benutzen Sie diese Geheimwaffe aber nie als Drohung! Ich bete für dich! Damit versuchen Sie, Gott und Ihre Kinder oder Enkel zu zwingen. Sie wollen Gott und Ihre Angehörigen zwingen, nach Ihrem Gutdünken zu leben und zu handeln. Nicht Gottes, sondern Ihr eigener Wille soll geschehen. Damit erweisen Sie sich und dem himmlischen Vater einen wirklichen Bärendienst. Denn die, für die Sie beten, fühlen sich erpresst. Nicht Sie haben die Oberhand in allem, was geschieht, sondern Gott. Gut gemeint wäre hier nicht gut gemacht.

Handeln wie Hiob

Und seine Söhne gingen hin und machten ein Festmahl, ein jeder in seinem Hause an seinem Tag, und sie sandten hin und luden ihre drei Schwestern ein, mit ihnen zu essen und zu trinken. Und wenn die Tage des Mahles um waren, sandte Hiob hin und heiligte sie und machte sich früh am Morgen auf und opferte Brandopfer nach ihrer aller Zahl; denn Hiob dachte: Meine Söhne könnten gesündigt und Gott abgesagt haben in ihrem Herzen. So tat Hiob allezeit. (Hiob 1)

Während die Kinder Party feiern, sozusagen ein Fass aufmachen, taucht Hiob nicht auf und vermiest die Stimmung, indem er jammert und lamentiert. Er sitzt auch nicht als Spaßbremse unter ihnen und droht mit Gottes Strafgericht. Im Gegenteil, während die Kinder noch ausschlafen, wird er bei Gott vorstellig und bittet um Vergebung für eventuelle Fehltritte, von denen er gar nichts weiß. Er weiß aber, dass junge Menschen schnell mal über die Stränge schlagen. Also handelt dieser Mann. Er barmt nicht und hat großen Kummer, sondern er geht zu Gott und bittet für seine Familienangehörigen. Wir wissen aus dem Buch Hiob, dass sie alle bei ein- und demselben Ereignis umkommen werden. In solchem Fall nicht an Gott irre zu werden, zeigt ein riesiges Vertrauen. Egal, was geschieht, Gott hält alles in seiner Hand. Wenn wir so leben und so beten, tun wir viel mehr für unsere Enkel, als wenn wir ihnen ständig in den Ohren liegen, sich zu bekehren und eine Kirche zu besuchen.

Wenn wir bitten, werden wir empfangen:

Nicht immer das, was wir erbitten,

Nicht immer dann, wenn wir bitten,

Nicht immer so, wie wir bitten.

Miteinander trauern

Die Gnade des Herrn Jesus sei mit eurem Geiste! (Philemonbrief Vers 25, Mengeübersetzung)

- Trauern mit Kindern
- Es sterben nicht immer nur die andern

Wir alle werden mit Ärger, Problemen und Leid konfrontiert. Das Baby schreit, wenn Mama weggeht, das Kleinkind brüllt, wenn es seinen Willen nicht durchsetzen kann. Schulkinder sind Mobbing auf verschiedene Art ausgesetzt, Erwachsene haben andere Verluste zu beklagen. Eins ist allen gemeinsam: Sie müssen darauf reagieren. Die einen werden aggressiv oder depressiv, andere resignieren. Was tun mit Kindern, die in der Schule keinen Anschluss finden oder jungen Erwachsenen, deren Beziehung zerbrochen ist? Lassen Sie in jedem Fall schnelle Lösungen und platte Sprüche stecken. Auch Bibelsprüche können in solchen Fällen dazu gehören. An der falschen Stelle angebracht, bewirken sie eher das Gegenteil dessen, was wir Großeltern eigentlich beabsichtigt hatten.

Besonders sensibel ist der Umgang mit dem Thema Sterben und Tod. Täglich sterben auf der Welt Menschen. Hungersnöte, Katastrophen, kriegerische Auseinandersetzungen, Anschläge, Krankheiten, Unfälle – der Tod schlägt jede Sekunde erbarmungslos zu. Vom Jüngsten bis zum Ältesten, alle haben Angst davor, niemand weiß richtig damit umzugehen. Wir haben den Tod darum weitgehend ausgesperrt. Gestorben wird in der westlichen Welt vorwiegend im Krankenhaus, Seniorenheim oder im Hospiz. Wer daheim stirbt, tut es oft allein. Mancher wird erst später zufällig entdeckt. Sterben inmitten der Familie mit anschließender Totenwache gibt es kaum noch bei uns. Wir haben uns dem Tod entfremdet, trotz allem Gerede, dass der Tod zum Leben gehöre.

Es ist zunächst der Tod anderer, mit dem wir uns auseinandersetzen. Das eigene Sterben, ist wieder etwas anderes. Je nachdem wie tief der Verlustschmerz ist, braucht es entsprechende Zeit bis wir wieder zur *Normalität* zurückkehren.

Trauer ergreift vom ganzen Menschen Besitz. Wobei der seelische Schmerz kraftlos macht. Es ist harte Trauerarbeit, solchen Verlust zu bewältigen, um aus dem Tal der Emotionen, seelischen und körperlichen Störungen wieder herauszukommen. Wenn Oma oder Opa plötzlich allein zurückbleibt, ist es hilfreich, wenn Kinder und Enkel Halt geben in solchen schweren Stunden und der Rest der Familie nicht gleich wieder zur Tagesordnung übergeht. So lässt sich der Verlust leichter ertragen. Trauernde brauchen Mitmenschen, die ihr Schweigen oder wiederholtes Fragen aushalten.

Trauernde brauchen Menschen, die das *Netz* halten, damit sie nicht ins Bodenlose fallen. Menschen, die aushalten, dass Hinterbliebene sich plötzlich gehen lassen, in eine Sinnkrise geraten, ihren Glauben und Gott anzweifeln. Wenn Oma plötzlich nicht mehr kochen will und sagt, das habe doch alles keinen Sinn und sie sowieso keinen Hunger. Oder wenn Opa nur noch vor dem Fernseher hockt, weil ihn alles andere nicht mehr interessiert, dann sind Hilfe und Begleitung von außen gefragt. Dann dürfen Kinder oder Kirchengemeindemitglieder mit sanfter Bestimmtheit eingreifen, Ziele aufzeigen und darauf hinweisen, dass Gott auch in schweren Stunden bei uns ist.

Trauern ist sehr speziell, denn jeder trauert auf seine Weise. Der eine begibt sich auf Weltreise, um den Verlust zu verarbeiten, der andere vergräbt sich daheim und lässt die Jalousien herunter. In jedem Fall obliegt es der Familie, aber auch der Kirchengemeinde, Menschen in ihrer Trauer nicht allein zu lassen. Viel Fingerspitzengefühl ist nötig, um Trauernden in rechter Weise hilfreich zu sein.

In meiner Kirchengemeinde war eine Mutter tödlich verunglückt. Sie hinterließ ihren Mann und einen jugendlichen Sohn. Tagelang standen wir alle unter Schock angesichts dieser Tragödie. Kurz nach der tränenreichen Beerdigung nahmen wir Vater und Sohn mit zu einem Wochenende mit Freunden, das seit längerem geplant war. Am ersten Tag unternahmen wir lange Spaziergänge, die Kinder vergnügten sich ungezwungen, die Stimmung unter uns Erwachsenen war ein wenig gedrückt, schließlich war ein lieber Mensch plötzlich und unerwartet von uns gegangen. Am Abend schaltete jemand den Fernseher ein und erwischte beim Rumzappen eine lustige Sendung mit dem legendären Rudi Carell. Rudi Carell Sendungen waren die Garantie für Spaß, Schenkelklopfer und viele Lacher. Aus Pietätsgründen wurde schnell wieder ausgeschaltet, als der junge Witwer rief: „Lass das doch mal, das ist immer sehr lustig!" So verbrachten wir in dieser Situation ungewollt einen amüsanten Abend vor dem Fernseher. Außenstehende hätten das nicht verstanden. Es hätte Ärger gegeben, nicht bloß für uns, sondern auch für den verwitweten Vater und seinen Sohn. Schade, wenn andere zu wissen glauben, wie Hinterbliebene sich zu verhalten haben. Dass der Witwer nicht duldete, dass seine Mutter, die erstmal den Haushalt weiterführte, sich dafür die Schürze seiner Frau umband, sei hier nur am Rande vermerkt.

Trauern mit Kindern

Eine besondere Brisanz hat das Thema Trauern mit Kindern. Nicht immer werden sie sofort mit dem Tod eines Angehörigen konfrontiert. Es reicht schon, wenn plötzlich der Wellensittich, das Meerschweinchen, der Hamster oder das Zwergkaninchen regungslos im Käfig liegen. Wohl jeder von uns wurde schon mit der Frage konfrontiert: Kommt mein Hund, der Hase, der Vogel, der Hamster, die Katze oder anderes Haustier, in den Himmel? Der Kummer ist riesig und das Kind untröstlich. Sein tierischer Freund war ihm ans Herz gewachsen und zu einem Familienmitglied geworden. Diese Erschütterung erfasst sogar die Erwachsenen. Hundefriedhöfe und Tierbestattungen haben Hochkonjunktur.

Bei Kindern ist es mit dem Trauern anders. Ihre Lebenswelt und Emotionen sind anders. Ich erinnere mich noch sehr gut daran, wie unser Meerschweinchen plötzlich tot war und unser Sohn dermaßen erschüttert darüber, dass ich alles stehen und liegen ließ, um ein neues zu beschaffen. Als der kleine Kerl aus der Schule kam, saß ein neuer *Mucki* im Käfig und der Kummer war ein wenig gelindert.

Anders ist es, wenn jemand aus dem Familienumfeld stirbt, gute Freunde oder nahe Bekannte. Schreiben Sie den Enkeln nicht vor, wie sie trauern sollen. Die Zeiten, wo sich Kinder und Jugendliche so oder so verhalten sollten, weil es sich so *gehört*, sind glücklicherweise vorbei. Falls es Sie stört, dass das Enkelkind vermeintlich zu früh zur Tagesordnung übergeht, geben Sie ihm Kopfhörer, damit es seine Musik hören kann, obwohl Opa gestorben ist. Vielleicht mag das Kind reden, vielleicht aber auch nicht.

Es kann sogar passieren, dass Kinder aggressiv reagieren, wütend sind auf Papa oder Mama oder ein Geschwisterkind, weil die sich *aus dem Staub gemacht* haben. Kinder, die sich auf diese Weise alleingelassen fühlen, reagieren oft mit Wut. Vielleicht zerreißen sie Mamas Bild oder werfen das Modellflugzeug, das Opa mit ihnen gebaut hat, in die Mülltonne. Reagieren Sie keinesfalls mit Vorwürfen oder ebenfalls aggressiv.

Setzen Sie Verstorbene auch nie an die Stelle vom lieben Gott: wenn das Mama wüsste, wenn das Opa sehen könnte. Versuchen Sie eher, die Kinder ins Leben zurückzuführen. Vielleicht wäre das eine gute Gelegenheit für Sie, falls Sie den Verlust erlitten haben, sich um der Enkel willen wieder dem Leben zuzuwenden und nicht in der Trauer zu versinken. Das ist Ihre Verantwortung. Trauern Sie gemeinsam.

Vielleicht will das Enkelkind in den Freizeitpark, weil es mit Opa dort war. Und wenn es sich selbstvergessen dem Spaß und Klamauk hingibt, ziehen Sie es nicht runter: *Du hast wohl den Opa schon vergessen ...* Auch wenn es in solchen Situationen schwerfällt, gönnen Sie Ihren Enkeln und Kindern die wiedergewonnene Lebensfreude und lassen Sie sich mitziehen. Das Andenken geliebter Verstorbener kann auf so unterschiedliche Weise hochgehalten und geehrt werden.

Bei trauernden Kindern kann es zu Entwicklungsstörungen kommen, das müssen Erwachsene wissen. Der kleine Körper stagniert und weigert sich, weiter am Leben teilzunehmen. Auch wenn ein Kind sich nicht artikuliert, trauert es trotzdem. Der Verlust von etwas Nahem, Vertrautem macht es offensichtlich sprachlos. Es kann sich nicht artikulieren, weil es durch den Verlust seiner Beziehungsperson so verunsichert wurde. Hier ist etwas zerbrochen, zerstört und kann nicht mehr rückgängig gemacht werden. Reaktionen sind dabei leichte Kränklichkeit, Schlafstörungen, Träume, Bettnässen, Trennungsängste, Hoffnung auf Vorläufigkeit.

In der Vorpubertät brechen Emotionen durch Streiten hervor oder indirekt durch den Rückzug ins *Schneckenhaus*. Reaktionen wie Ess- oder Lernstörungen, Aggression oder Albernsein, Verleugnung, Sprechstörungen, Nägelkauen usw. sind in dieser Altersgruppe für die Trauerzeit völlig *normal*.

Wenn Kinder auf diese Weise auf sich aufmerksam machen, brauchen sie Beachtung und Unterstützung auch durch uns Großeltern. Wir müssen nicht therapeutisch vorgehen, aber wir dürfen Zuwendung und Geborgenheit schenken. Reden Sie den Eltern oder dem Elternteil zu, das Kind einem Therapeuten vorzustellen. Mancher Pastor hat eine entsprechende Ausbildung, aber nicht jeder. Gerade bei Kindern ist es wichtig, dass sie kindgerecht therapiert werden, damit zum Verlusttrauma nicht noch andere Störungen kommen. Unter fachlicher Anleitung und Hilfe wird Ihrem Enkel der Weg zurück ins Leben gelingen.

In meiner Kindheit wurden Kinder von Beerdigungen enger Verwandter ferngehalten. Sicher war es auch ein Stück Hilflosigkeit der Erwachsenen. Zu Beerdigungen kam man in tiefschwarz und hielt einen Verhaltenscodex ein. Trauernde Witwen mussten ein Jahr lang schwarze Kleidung tragen. Das sogenannte *Trauerjahr* war unbedingt einzuhalten. Gegen Ende dieser Zeit durfte dann ins Grau gewechselt werden, man nannte es *austrauern*. Erst danach *durften* Trauernde eine neue Beziehung anfangen. Heute ist es total anders. Kindergräber schmücken Spielzeug und Kuscheltiere, zur Beerdigung geht mancher sogar in roter Kleidung. Damals wäre das ein unverzeihlicher Tabubruch gewesen.

Als Lady Di so tragisch verunglückte, legten tausende junge und ältere Menschen Blumen und andere Andenken an den Eisengittern des Palastes nieder.

Nach unfassbaren Anschlägen, Unfällen, Morden drücken Menschen ihre Betroffenheit mit Blumen, Kerzen und Schriftstücken aus.

Ich erinnere mich an eine ganz besondere Beerdigung Anfang der 90er Jahre. *Tante Irmgard,* wie sie liebevoll die Kinder der Gemeinde nannten, war mit 88 Jahren gestorben. Obwohl sie alleinstehend war, folgte eine sehr große Trauergemeinde ihrem Sarg, darunter viele Gemeindekinder. Selber kinderlos, war sie in die Gemeindefamilie integriert und dadurch wie eine Oma mit vielen Enkeln. Wenn Tante Irmgard (vor dem Mauerfall) in den Westen fuhr, kam sie mit vollen Taschen zurück. Alles Begrüßungsgeld hatte sie in Mitbringsel für die Gemeindekinder investiert. Sie war eine ebenso resolute, wie bescheidene alte Dame, eine liebevolle Frau. Ihr Tod war für uns alle ein großer Verlust. Die Kirchengemeinde trauerte wie um einen nahe Verwandte. Tante Irmgard hatte uns allen ihr Herz geschenkt. Das Ehepaar, das ihre Wohnung auflöste, überließ uns einen Gegenstand als Andenken, den wir unserer ältesten Tochter weitergaben. Sie hält dieses Teil in Ehren und hat es inzwischen ihrer Tochter weitergegeben. Obwohl niemand Oma zur Tante Irmgard sagte, war sie doch im heutigen Sinne wie eine Leihoma.

Die Auffassungen über Leben und Tod gingen von Alters her weit auseinander. Sind die einen von der Endgültigkeit überzeugt, glauben andere an Reinkarnation, Seelenwanderung oder eine unsterbliche Seele. Die Hoffnung, dass der Tod nicht das Letzte ist, gibt vielen Christen Trost und Zuversicht für sich und ihre verstorbenen Lieben in den schweren Stunden des Abschiednehmens.

Es sterben nicht immer nur die andern

Drohen Sie nicht mit Ihrem Tod

Ihr werdet schon sehen, wenn ich tot bin!, vielleicht ist es das letzte Mal, solche und ähnliche Sätze werden von Seniorinnen und Senioren gerne als Erpressung genutzt. Es ist eigentlich gemein, sich die Aufmerksamkeit der Enkelfamilie auf diese Weise zu ertrotzen und zeigt, dass Sie sich mit dieser unvermeidlichen Tatsache persönlich noch längst nicht abgefunden haben.

Testament, Vollmacht, Patientenverfügung

Herr, lehre uns bedenken, dass wir sterben müssen, damit wir klug werden. So steht es in Psalm 90,12. Diese Tatsache nur zu akzeptieren erfüllt noch nicht völlig den Tatbestand der Klugheit. Ja, irgendwann muss jeder gehen – das ist mehr ein Gerede als eine weise Einstellung. Klug handeln wir, wenn wir uns gezielt darauf vorbereiten. Dazu gehört ein gültiges Testament. Besitzen Sie Immobilien oder haben Sie größere Summen auf dem Konto, klären Sie beizeiten, am besten mit einem Anwalt oder Notar, was damit nach Ihrem Ableben geschehen soll. Sie handeln sonst über Ihren Tod hinaus verantwortungslos, wenn Sie das den Nachlassgerichten überlassen. Zwist, Streit und Schlimmeres kann daraus erwachsen, wenn Ihnen egal ist, was dann wird.

Für jedes Bundesland gibt es vorgedruckte Vollmachten und Patientenverfügungen, die Sie ausgefüllt und jährlich neu unterschrieben, an einem Ort, der Ihren Angehörigen bekannt sein muss, hinterlegen. Existiert so eine Verfügung nicht, wird Ihnen ein staatlich bestellter Betreuer im Falle Ihrer krankheitsbedingten Unfähigkeit zur Seite gestellt. Egal, ob Ihr Mann, Ihre Frau oder die Kinder da sind. Sind Ihre Angehörigen nicht schriftlich benannt, haben sie keine Entscheidungsrechte, wenn es z.B. darum geht, ob die künstliche Beatmung weitergeführt oder abgeschaltet wird. Darum, handeln Sie klug und handeln Sie beizeiten. Gott hat nichts dagegen, wenn wir unsere letzten Dinge ordnen. Verfassen Sie Ihren eigenen Lebenslauf. Haben Sie einen Lieblingstext in der Bibel, ein Lieblingslied? Wie möchten Sie Ihre Beerdigung, wie beigesetzt werden? All das können Sie jetzt schon festlegen. Sprechen Sie mit Ihren Kindern darüber. Die werden erleichtert sein, denn wenn der Tod eintritt, haben Ihre Hinterbliebenen noch genug um die Ohren. Man wird dankbar sein, wenn Sie ihnen einige Arbeit abgenommen haben.

Räumen Sie auf

In unserer Nachbarschaft wurde der Nachlass eines Verstorbenen aufgelöst und vieles in einen Container, der täglich ausgetauscht wurde, entsorgt. Beim achten haben wir aufgehört zu zählen. Es waren einige mehr. Sie dürfen gerne selber entsorgen, was in den Müll gehört. Auf manches legen unsere Nachfahren sicher keinen Wert. Plastiktüten und Plastikgeschirr gehören für unsere umweltbewussten Enkel mit Sicherheit dazu. Oder Bekleidung, aus der wir noch alte Lappen schneiden wollten. Elektronikschrott oder schubladenweise alte Knöpfe. Überlagerte Lebensmittel, Dekorationen vom dritten Geburtstag Ihres Kindes, das inzwischen die Fünfzig überschritten hat.

Gehen Sie beim Sortieren mit Klugheit und Bedacht vor. Vielleicht freuen sich Kinder und Enkel, wenn sie beizeiten etwas von ihnen erben. Unsere zehnjährige Enkelin bekam die Glastiere meiner Frau *vererbt*, der Enkel durfte sich aus ihrer großen Lesezeichensammlung bedienen. Den Rest hat sie sortiert und reduziert.

Ich habe meine umfangreiche Bibliothek verkleinert. Kinder und Kollegen durften sich bedienen. Jede Buchanschaffung wird inzwischen sehr genau überlegt. Wir freuen uns gemeinsam, wenn wieder ein wenig Platz geworden ist. Das gehört für uns auch zur Klugheit. Natürlich müssen Sie Ihren Haushalt nicht auflösen, als seien Sie morgen nicht mehr am Leben. Aber ein wenig reduzieren hilft schon. Es verringert nebenbei gesagt auch ein gehöriges Maß an Arbeit, denn alles, was Sie besitzen, will gepflegt und sauber gehalten werden.

Mit *warmer* Hand geben, war in meiner Kindheit ein geflügeltes Wort. Vielleicht befinden sich in Ihrem Besitz Gegenstände wie Gemälde, Porzellan, eine wertvolle Figur, Oldtimer, Schmuck oder anderes, von dem Sie möchten, dass es unbedingt an eine bestimmte Person geht. Noch können Sie es selbst regeln, indem Sie es zu Ihren Lebzeiten weitergeben. Gerade gläubige Menschen dürfen lernen, sich von Besitztümern zu trennen. Schließlich hat uns Gott versprochen, dass es uns an nichts, was wir zum Leben brauchen, mangeln wird. Also müssen Sie keine Sorge haben, dass sich nach solcher Schenkung Ihr Leben radikal zum Schlechteren wenden würde.

Verbreiten Sie Zuversicht

Der Tod hat nicht das letzte Wort. Schließlich ist Jesus selbst auferstanden. Sie dürfen ihm in Bezug auf die letzten Dinge Ihres Lebens vertrauen. Von Dietrich Bonhoeffer stammen aus einer schweren Lebenssituation folgende Worte: *Von guten Mächten wunderbar geborgen, erwarten wir getrost, was kommen mag. Gott ist mit uns am Abend und am Morgen und ganz gewiss an jedem neuen Tag.*

Auch Ihnen, liebe Großeltern wünsche ich einen festen Halt in diesen Fragen, für sich selbst und für ihre Enkel.

Was haben sie in deinem Hause gesehen?

Er sprach: Was haben sie gesehen in deinem Hause? Hiskia sprach: Sie haben alles gesehen, was in meinem Hause ist, und es ist von meinen Schätzen nichts, was ich ihnen nicht gezeigt hätte. (2. Könige 20,15)

- Wenn die Wände sprechen könnten …
- Wie bei Hempels unterm Sofa
- Ist Ihr Zuhause ein Magnet für Enkel?
- Die Oster- und die Weihnachtsdeko

Wenn die Wände sprechen könnten ...

Manche Mietshäuser sind sehr hellhörig. *Die Wände haben Ohren*, heißt es darum, wenn beim Gespräch der Lautstärkepegel steigt. Nicht jede Unterhaltung ist für fremde Ohren bestimmt, peinlich ist, wenn alle im Haus lautstarke Auseinandersetzungen Wort für Wort mühelos mitbekommen. Befindet man sich dagegen im historischen Gebäude, fände man es toll, wenn die Wände sprechen könnten. Was hätten sie wohl in einem Schloss zu erzählen, in einer einfachen Hütte oder einem stillgelegten Fabrikgebäude? Andererseits ist es wohl besser, nichts mehr von dem hören zu können, was sich beispielsweise in Mauern von Gefängnissen oder Ähnlichem abgespielt haben mag. Was hätten die Wände bei uns daheim zu berichten? Ehrlicherweise dürfen wir froh sein, dass das nicht geht.

Malereien, Kritzeleien, Einritzungen in Wänden – all das bleibt, mehr oder weniger gut, erhalten – meist über Jahrhunderte und noch weiter bestehen. Phonetische Spuren verlöschen dagegen. Wir können uns vorstellen, was für ein Treiben auf dem Schlosshof geherrscht haben mag oder in den schmalen Gassen einer historischen Altstadt, aber die Geräusche sind verklungen.

Ich möchte Sie in der Phantasie in einen Palast mitnehmen, den es vor langer, langer Zeit einmal gab. Wenn diese Wände sprechen könnten, würden sie uns eine ganz besondere Geschichte erzählen. Der König Hiskia lebte ca. 700 vor unserer Zeitrechnung und war der Regent des Volkes Israel, wie vordem sein Vater. Als er mit fünfundzwanzig Jahren den Thron bestieg, mag mancher bei Hofe sich an den Kopf gefasst und denselben kräftig geschüttelt haben, als der junge König so etwas wie eine Reformation lostrat. Nach und nach hatten seine Untertanen religiöse Sitten und Gebräuche der Nachbarvölker übernommen, Statuen errichtet und vor ihnen religiöse Zeremonien durchgeführt. Allmählich war ihnen dieser neue Volksglaube so in Fleisch und Blut übergegangen, dass sie aus Rentabilitätsgründen ihre ursprüngliche religiöse Anbetungsstätte kurzerhand dicht machten und das dort beschäftigte Personal, angefangen bei den Priestern, nach Hause schickten.

Jetzt drehte König Hiskia das Ganze herum: Er schickte die heidnischen Priester heim. Wenn wir heute davon lesen, dass er die Statuen, denen das Volk bisher Huldigung und Anbetung entgegengebracht hatte, zerstören ließ, erinnert es an den aktuellen Sturm auf die Denkmäler von Kolonialherren und Sklavenhaltern. Die einen jubeln und machen mit, andere sind da verhaltener und noch andere sind strikt dagegen, weil es ja zur Vergangenheit, der Geschichte, gehört. Die Meinungen sind geteilt. Geteilter Meinung aber war dieser junge König in seinem Eifer nicht. Er zweifelte keinen Augenblick an der Richtigkeit seines Tuns, ließ sich nicht von seinem Handeln abbringen.

Ab sofort beginnt wieder der Gottesdienst, wie man ihn vorzeiten gefeiert hat, so lautete die Anordnung des jungen Königs. Ihm reichte nicht, dass sein Volk nun gehorsam den neuen, alten Anbetungsort aufsuchte, er wollte von ihnen hören, dass es Unrecht war, sich andern Göttern zuzuwenden. Und so sprach das Volk kollektiv ein Schuldbekenntnis. Das blieb, so steht es im zweiten Buch der Könige, nicht ohne Auswirkung. Während sein Land eine folgende überregionale Krisenzeit überstand, ging das Reich Israel, das sogenannte Nordreich, in der assyrischen Gefangenschaft unter.

Doch damit ist die Geschichte um diesen besonderen König noch nicht zu Ende. Ein Sprichwort sagt: Wenn es am schönsten ist, soll man aufhören. Manchmal müsste man es abwandeln und stattdessen sagen: Wenn es am schönsten ist, kann plötzlich Schluss sein. Will sagen: Es trifft meistens die Falschen. Da verunglückt eine junge Mutter tödlich, ein Vater stirbt an einer heimtückischen Krankheit. Sie kennen das aus eigener Erfahrung, es trifft schon sehr, wenn man solche Schicksale erfährt oder selber erleiden muss. So auch dieser König. Er ist voll drin in seinem reformatorischen Tun, als er lebensbedrohlich erkrankt. Ausgerechnet jetzt, wo er noch so viel vorhatte, so viel zu tun wäre! Das kann doch nicht wahr sein!

In dieser Situation besucht ihn der Prophet Jesaja und kündigt ihm sein bevorstehendes Lebensende an. Hiskia ist fassungslos, er betet und weint. Mit 39 Jahren todkrank zu sein und noch nicht mal Nachkommen zu hinterlassen, ist hart.

Weil der Prophet nichts mehr für ihn tun kann, entfernt er sich wieder aus den königlichen Gemächern. Doch er ist noch nicht mal vom Hof, als Gott ihn zum König zurückschickt, mit einer Gnadenfrist im Gepäck. Alles wird gut! Seine Majestät können weiterarbeiten an den Projekten, die noch auf Verwirklichung warten. Seine Majestät kann Familie gründen, alles, was ihm beliebt zu tun. Dafür bekommt er noch 15 Jahre Lebenszeit. Der König verhält sich angesichts dieser ungeheuren Nachricht wie manch anderer, der sich mit seinem Schicksal abgefunden hat: Er kann es nicht glauben, er weiß gar nicht, wie er mit dieser Kehrtwendung umgehen soll.

Tatsächlich wird König Hiskia gesund.

Damals verbreiteten sich Nachrichten von Krankheit oder Tod unter den Herrscherhäusern nicht in E-Mail-Geschwindigkeit. Trotzdem hat der babylonische König erfahren, dass Hiskia nach überstandener Krankheit wieder seine Amtsgeschäfte tätigt. Staatsmänner untereinander sollten sich öfter gegenseitig in Erinnerung bringen. Also schickt er Boten mit Geschenken. Natürlich handelt er nicht ohne Hintergedanken. Er will den König von Israel mittels Geschenken für ein Schutzbündnis gegen Assyrien, den Feind Babylons, gewinnen.

Die Überbringer mögen sich gewundert haben, dass Hiskia ihnen wie das blühende Leben gegenübertrat. Nichts deutete mehr auf die gerade überstandene Krankheit hin. Der Mann stand wieder voll in Saft und Kraft. Er führte die Gäste herum und zeigte ihnen bereitwillig alle seine Schätze: Gold und Silber, Spezereien, Öl, die Rüstung. Wortreich präsentierte er, was er besaß. Wortkarg aber blieb er in Bezug auf das Wunder seiner Genesung. Der Prophet Jesaja und damit Gott und der Glaube des Königs, blieb außen vor. Wenn es um Politik geht, muss die Geistlichkeit draußen bleiben. In unsern Zeiten ist das gut und richtig, damals in Israel, erwies es sich als fataler Fehler. Denn das politische Bündnis, das König Hiskia mit Babylon einging, war eine strategische Dummheit.

Der berühmte König Salomo, ein Vorfahre Hiskias, hatte da ganz anders gehandelt, als er Besuch von der legendären Königin von Saba bekam. Auch er führte seinen Staatsbesuch herum und zeigte bereitwillig seine Schätze. Doch vergaß er nicht zu erwähnen, wer der Urheber all dessen war: Gott im Himmel. Salomo machte keinen Hehl daraus, dass dieser Gott ihn mit solchem Reichtum gesegnet hatte. Die Königin von Saba, so wird berichtet, lächelt nicht nachsichtig und denkt sich ihren Teil, nein die lässt sich anstecken von dieser Gottes-Begeisterung. Sie schwärmt plötzlich mit Salomo um die Wette für diesen großartigen himmlischen Gott.

Was mag Hiskia damals wohl geritten haben, dass er das Wunder seiner Genesung verschwieg? Was sind schon Gold und Silber, alle irdischen Schätze, gegen die persönliche Gesundheit? Gesundheit ist das höchste Gut, sagen wir immer wieder. Hauptsache gesund. Ob du viel oder wenig auf dem Konto hast, wenn es mit der Gesundheit nicht stimmt, spielt das andere keine Rolle mehr. Das hat Hiskia gerade erfahren und tut dennoch nicht dergleichen, seinem Retter die gebührende Ehre zu erweisen.

Wie bei Hempels unterm Sofa

In meiner Kindheit hatten ältere Menschen in ihrem Wohnzimmer meistens einen gerahmten Bibelspruch hängen, in der Küche hingen sie als Kreuzstichstickerei. *An Gottes Segen ist alles gelegen* oder *Unser täglich Brot gib uns heute.* Gäste wussten also sofort, wes Geistes Kind die Gastgeber waren. Dazu kam das gesprochene Tischgebet vor jeder Mahlzeit. Meistens keins von den Kinderreimen, wie: *Komm Herr Jesus...* , sondern ein freies, persönliches Dankgebet für die Mahlzeit. Die älteren Menschen meiner Kindheit hatten in Kriegs- und Nachkriegszeiten Mangel und Hunger durchlitten und wussten wohl, dass *An Gottes Segen* alles gelegen ist. Dieser Spruch stand über vielen Eingangstüren.

Manchmal waren fromme Sprüche aber auch das einzige, was an Christlichem übriggeblieben war. Zwar dankte man ebenfalls für die Mahlzeit, aber der Rest des Familienlebens war alles andere als gottesfürchtig. Man zankte sich, giftete sich an und hatte kein freundliches Wort füreinander übrig. Kaum aber trat ein Gast durch die Tür, wendeten sich die Bewohner um 180 Grad: Jetzt waren sie freundlich und zuvorkommend, ihre Worte trieften geradezu salbungsvoll. Kinder und Enkel kennen diese Metamorphosen zur Genüge. Die einen nehmen sie als naturgegeben hin und zucken die Schultern, die andern aber hassen solches Verhalten von ganzem Herzen. Das ist schon bei Großeltern, die keinen Bezug zum christlichen Glauben haben, sehr unangenehm, bei christlichen Großeltern spricht es dem, was verkündet und geglaubt wird, direkt Hohn.

Heutzutage machen das viele christlich eingestellte Menschen ja ganz anders. Sprüche, wie: *Gott ist dir näher als du meiner Stoßstange,* oder *Jesus liebt dich* oder nur das Fischsymbol kleben auf den Heckscheiben oder eben an der Stoßstange. Auf diese Weise wird eine christliche Haltung gezeigt. Was hinter der Windschutzscheibe abläuft, hört ja keiner der dahinter, davor oder daneben fahrenden Fahrzeugführer. Dass der Autolenker vielleicht gerade seine Frau runterputzt, weil die vergaß, sein Lieblingshemd in den

Urlaubskoffer zu legen, dass die Frau mit den Kindern keift oder die Kinder sich zanken. Wer sich mit solchen Symbolen schmückt, macht seinen Glauben öffentlich und muss sich deshalb nicht wundern, dass andere – meistens sind es keine Christen – dieses als Maßstab nehmen und das Verhalten solch frommer Menschen daran messen. Wessen Autoheck ein Fischsymbol ziert, sollte sich entsprechend diszipliniert im Straßenverkehr verhalten. Vorfahrt erzwingen, drängeln oder der gestreckte Mittelfinger, führen ein solches Symbol ad absurdum. Darum Augen auf bei der Wahl von Autoaufklebern!

Vielleicht hat Hiskia auch so gedacht und seinen Glauben an Gott lieber verschwiegen. Solche Verschwiegenheit geht kein Risiko ein. Es lebt sich anscheinend leichter, weil es keine Verpflichtung gibt. Ein Christ, der lügt, macht sich unglaubwürdig. Einer, der fremdgeht, ebenso. Wer sein Christsein offen bezeugt, muss sich auch so verhalten. Paulus sagt, dass Christen wie auf dem Präsentierteller leben, ein transparentes Leben also. So durchsichtig zu sein ist nicht jedermanns Sache und nur zufriedenstellend, wenn die Person sowieso nicht vorhat, zweigleisig zu fahren, wenn sie echt und authentisch lebt.

Als der babylonische Besuch den israelitischen Königshof wieder verlässt, fragt Gott bei Hiskia an: „Was haben sie gesehen in deinem Hause?"

Peinlich, peinlich. Ein bisschen Aufschneiden, ein bisschen prahlen, ein bisschen die Wahrheit strecken. Wie bei Hempels unterm Sofa. Alles, was herumliegt, wird schnell unters Sofa geschoben, oder unter den Teppich gekehrt, wenn es plötzlich klingelt. Die ganz normale, gewöhnliche Doppelbödigkeit. Wenn Opa angibt, er habe den Enkeln die neuen Fahrräder bezahlt – dabei hat er nur beim Fahrradhändler vorgesprochen, Prospekte besorgt und einen Beratungstermin gemacht – um den Nachbarn zu beeindrucken, ist das Aufschneiderei und Doppelbödigkeit in einem. Sich größer zu machen, als man wirklich ist. Die Palastbesichtigung bei Hiskia war also nichts als reine Angeberei: Schau, was für ein toller Hecht ich bin, was für ein reicher König. Dabei gehörte ihm eigentlich gar nichts, denn der eigentliche König des Volkes war Gott im Himmel. Das blendete er mal eben aus, um selber blenden zu können.

Was bekommen unsere Mitmenschen in unserm Haus, unserer Familie, unserer Ehe zu sehen? Bevor wir uns über Hiskia entrüsten, dürfen wir uns an die eigene Nase fassen. Die wenigsten zeigen eine gefüllte Schatzkammer, wenn sie Besuchern ihr Haus oder ihre Wohnung präsentieren. Schon dabei verlieren nur wenige ein Wort über den Segen oder die Hilfe Gottes. Vielmehr ist in solchem Fall von Bausparverträgen oder anderen guten Geldanlagen die Rede. Davon, dass es im Möbelhaus günstige Rabatte gab oder der Handwerker ohne Rechnung gearbeitet hat und es eine gute Steuerersparnis gab. Christen sind auch nur Menschen und Produkte ihrer Zeit.

Ist Ihr Zuhause ein Magnet für Enkel?

Zur Zeit der ersten Christen gab es noch keine Kirchen oder andere Gottesdiensträume. Die Synagogen waren den Christen versperrt, weshalb sie sich anfangs in Privaträumen versammelten. Das scheint weniger kompliziert als heute gewesen zu sein. Jemand hatte ein großes Haus und lud gleichgesinnte Gläubige zu sich ein. Solche Hausgemeinden meint Petrus, wenn er schreibt: *Seid gastfrei untereinander ohne Murren. Und dient einander, ein jeder mit der Gabe, die er empfangen hat, als die guten Haushalter der mancherlei Gnade Gottes.* (1. Petrusbrief 4, 9.10)

Dabei redete er nicht vom sogenannten *grünen Tisch*, schließlich hatte man, als er noch mit Jesus unterwegs war, das Dach seines Privathauses teilweise zerstört, um einen Gelähmten abseilen zu können. Ihn durch die Tür zu bringen war unmöglich, es waren einfach zu viele Menschen im Haus. Besuch ist meistens mit Aufwand verbunden, oder auch nicht. Je nach Gastgeber. Es sind nicht die weiße Tischdecke und das geerbte Goldrandgeschirr, die die Atmosphäre ausmachen, vielmehr ist es das Miteinander von Gastgebern und Gästen. Miteinander reden, sich zuhören. Was gerade auf dem Tisch steht, miteinander teilen, das macht Gastgeber so anziehend. Junge Menschen brauchen keine Tafel mit mehrfachem Besteck und Gläsern für jedes Getränk einzeln. Bedauerlicherweise geht mit den Fastfoodrestaurants auch ein Stück guter Esskultur den Bach runter, aber das werden wir nicht ändern.

Wenn wir statt Spaghetti mit Ketchup lieber einen Braten servieren wollen, werden unsere Enkel kaum die Geduld dafür aufbringen, zu warten, bis das Essen fertig ist. Heute hat man die Ausdauer nicht mehr, sich auf einen Höhepunkt vorzubereiten. In Jeans auf einer Hochzeit zu erscheinen ist nicht etwa ein Fauxpas, sondern inzwischen chic. Da können wir nicht gegenansteuern, indem wir unsere Enkel extra auf die Folter spannen, weil das Essen ja erst zwei Stunden schmoren muss. Die werden uns als anstrengend empfinden und nicht wiederkommen. Oder nur noch kommen, wenn sie unbedingt müssen.

Pommes zählen für meine Frau und mich nicht unbedingt zu den bevorzugten Gerichten. Für die Enkel aber machen wir gerne eine Ausnahme. Pommes mit Ketchup ist für sie die Seligkeit schlechthin. Mir wären Kartoffeln und Quark mit Leinöl viel lieber. Dafür freuen wir uns an der Freude und dem gesunden Appetit unserer Enkel. Mit solchem Essen voll ins Schwarze getroffen zu haben, macht uns Großeltern zufrieden.

Viele Kirchengemeinde laden nach dem Gottesdienst ins Kirchencafe oder zum Potluck ein. Miteinander essen und trinken schafft Gemeinschaft. Vielleicht nehmen Sie beim nächsten Mal daran teil und verzichten auf Ihren Wochenend-Mittagsschlaf. Setzen Sie sich doch einmal zu den jungen Leuten, schauen Sie, was die so auf Ihre Teller laden und merken Sie sich das, wenn Sie ein paar von denen zu sich nach Hause einladen. Salat fällt da schon mal weg. Pudding, Schokolade und Eis dürfen Sie gerne auf den Tisch bringen. Dazu Berge von Klopsen oder Burgern. Vielleicht noch ein paar Pommes oder Burgerbrötchen, dazu viel Ketchup, Senf und Mayonnaise. Ist der Tisch bei Ihnen so gedeckt, fühlt sich das für die jungen Menschen vertraut an. Vertrautheit lockert die Zunge. Probieren Sie es aus, nicht nur bei Ihren Enkeln. Auch andere junge Menschen aus der Gemeinde brauchen solche Zuwendung. Hier geht die Liebe sprichwörtlich durch den Magen.

Die Oster- und die Weihnachtsdeko

An Weihnachten suchen die meisten Mitbürger die Kirchen auf, ob Mitglied oder nicht. Zu Ostern dekorieren sie wenigstens, obwohl ein Großteil der Bevölkerung nicht mal genau weiß, warum dieses Fest gefeiert wird. Die Hauptsache, es gibt Ostereier und Osterhasen und man hat arbeitsfrei. Dazwischen wird alles, was mit Glauben und Kirche zusammenhängt, zusammen mit der Festtagsdeko, in den Karton gepackt und auf dem Speicher verstaut.

Unser Glaube darf keine jahreszeitliche Deko sein, wenn er das Fundament für unsere Enkel werden soll. Die Frage Gottes an Hiskia hat nichts von ihrer Eindringlichkeit verloren: *Was sehen unsere Enkel in unserm Haus?* Es beginnt beim Tischgebet. Machen Sie Tischgebete zu einem festen Ritual in Ihrem Haus, egal wer Platz genommen hat, ob der Bundespräsident oder ein einfacher Leiharbeiter, ob Verwandter oder fremd. Ein Tischgebet ist nicht so sehr fromme Übung als vielmehr eine Bewusstmachung der Abhängigkeit von Gott. Sicher, Sie haben Brot, Wurst und Wasser im Supermarkt gekauft. Wer aber sorgt dafür, dass das Brotgetreide wächst, das Vieh gedeiht und die Wasserquellen noch immer sprudeln? Sich in dieser Abhängigkeit zu wissen, macht demütig und dankbar. Es hilft, mit Nahrungsmitteln vernünftig umzugehen und bringt auch auf den Pfad des Teilens. Andern geht es nicht so gut wie uns, das fängt schon in unserm eigenen Land an.

In einem christlichen Haushalt geht man respektvoll miteinander um, auch wenn die Meinungen geteilt sein mögen. (Lesen Sie dazu das Kapitel *Nur keinen Streit vermeiden*.) In einem christlichen

Haushalt ist man sich auch seiner Verantwortung gegenüber der Schöpfung Gottes bewusst und verhält sich so. (Kapitel *Füreinander die Schöpfung bewahren.*) Das bedeutet, auch wir Großeltern dürfen versuchen, nachhaltig zu konsumieren, Plastikabfall zu reduzieren und regional einzukaufen. Wenn Sie sich so verhalten, haben Sie die jungen Menschen, die ja inzwischen deswegen schon demonstrieren, auf Ihrer Seite.

Die Enkelgeneration will keine perfekten Großeltern, aber solche, die sich bemühen und an ihrer Seite sind, wenn es darum geht, ihnen einen lebenswerten Planeten zu hinterlassen.

Miteinander mal anders: Leihoma oder Leihopa

Dahin geht aber mein Gebet, dass die aus deinem Glauben erwachsene gemeinnützige Tätigkeit sich in der Erkenntnis all des Guten wirksam erweise, das in uns vorhanden ist auf Christus hin. (Philemonbrief Vers 6, Mengeübersetzung)

Ich verbrachte meine ersten Lebensjahre bis in die Vorschulzeit in einer Kirchengemeinde, wo ich das einzige Kind war. Weil meine beiden Omas weit entfernt wohnten – Opas hatte ich keine mehr – hatte ich dort eine *Leihoma*. Sie hieß *Kindertante Schmidt* und war für den Kindergottesdienst verantwortlich. Dazu brachte sie Kinder aus ihrem Umfeld mit, so war ich nicht allein im Kindergottesdienst. Sie erzählte Geschichten aus der Bibel, wir sangen, bastelten und malten. Ihre liebenswürdige Art hat sich bei mir bis heute eingeprägt. Dabei war sie selber kinderlos.

Berufsbedingt, mein Vater war auch Pastor, zogen wir häufig um. Am neuen Ort fand ich eine *Patenoma*, eine sehbehinderte alleinstehende ältere Dame. Ich ging für sie einkaufen oder begleitete sie ins Geschäft. Im Gegenzug erzählte sie mir viel aus ihrem Leben. Dieses Geben und Nehmen zwischen unterschiedlichen Generationen habe ich bis heute nicht vergessen.

In meiner Teenagerzeit war es das Ehepaar K. aus der Prignitz, beide bereits Rentner, das mir und meinen jüngeren Geschwistern zu Leihgroßeltern wurde. Sie lebten auf dem Land in einem kleineren Einfamilienhaus. Wie Großeltern nahmen sie uns auf, wenn unsere Eltern mal berufsbedingt ein paar Tage unterwegs waren. Wir spielten auf dem Grundstück, tobten, naschten Obst vom Baum, ließen uns verwöhnen. Wir fütterten ihre Hühner und Tauben. Die *Leihoma* kochte kindgerecht schmackhaft. Abends spielten wir *Elfer raus*. Fuhr das Ehepaar K. besuchsweise in die BRD, brachten sie uns Spielzeuge und Süßigkeiten mit. Als wären es unsere eigenen Großeltern, waren wir oft bei ihnen, obwohl sie selber Enkelkinder in unserm Alter hatten. Waren die bei ihren Großeltern, spielten wir miteinander.

Ich möchte Ihnen deshalb Mut machen, *Leihoma* oder *Leihopa* in Ihrer Kirchengemeinde oder Kommune zu werden.

Es gibt viele Eltern oder Alleinerziehende, die für eine solche Patenschaft dankbar wären. Wie oft ist Rat oder Tat gefragt, Kinder müssen beaufsichtigt, betreut werden. Sie könnten – in Absprache mit den Eltern – einen Ausflug machen oder mit den Kindern ins Museum gehen. Zeit mit der Enkelgeneration zu verbringen, für sie ein Ohr zu haben, kann so einfach sein und doch sehr viel bedeuten. Für die Erziehungsberechtigten ist es eine Hilfe, eine große Erleichterung. Wir bringen Lebenserfahrungen und Erfahrungswissen mit. Das sind Kompetenzen auf beruflichem, familiärem und sozialem Gebiet.

Außerdem profitieren wir Älteren davon, erleben Wertschätzung, fallen nicht in das Loch der Nutzlosigkeit. Schließlich haben wir Potentiale und Zeit. Unsere Motivation und Lust, etwas für andere zu tun, wird gestärkt. *Geteilte Freude ist doppelte Freude. Geteiltes Leid ist halbes Leid.*

Das Gleiche gilt auch für die Enkelgeneration Ihrer Kirchengemeinde. Sie können geistliche Mentoren sein, und ihnen erzählen, was der Glaube in Ihrem Lebensalltag bedeutet. Sie kennen Krankheit, Leid und Verluste ebenso wie gute Zeiten. Sie dürfen erzählen, welche Lösungen Sie gefunden haben, wie Ihre Geduld manchmal auf eine harte Probe gestellt wurde. Schade, wenn solches Wissen bei Ihnen ungenutzt brach liegen würde.

Füreinander die Schöpfung bewahren

Ja, Bruder, ich möchte, dass du mir wegen des Herrn einen Gefallen tust. Stärke mich innerlich durch die Gemeinschaft mit Christus. (Philemonbrief Vers 20, Basis Bibel)

Gleich auf den ersten Blättern der Bibel bekamen die Menschen den Auftrag, die Erde zu bebauen und zu bewahren *Und Gott der HERR nahm den Menschen und setzte ihn in den Garten Eden, dass er ihn bebaute und bewahrte.* (1. Mose 2,15). Von Anfang an ist der Mensch also gefordert, die göttliche Schöpfung zu erhalten, zu bewahren und zu beobachten.

Das wurde in den letzten Jahrhunderten sträflich vernachlässigt. Umweltzerstörung und Klimawandel sind die Folge. Auch durch Raub und Kriege entstehen immer wieder Umweltzerstörungen. Seit dem Zeitalter der Industrialisierung wird in großem Maße Umweltverschmutzung und Umweltzerstörung betrieben. Eine Vielzahl von Pflanzen- und Tierarten ist bereits ausgestorben.

Jeder von uns hat mit seiner Lebensweise sein Quäntchen dazu beigetragen. Der Planet, den wir unsern Enkeln hinterlassen, ist so krank, dass es die jungen Menschen inzwischen auf die Straße treibt. Die Meere vermüllen, Brandrodung zerstört die Regenwälder. Dürre und Starkwetterereignisse häufen sich auch in unserm Land. Unsere Familie hat das schmerzlich im eigenen Zuhause erfahren.

Wir alle sind deshalb gehalten, unsere eigene Lebensweise zu hinterfragen und ein Stück weit auch zu ändern. Fahrradfahren statt mit dem Auto geringe Entfernungen zurückzulegen, oder den öffentlichen Nahverkehr zu nutzen, ist wieder angesagt. *Carsharing* heißt das System, bei dem ein Auto von mehreren genutzt wird.

Es gibt Tipps zum Stromsparen und zur regionalen Ernährung. Der Verschwendung sowohl bei Lebensmitteln wie auch bei Bekleidung wird der Kampf angesagt. Gekocht wird, was saisonal gerade wächst, statt frischer Erdbeeren an Weihnachten gibt es Bratapfel.

Unsinnige Lebensmitteltransporte quer durch Europa werden so vermieden.

Upcycling ist ein anderer, neuer Begriff. Wer upcycled vermehrt die Müllberge nicht gedankenlos, sondern ist bemüht, aus Abfall noch etwas Sinnvolles zu machen: alte Jutesäcke werden zu schicken Taschen, Fahrradreifen zu Portemonnaies oder Sandalen, Schallplatten zu schicken Schüsseln gepresst. Die Möglichkeiten sind schier unendlich. Viele Startup-Unternehmen haben sich mit wachsendem Erfolg auf Upcycling spezialisiert. Sie gebieten damit der schier endlosen Verschwendung Einhalt und kehren das System sozusagen um. Denn global ersticken wir dermaßen im Müll, dass auch die Länder, in die wir seit Jahren unser Müllproblem verlagern, nichts mehr annehmen wollen. Unsere Erde scheint ein einziger Müllablageplatz geworden zu sein. Dieser Zustand ist Lichtjahre von dem entfernt, was wir zum *Bebauen und Bewahren* anvertraut bekamen.

Interessant ist, dass auch im Neuen Testament das Bewahren durchaus materiell gemeint sein kann. Im Gleichnis von den anvertrauten Zentnern, das im Matthäus 25 steht, werden verschiedenen Personen unterschiedliche Mengen an Talenten zugeteilt, damit sie damit gewinnprofitabel arbeiten sollen. Gewinn und Profit sind für Gott keine Fremdwörter und nichts Verachtenswertes. Es geht hier um das *Wie*: arbeiten wir nur für unsere persönliche Bereicherung, scheffeln wir Gewinn auf Kosten anderer, lassen wir andere für einen Hungerlohn arbeiten?

In diesem Gleichnis wird nach gewisser Zeit Bilanz gezogen und jeder bekommt seinen *erfolgsabhängigen* Lohn. Der, der nicht mit seinem Talent gewirtschaftet hatte, sondern es brach liegen ließ, also keinen Gewinn vorweisen konnte, wird bestraft und ihm sein Talent entzogen. Es ist also nichts mit Hände in den Schoss legen und den *lieben Gott einen guten Mann sein zu lassen*. Christen sind aufgerufen, mit ihren anvertrauten Talenten, ihren Stärken und Begabungen, zu *wuchern*. Das Wort Wucher soll nicht heißen, dass wir andere bauernschlau über den Tisch ziehen oder übers Ohr hauen, sondern, dass wir unsere Gaben, Fähigkeiten und Finanzen so einsetzen, dass daraus etwas Mehrfaches wird, es sozusagen wie Unkraut wuchert, und alle etwas davon haben. Die Bibel hat nichts gegen Reichtum, wohl aber etwas gegen Ausbeutung und Geiz. Bekommen, um zu geben, ist der Grundtenor.

Bewahren, wie es die Bibel meint, bedeutet einerseits, sorgsam mit dem Anvertrauten umzugehen. Andererseits kann es auch ein sorgfältiges Arbeiten damit bedeuten – so wie zum Beispiel eine Pflanze oder ein Tier gehegt und gepflegt wird. Wenn wir jemand ein Pfand geben, dann vertrauen wir dieser seriösen Person, dass sie es auch gut aufbewahrt und uns dann unversehrt wieder aushändigt. So ist auch Gottes Erwartung an uns. Wir haben uns nicht mit Ruhm bekleckert, was den Zustand unseres Planeten angeht. Immer wieder standen Menschen im Laufe der Geschichte in der Gefahr durch Gedankenlosigkeit oder in böser Absicht, keine klugen Haushalter zu sein. Daher ist es gut, dass gegenwärtig besonderer Wert auf Nachhaltigkeit gelegt wird. Das hat auch mit Generationenverantwortlichkeit zu tun. Energie zu sparen, Ressourcen zu schonen, bewusst einzukaufen, sich gesund zu ernähren, sind solche Schritte, die wir gehen sollten. Dieses Thema geht uns alle an, damit nicht unsere Lebensgrundlage Erde zerstört wird.

Ende der 80er Jahre des vergangenen Jahrhunderts – noch zur DDR-Zeit – wurde in Dresden unter dem Motto *Für Gerechtigkeit, Frieden und Bewahrung der Schöpfung* eine ökumenische Bewegung ins Leben gerufen. Die Teilnehmenden plädierten für eine neue Lebensweise zum Schutz der bedrohten Schöpfung.

Unter anderem wurde formuliert: *Als Christen glauben wir, dass Gott den Menschen als sein mündiges Gegenüber geschaffen hat, eingebunden in diese Welt. Als einziges Geschöpf, das fähig ist, Verantwortung für sein Handeln zu übernehmen, hat Gott ihm seine Schöpfung anvertraut (Psalm 8,6ff). Dieses Geschenk der Freiheit missbraucht der Mensch. Er verletzt die ihm von Gott gesetzten*

Grenzen... Wir bedürfen der erneuernden Kraft des Heiligen Geistes, wenn wir Veränderungen wagen wollen (Römer 8,15ff). Der Heilige Geist kann uns beflügeln, aus den Selbstrechtfertigungen, Sachzwängen und Strukturen herauszutreten und in der uns geschenkten Freiheit zu handeln.

Unter der Überschrift *Veränderungen wagen* heißt es dann: *Die Zeit drängt. Aber selbst in dieser Situation zeigt sich eine tiefe Kluft zwischen dem, was wir Christen nach unserer Erkenntnis gemeinsam mit allen anderen Menschen verändern müssen, und dem, was wir tatsächlich zu verändern bereit sind. Wir empfinden die Kluft zwischen dem Streben nach Selbstverwirklichung und die Fähigkeit, mit anderen zusammen Schritte der Veränderung zu gehen. Wir sehen den Widerspruch zwischen dem Wunsch nach immer mehr materiellen Wohlstand und Sicherheit und der heute notwendigen Einschränkung von lebenszerstörenden Bedürfnissen. Wir erleben die Kluft zwischen der Sehnsucht nach einem erfüllten Leben und unserem Unvermögen, zu neuen Wegen aufzubrechen. In diese Widersprüche sind wir mit unserem Leben verflochten. Wir werden schuldig, wenn wir unser Herz an andere ›Götter‹ hängen und so Ungerechtigkeit und Umweltzerstörung in Kauf nehmen. Wir müssen umkehren und bedürfen einer Erneuerung, die aus dem Glauben an Jesus Christus wächst und uns befähigt, zukunftsoffene Lebensmöglichkeiten zu entwickeln und materielles Ärmerwerden zu ertragen... Wir suchen Hoffnung, die uns an der Situation und am eigenen Versagen nicht zerbrechen lässt.*

Dieser Aufruf hat nichts von seiner Aktualität eingebüßt. Um so ein Vorhaben zu verwirklichen ist zu allererst eine innere Veränderung nötig. Nicht bei den Kindern oder Enkeln, sondern auch bei uns, der älteren Generation. Einzelne Schritte auf diesem Weg nannte man seinerzeit: spiritueller leben, einfacher leben, engagierter handeln in den Bereichen Arbeitsplatz, Haushalt und Freizeit. Diese Beschlüsse wurden mit großer Mehrheit kirchlicher Vertreter angenommen und am 30. April 1989 in einem Abschlussgottesdienst in der Dresdener Kreuzkirche präsentiert mit dem Willen *an der Sache weiter-zuarbeiten.* Einiges hat sich seitdem verbessert, anderes dagegen stark zugespitzt.

Nachhaltigkeit und die Bewahrung der Schöpfung sind für unsere persönliche Lebensqualität wichtig und damit unsere Enkel eine Zukunft haben, unerlässlich. Schauen Sie deshalb nicht auf die anderen Gedankenlosen oder Egomanen. Gehen Sie mit gutem Beispiel – und wenn es auch nur kleine Schritte sind – voran.

Früher war er für dich nutzlos, aber jetzt kann er für dich wie für mich von Nutzen sein. (Philemonbrief Vers 11, Basis Bibel)

- Resiliente Großeltern – resiliente Enkel
- Wie werden wir und die Enkel resilient?

Resiliente Großeltern – resiliente Enkel

Krisen hier und Krisen da. Wir müssen sie nicht herbeireden. Sie sind immer und überall. Inzwischen haben wir uns daran gewöhnt. Doch was machen wir, wenn sie *uns* treffen? Einfach wegducken und abwarten, wie bei einem Regenschauer unter einem Schirm?

Manchmal platzen Krisen einfach so herein. Weit weg in Asien erkranken Menschen an Covid-19. Dann wird plötzlich eine große Stadt abgeriegelt, eine ganze Region isoliert. Bald darauf gibt es auch die ersten Infizierten in unserem Land. Schließlich kommt ein *Lockdown* für Wochen, Länder machen ihre Grenzen dicht. Die *Coronapandemie* hat die ganze Welt erfasst. Keiner kann sagen, trotz vielfacher Hygienemaßnahmen, wann und ob es überhaupt wieder so wie früher wird.

Wie kommen wir damit klar?

Eltern werden auf Kurzarbeit oder ins Homeoffice gesetzt oder die Firma muss ganz schließen. Die Enkelkinder befinden sich plötzlich im homeschooling, weil es keinen Präsenzunterricht mehr gibt. Jeder hatte für das laufende Jahr Pläne und Termine, aber es gibt nur noch Stornierungen und Verschiebungen. Großeltern kommen einigermaßen über die Runden – bis auf die Kontaktsperre zu den Enkeln während des Lockdowns. Vielleicht sind Sie gesund, leben auf dem Lande und verspüren die Einschränkungen kaum. Andere wohnen in der Stadt, beengt in der Platte, wo es kaum Rückzugsmöglichkeiten gibt. Grund genug, über seine eigene Hilflosigkeit und Ratlosigkeit zu jammern. Regen wir uns in solchen Krisenzeiten auf, ängstigen wir uns oder nehmen an einer Demonstration teil? Verfallen wir ohnmächtig in Selbstmitleid oder packen wir an?

Jemand hat treffend gesagt: *Gibt das Leben dir eine Zitrone, mach daraus Limonade.* Bleiben Sie nicht vor den *verschlossenen* Türen stehen, suchen Sie die *offenen*, durch die man hindurchgehen kann. Gerade während des Lockdowns war Kreativität gefragt. Telefonieren oder skypen mit den Enkeln fiel nicht unter die Kontaktbeschränkungen. Sich anderem zu widmen, was daheim vielleicht liegengeblieben war, wurde nicht sanktioniert. Hilfe und helfen war auch in dieser Zeit möglich, wenn auch anders, als gewohnt.

Der Begriff *Resilienz* ist heute vielfach in aller Munde. Das Wort ist vom lateinischen *resiliere* abgeleitet (wörtlich: *zurückspringen, abprallen*). Es meint die psychische Widerstandskraft und Fähigkeit, schwierige Lebenssituationen ohne anhaltende negative persönliche Folgen zu überstehen. Resilienz ist eine Art Immunsystem der Seele.

Viktor Frankl (1905-1997), Neurologe, Erfinder der Logotherapie und Ausschwitzüberlebender, erforschte den Zusammenhang von Lebenssinn und den Umgang mit schweren Schicksalsschlägen. Er formulierte es so: *Wer ein Warum zu leben hat, erträgt fast jedes Wie.*

Welche Rückschläge, Trennungen, Verluste, Krisen haben Sie bisher erlebt? Sind Sie gestärkt herausgekommen oder hat es Ihnen den Boden unter den Füßen weggezogen?

Selbstreflexion kann eine Hilfe sein, gegenwärtige Herausforderungen zu lösen. Sie wollten vielleicht eine große Reise machen, die Sie absagen mussten. Ihre Kinder und Enkel sind in notvolle Situationen gekommen durch Krankheit oder Arbeitslosigkeit. Unterstützung ist gefragt bei Ratenzahlungen oder dem Ersatz der kaputten Waschmaschine. Unsere persönlichen Erfahrungswerte können bestätigen, dass die meisten Krisen zu bewältigen sind. Dazu braucht es einen zuversichtlichen Blick.

Ein Gärtner führte zwei Frauen durch einen großen Garten. Die eine konnte sich gar nicht sattsehen an den schönen Rosen und Lilien und nahm dankbar an, als der Gärtner ihr anbot, ein paar für sie zu schneiden. Die andere dagegen nörgelte und jammerte: die Rosen seien viel zu dornig, kein Mensch könne so einen Strauß in Händen halten, ohne sich zu verletzen.

Was sehen Sie in Ihrem Leben? Nur Dornen und Disteln oder sehen Sie die Rosen, die gewachsen sind? Lenken Sie Ihren Blick auf das Gute und Schöne, statt auf die Dornen und vor allem: reichen Sie die Dornen nicht weiter, indem Sie beispielsweise sagen, uns hat auch keiner geholfen. Wir haben schon so oft geholfen, da können auch mal ihre Schwiegereltern ran. Wir werden für euch beten und gehen dann unserer Wege.

Der Herr wird euch schon helfen – das wäre kein gelebter Glaube, sondern Hohn (*Wenn ein Bruder oder eine Schwester Mangel hätte an Kleidung und an der täglichen Nahrung und jemand unter euch spräche zu ihnen: Geht hin in Frieden, wärmt euch und sättigt euch!, ihr gäbet ihnen aber nicht, was der Leib nötig hat – was könnte ihnen das helfen? So ist auch der Glaube, wenn er nicht Werke hat, tot in sich selber.* Jakobus 2, 15-17)

Sicher kennen Sie noch den alten Werbeslogan *Geht nicht gibt's nicht!* Anders formuliert: *Kopf hoch, Zähne zusammengebissen und weitermachen.* Mit solcher Denkweise machen wir uns selber Druck und verlieren den Blick auf das Zumutbare für uns. Mit solcher Einstellung wird unser Leben zum Krampf oder wir kommen schlichtweg unter die Räder. Unser Zeitgeist hat das Wachstum, die Machbarkeit und das Streben nach Selbstoptimierung im Focus. Wir wollen Schwierigkeiten schnell los sein. Der Psychotherapeut Andreas Knuf weist darauf hin, dass wir es mittlerweile regelrecht verlernt haben, schwierige Phasen, Einschränkungen oder belastende Emotionen *auszuhalten*. Wir sollten bedenken, dass es Verzicht und Beschränkungen immer gibt und dass es völlig überzogen ist, stets nur das Beste vom Leben zu fordern.

Unsere Lebenseinstellung bestimmt unser Lebensgefühl. Wenn wir das Leben nur als Kampf betrachten, haben wir ein großes Problem, und sollten dringend etwas an unserer Einstellung ändern. Es ist ein Lernprozess zu erkennen und zu akzeptieren, wo wir loslassen sollten. Nehmen wir das Leben also gelassener und versuchen, achtsamer mit uns zu sein. Es tut nicht gut, die Anstrengungen noch mehr zu vergrößern, weil wir gemerkt haben, dass es nicht so läuft, wie wir wollten. Manchmal müssen wir die Dinge einfach aus der Hand legen und ruhen lassen, um sie später erneut aufzugreifen. Das muss keine Resignation sein, sondern ein *nicht übers Knie brechen*. Ich habe mich gestellt und nehme meine Situation an. Countrysängerin Dolly Parton formulierte es so: *Wer einen Regenbogen haben will, der muss den Regen akzeptieren.*

Der Apostel Paulus ist hier ein gelebtes Beispiel, wenn er folgende Aussage trifft: *Ich sage das nicht, weil ich Mangel* (griech. hysteresis) *leide; denn ich habe gelernt, mir genügen* (griech. autarkes) *zu lassen, wie's mir auch geht. Ich kann niedrig sein und kann hoch sein; mir ist alles und jedes vertraut: Beides, satt sein und hungern, beides, Überfluss haben und Mangel leiden; ich vermag alles durch den, der mich mächtig* (griech. endynamoo) *macht.* (Philipper 4, 11-13) Ist Paulus ein Lebenskünstler gewesen? Könnte man sagen. Aber er schreibt es ja selbst, dass er in Jesus seinen Halt, seine Geborgenheit gefunden hat. So kann er in den unterschiedlichsten Lebenssituationen zurechtkommen.

In Bezug auf das Miteinander hat es Paulus so formuliert: *Darum nehmt einander an, wie Christus euch angenommen hat zu Gottes Lob.* (Römer 15,7)

Wie werden wir und die Enkel resilient?

- Sehen Sie das Gute in Ihren Enkeln, Ihrer Familie und Ihren Mitmenschen. Jeder Mensch hat auch positive Seiten. Schauen Sie bewusst darauf. Gewinnen Sie jeder Situation Gutes ab. Bei Krankheit sind Sie beim Arzt versorgt und haben eine Krankenversicherung, die das Finanzielle erledigt. Ihre Familie nervt Sie? Andere würden sonstwas dafür geben, eine Familie zu haben.
- Besinnen Sie sich auf Ihre Stärken und Wachstumsbereiche. Damit stärken Sie Ihr Selbstbewusstsein und das der Enkel.
- Nehmen Sie sich Auszeiten. Suchen Sie bewusst Ruhe, gönnen Sie sich Ruhezeiten. Nutzen Sie solche Zeiten auch für Besinnung, Andacht und Gebet.
- Schaffen Sie sich aktiv ein stabiles soziales Umfeld. Soweit es an Ihnen liegt, helfen Sie mit, dass die Familie gefestigt ist.
- Setzen Sie sich erreichbare Ziele. Überfordern Sie sich nicht, aber unterfordern Sie sich auch nicht. Unterforderung macht unzufrieden, Überforderung auch. Überforderung kann Burnout zur Folge haben, Unterforderung ein boreout.
- Lassen Sie sich helfen. Gestehen Sie sich ein, dass Sie Hilfe brauchen, lernen Sie, um Hilfe zu bitten. Das ist weder peinlich noch mindert es Ihr Ansehen. Im Gegenteil, es macht Sie zu verträglichen, nahbaren Menschen. Damit zieht Menschlichkeit in Ihre Familie ein.
- Bleiben Sie authentisch. Sie sind wie Sie sind. Sie dürfen echt sein und müssen keine Fassade aufbauen. Echte Großeltern sind *coole* Großeltern.
- Gehen Sie gegen Ihre *Aufschieberitis* an. Lernen Sie, Schwierigkeiten und Probleme zeitnah zu lösen. Vermeiden Sie dabei oberflächliche Lösungen. Lernen Sie, gründlich zu sein, um das Problem ein für alle Mal aus der Welt zu schaffen.

Einander begeistern

Euch allen wünschen wir Gnade und Frieden von Gott, unserm Vater, und von Jesus Christus, unserem Herrn. (Philemonbrief Vers 3, Neue Genfer Übersetzung)

- Unterschied zwischen Nachfolger und Fan
- Vorbild oder Idol?
- Paulus war kein Idol für Onesimus
- Wie mache ich den Enkeln meinen Glauben anziehend?

fanaticus ist der lateinische Begriff, von dem das Wort *Fan* abgeleitet ist. Jeder weiß heutzutage, was ein Fan ist. Fußballfans z.B. gibt es in jedem Land, wo Fußball gespielt wird und darüber hinaus. Auch wenn ein Land nicht über eine eigene Fußballmannschaft verfügt, meistens kennen die jungen Männer Bayern München und setzen alle Deutschen mit dieser Mannschaft gleich in der irrigen Annahme, jeder Deutsche würde für den Rekordmeister schwärmen.

Wenn viele für etwas Bestimmtes schwärmen, nennt man sie Fans.

Die Engländer bezeichnen sich dann eher als *Unterstützer*, italienisch sprechende Menschen als *Mitfiebernde* oder Spanier als *Liebhaber einer Sache.*

Alles in allem sind Fans, Unterstützer, Mitfiebernde oder Liebhaber einer Sache daran interessiert, einzelne Personen, Mannschaften, Teams, Bands oder andere Anliegen vorwärts zu bringen und sie beim Bekanntwerden zu unterstützen. Mittels sozialer Medien gelingt das meistens. Denn alle Fans wollen Teil eines großen Ganzen sein. Sich gemeinsam für eine Sache oder Personen einzusetzen, verleiht ein Teilhabegefühl. Dazuzugehören ist wichtig, wissen, wohin man gehört in einer Zeit, wo Familie immer mehr an Bedeutung verliert, ist besonders für junge Menschen wichtig. Mit Gleichgesinnten am Wochenende ins Fußballstadion zu ziehen, gibt Struktur und Zielrichtung. Stars und Sternchen zu jedem Auftritt zu begleiten, gibt dem Fan-Leben insofern Sinn, weil er oder sie weiß, wofür sie täglich schuften: Um das Geld für die nächsten Tickets zu erarbeiten. Manche umgeben sich auch noch mit Bildern und anderen Fanartikeln. Es gibt Wohnungen, die gleichen sakralen Räumen, wo alles auf das eine Idol hinweist. Auf diese Weise verschmelzen die Fans mit ihrer Band oder Mannschaft, dem Sänger, der Sängerin.

Nichts gegen ein leidenschaftliches Engagement für eine Sache oder einen Künstler, eine Künstlerin. Nichts dagegen, dass ihre Kreativität uns positive Anstöße gibt. Menschen, die sich leidenschaftlich für etwas einsetzen, haben ein Ziel und versuchen, etwas für sie Sinnvolles zu tun. Fandasein ist ein Dasein voller Emotionen.

Fans werden gebraucht. Von ihrer Begeisterungswelle wird die Fußballmannschaft während des Spiels getragen. Dasselbe gilt für jeden anderen Sport. Selbst im Sportunterricht wird der Beifall gebraucht, so wie Anerkennung überall lebenswichtig ist. Darum sind *Geisterspiele* eigentlich eine rein technische Angelegenheit und keine Events mehr. Meine Eltern hatten ihren Schrebergarten wenige Kilometer Luftlinie vom Stadion entfernt. Wir konnten deutlich hören, wie das Spiel lief: lauter Jubel schwappte herüber oder gleich drauf die akustische Enttäuschung, wenn der Ball nicht im Tor gelandet war. Fans sind wichtig, Zuschauer auch. Der Beifall ist das Brot des Künstlers. Man braucht einander. Verliert eine Band ihre treuen Fans, können sie gleich einpacken. Viele Bands oder Musikgruppen sind heute, dank treuer Fans, weltberühmt. Fans besitzen also eine gewisse Macht.

fanaticus hat aber auch diesen anderen Klang, diesen schalen Beigeschmack des Fanatismus. Fanatische Menschen sind intolerant und irgendwie besessen von ihrer Idee und ihrer Leidenschaft. Weswegen sie nichts anderes kennen und gelten lassen. Sie sind voll konzentriert auf ihre Interessen, sei es eine Sportart oder ein anderes Hobby, wie wandern, angeln, Modellbau oder anderes. Dafür ist ihnen kein Weg zu weit und kein Cent zu viel. In unserm

Ratgeber *Typisch Oma, typisch Opa?!* Beschreiben wir bei den Opa-Typen den *Mitreißer-Opa*. Ein Opa, der jederzeit für die Enkel da ist, wenn sie seine Hobbys teilen. Der kein Problem hat, auch den Enkeln eine Jahreskarte fürs Fußballstadion zu kaufen. Dem nichts mehr am Herzen liegt, als dass seine Familie seine Leidenschaft teilt. Und wenn die ganze Familie mitzieht, am besten gleich zwei oder drei Generationen, umso besser. Dann kommt zu dem ohnehin bei jedem Fan vorhandenen Gemeinschaftsgefühl auch noch das Familiengefühl hinzu. Gemeinschaftssinn mit doppeltem Boden sozusagen. Schon die Kleinsten fühlen sich, um beim Beispiel Fußball zu bleiben, wichtig und zugehörig, wenn sie mit Fanschal, Trikot und Tröte im Kreise der Familie zum Fußballspiel gehen.

So gesehen, ist ein „Fanaticus-Opa" doch ein toller Mitreißer!

Die Interessen sind vielfältig. Sport hatten wir schon, Musik gehört ebenso dazu wie Kunst oder Theater oder Film. Da ziehen Großeltern mit ihrer Band durch die Lande, ob es sich um *Karat* handelt oder die *Scorpions* oder ganz andere. Das sind Musikgruppen, die wurden gegründet, als wir noch zur Schule gingen. Sie waren Teil der neuen Jugend-Musikkultur, meistens zu unserer Begeisterung und sehr zum Ärger unserer Eltern. Diese Gruppen haben uns geprägt, wir sind sozusagen mit ihnen großgeworden und werden mit ihnen älter. Ein Stück Identität also. Mancher hat erst Schallplatten von ihnen gesammelt, später Musikkassetten, schließlich CD's und nutzt jetzt die neuen digitalen Medien. Auf diese Weise wurde Zeitgeschichte erlebt, denn die technische Entwicklung hat uns voll im Griff. Dieses Stück Musikgeschichte ist auch an unsern Kirchengemeinden nicht spurlos vorübergegangen. Schon ein Schlagzeug in den Gottesdienst zu bringen, brachte Ältere auf die berühmte Palme und vertrieb manchen jungen Gottesdienstbesucher für immer. Da war ihm dann doch ein Open Air Konzert mit den *Fantastischen Vier* lieber. Auch wer stur auf seiner Orgel als allein seligmachendem Instrument beharrt, ist auf diese Weise ein *Fanaticus*. Nur dass diese Leidenschaft kaum ansteckend ist. Fans sind Menschen, die sich selbstlos für eine Sache einsetzen, ihr letztes Hemd dafür opfern und ihr letztes Geld. Sie lassen sich Tattoos stechen mit den Symbolen ihres Vereins, der Band oder wofür sie sonst noch brennen mögen.

Wussten Sie, dass man Fans auch kaufen kann? Besonders in den sozialen Medien ist es Gang und gäbe, dafür Geld zu investieren.

Unterschied zwischen Nachfolger und Fan

Fans spielen meistens nicht selbst, sondern klatschen Beifall und feuern die Mannschaft vom Platz aus an. Ihre kollektive Begeisterung trägt ihre Mannschaft.

Gott braucht keine Fans und Bewunderer. Er möchte keine Menschen, die ihm Beifall klatschen, vielleicht auch begeistert von ihm erzählen, andere ermutigen ihn zu suchen, aber selbst nicht *mitspielen* – um im Bild vom Fußball zu bleiben. Gott sucht sozusagen *Mitspieler*. Wenn unsere Begeisterung für Gott nur die eines Zuschauers oder Fans bleibt, müssen wir uns nicht wundern, wenn es unsere Nachkommen ebenso handhaben. Begeisterung muss mit der Einsatzbereitschaft gekoppelt sein. Wenn unsere Enkel diesen Einsatz sehen, ob in der Familie oder unserer Kirche, dann könnten sie eventuell auf den Geschmack kommen, es uns gleichzutun.

Vorbild oder Idol?

Ein Vorbild sollte jeder haben, bei einem Idol setzen wir große Fragezeichen. Denn beim Idol geht es um die Verehrung der ganzen Person. Das Idol bekommt schließlich einen göttlichen Status, der Fan tut alles, was er glaubt, seinem Idol schuldig zu sein. Es geht soweit, dass Realität und Phantasie nicht mehr auseinandergehalten werden können. So jemand wird vollkommen besessen von seinem Idol, sein Eigenleben aufgeben, um dafür zu brennen. Wofür eigentlich? Für nichts und wieder nichts. Denn was hat der Fan persönlich davon? Wenn's hochkommt, vielleicht ein Autogramm, oder ein paar Minuten Backstage nach einem Konzert oder vielleicht, wie bei Filmfestspielen, ein Handshake am roten Teppich. Aber das Gegenüber, das Idol, hat etwas davon. Nämlich Publicity und viele Pluspunkte bei den Fans. Gleich haben andere auch dieselbe Sehnsucht: einmal diesem Idol persönlich gegenüber zu stehen, einmal einen Handschlag oder ein Autogramm. Eine Kette ohne Ende. Die einen, nämlich die Fans, investieren ihr Hab und Gut und bei den Idolen vermehrt sich dadurch ihr Hab und Gut. Hätten sie keine Fans, sie wären ein Niemand. Manche haben das gut verinnerlicht und bedanken sich stets bei denen, die sie zum Höhenflug bringen.

Paulus war kein Idol für Onesimus

Paulus war in seinem früheren Leben das, was wir als *Fanaticus* beschrieben haben. Mit unerbittlicher Gründlichkeit war er gegen die Sekte der Nazarener vorgegangen um sie mit Stumpf und Stiel auszurotten. Bis zu jenem Tag, an dem er vom Saulus zum Paulus wurde und die berühmte 180 Grad Wendung vollführte. Von diesem Moment an wurde er zum Gejagten. Schließlich war er seinen Widersachern in die Falle gegangen und saß jetzt wegen seines Glaubens im Gefängnis.

Vermutlich war er ein Gefangener der angenehmeren Sorte und privilegiert. Er durfte Briefe verfassen und hatte seine Mitarbeiter um sich herum. Man vermutet, er befand sich im Hausarrest. Er durfte sogar Besuch empfangen, wie den Sklaven Onesimus, den er gleich mal für diesen und jenen Dienst einspannte. Vielleicht hatte der junge Mann das Arbeiten nicht gerade erfunden, doch Paulus' Einfluss war nicht ohne Wirkung geblieben und er hätte ihn gerne behalten.

Sklaven aber waren persönlicher Besitz. Hätte er Onesimus einfach dabehalten, hätte er Philemon eigentlich bestohlen. Fremde Sachen nimmt man nicht. Auch nicht den Sklaven eines anderen. (Die Verabscheuungswürdigkeit der Sklaverei steht für uns Autoren völlig außer Frage. Doch ist das hier nicht das Thema.) Onesimus war abhängig, in jeder Hinsicht. Von seinem Herrn und jetzt vom Apostel Paulus. Nur ein Wort von Paulus hätte genügt und Onesimus wäre in die Nachbarzelle gewandert, ohne Privilegien, versteht sich. Eine Situation, in der es ein Leichtes wäre, so einen armen Menschen von sich abhängig zu machen. Paulus hätte ihn dressieren können, wie einen Hund, handzahm und folgsam.

Doch was hätte das genützt? Vielleicht hätte der Sklave auf andere Weise seine Befreiung versucht, mit einem Messer oder bloßen Händen? Gegenseitiges Belauern statt gegenseitigem Vertrauen wäre die Folge gewesen.

Doch Paulus ist keiner, der Wasser predigt und heimlich Wein trinkt. Der anders handelt, als er redet. Eigentlich ist er mit sich selbst vollauf beschäftigt, mit seiner Angelegenheit. Während er im Knast sitzt, geht es draußen, in den neugegründeten Gemeinden drunter und drüber. Hier wollen die einen ein christlichen Judentum etablieren und die andern eine geistliche Hierarchie. Ein persönliches Machtwort von ihm wäre dringend vonnöten, aber er kann nicht, denn er sitzt ja fest. Während er gesiebte Luft atmen muss, kommt auch noch dieser Sklave. Die Angelegenheit könnte in wenigen Augenblicken aus der Welt geschafft sein, wenn man persönlich miteinander reden könnte. Leider muss Paulus auch hier mit dem schriftlichen Kontakt vorlieb nehmen. Gut so, sonst hätten wir den einzigen persönlichen Brief dieses Apostels nicht, der uns in der Bibel überliefert ist. Darin geht es nicht um theologische Streitpunkte und Klarstellungen, sondern darum, dass dieser Sklave jetzt als *Bruder im Herrn* zurückkehren wird. Trotzdem nicht als *Fan* von Paulus. Aber vielleicht ist der Apostel zeitlebens ein Vorbild sowohl für den Sklaven, wie auch für seinen Herrn geworden und geblieben. Der Sklave Onesimus konnte seinem Herrn aus eigenem Erleben brühwarm berichten, wie Paulus sich im Gefängnis um andere kümmerte. Wie er ruhig einer ungewissen Zukunft entgegensah.

Sozusagen *zum Anfassen* hatte der Sklave gesehen und erfahren, wie Paulus' Vertrauen in Gott grenzenlos war. Wie er mit dem Schlimmsten rechnen musste, ohne dabei zu Verzweifeln. Wie dieser Apostel Schwierigkeiten auf sich nahm und dennoch frohen Mutes blieb.

Wenn so einer nicht zum Vorbild taugt, wer dann?

Manche Christen nehmen weite Wege auf sich, um diesen oder jenen Prediger, Pastor oder Redner zu hören. Sie sind beeindruckt und tief berührt von dem, was sie gehört haben. Zum Handeln oder Umdenken aber lassen sie sich dadurch nicht bewegen. Sie sind so eine Art *geistliche Messies*, Menschen, die alles sammeln, was sich ihnen bietet, aber nichts davon wirklich gebrauchen oder verwerten.

Großeltern, die in jede christliche Versammlung rennen, alles *mitnehmen* und es doch an sich abperlen lassen, wie Regen auf dem Regencape, werden ihren Enkeln weder die Kirche als Institution noch die dazugehörigen Menschen anziehend machen.

Wie mache ich den Enkeln meinen Glauben anziehend?

Seien Sie echt

Beginnen Sie bei sich persönlich. Seien Sie echt! Stehen Sie zu ihren Fehlern und Schwächen. Wer ehrlich seine Fehler eingesteht, erkennt und bekennt, ist frei. Er kann seine Energie anstatt ins Vertuschen, in Veränderung investieren. Bedenken Sie: Wir sind noch lange keine besseren Menschen, weil wir Gott kennen und an ihn glauben.

Sie müssen nichts entschuldigen und nichts vertuschen

Es geschehen manchmal schlimme Dinge im kirchlichen Rahmen. Bei Finanzen wird gemauschelt, vom Kindesmissbrauch ganz zu schweigen. Und vieles andere mehr. Peinlich wird es für uns Großeltern, wenn wir überall laut propagiert haben, was für moralisch einwandfreie Menschen Christen doch sind. Solange Sie sich und Ihre Mitchristen als Menschen sehen, die eigentlich keinen Deut besser als die da *draußen* sind, können Sie gelassen bleiben, wenn man sich über die Doppelmoral entrüstet. Sie sind nicht verpflichtet, anderen Gemeindeglieder die Weste reinzuwaschen oder die Kohlen aus dem Feuer zu holen. Wenn Sie zu dem stehen, was da gerade nicht so gut läuft, ohne es zu erklären oder gerade zu biegen, sind Sie unangreifbar. Gerade in solchen Zeiten werden Menschen gebraucht, die glauben, beten und helfen, dass das *Schiff* wieder auf Kurs kommt. Dabei ist es völlig gleich, was die andern sagen. In diesem Fall sind die nämlich auch nicht besser und wenn's drauf ankommt, kneifen oder vertuschen die genauso. Mit solcher Haltung beeindrucken Sie auch Ihre Kinder und Enkel. Die wissen dann, dass die Großeltern nicht verschwinden, wenn's mal brenzlig und eng wird.

Gewöhnen Sie sich ab, über Mitchristen zu lästern oder hinter ihnen herzureden

Jede Kirchengemeinde hat so ihre besonderen Menschen. Persönlichkeiten, die auffällig sind in ihrem Äußeren, meistens mit ihrem Inneren. Die jede Veranstaltung besuchen und manchmal auch ein bisschen im Wege stehen. Mit denen sich andere Christen nicht so gerne zeigen oder abgeben. Die stadt- oder stadtviertelbekannt sind. Über die man lächelt oder lacht, über die man redet. Wenn Sie es schaffen, da nicht mitzumachen, sind Sie Ihren Kindern und Enkeln ein gutes Vorbild. Sie müssen solche Menschen nicht unbedingt in Ihr Haus einladen, aber vielleicht können Sie ihnen nach dem Gottesdienst ein Stück Kuchen schenken oder einen Blumenstrauß oder einen aufrichtigen Händedruck. Wenn Oma und Opa mit solchen Menschen respektvoll umgehen, werden sie es auch mit der eigenen Familie tun. Da werden sich Ihre Kinder und Enkel sicher sein können.

Machen Sie den Pastor, Priester oder Prediger nicht schlecht vor andern

Wir sind Menschen wie ihr, nur kündigen wir euch die Frohe Botschaft, so beschreibt Johannes Derksen in seinem sehr lesenswerten Roman *Hochwürden Kräuterbein* das Amt des Priesters (S. 381). Menschen wie ihr. Ein Mensch wie du und ich – das ist ein Pastor. Jemand mit Stärken und Schwächen. Jemand, der auf dem Präsentierteller lebt, zusammen mit seiner Familie. Jemand, dessen Schwächen stets als erstes auffallen und dessen Stärken dahinter oft zurückstehen müssen. Jemand, der angreifbar ist.

Einer gegen alle. Einer, auf den zig Augen starren, der über alles Rechenschaft geben muss, einer, der transparent ist, wie es kein Gemeindeglied sein möchte. Dieser Gemeindevoyerismus verunsichert, macht trotzig oder auch vorsichtig. Überall lauern sie, die Spione. Wann geht der Pastor schlafen, wann steht er auf, was macht er eigentlich die Woche über? So leicht möchte man auch mal sein Geld verdienen, nur ein paar Minuten im Gottesdienst predigen. Verstärken Sie diese Vorurteile nicht auch noch. Versuchen Sie, Ihrem Pastor eine echte Stütze zu sein. Helfen Sie ihm, zeigen Sie ihm und Ihrer Familie, dass man sich auf Sie verlassen kann. Meiden Sie entsprechende Gemeindekaffeekränzchen, wo man alle Versäumnisse des geistlichen Oberhauptes durchkaut.

Beteiligen Sie sich an der Gemeindearbeit

Natürlich werden die meisten Großeltern nicht mehr den Putzdienst übernehmen. Aber Sie können Liederbücher austeilen oder einsammeln, andere Hausmeisterdienste übernehmen oder den Begrüßungsdienst am Eingang. Viele Gemeinden haben Besuchsdienste bei älteren Menschen organisiert. Machen Sie mit. Nehmen Sie, natürlich mit elterlicher Erlaubnis, Ihre Enkel mit. Auf diese Weise machen Sie den alten Menschen eine Freude und erweitern den Horizont der Enkelkinder.

Seien Sie aktiv in der Seniorenarbeit Ihrer Kirchengemeinde

Mit Anfang 60 ist man gegenüber 90jährigen fast noch ein Kind. Hochbetagte freuen sich, wenn sie im Rahmen eines Seniorennachmittags noch am Gemeindeleben teilnehmen können. Sorgen Sie dafür, dass Gesprächsstoff und Atmosphäre aufbauend und hoffnungsvoll sind.

Nehmen Sie Kinder und Enkel zu besonderen Ereignissen mit in Ihre Kirche

Weihnachten, Ostern, Pfingsten, Konfirmation, Kommunion und was es alles für Feste gibt. Zeigen Sie Ihrer Familie, dass es Ihnen wichtig ist, dass alle daran teilnehmen. Auch wenn Kinder und Enkel damit überhaupt nichts mehr am Hut haben, werden Sie Ihnen diesen Wunsch nicht versagen. Legen Sie sich Argumente zurecht, wenn es hinterher wieder heißt: Wie der gepredigt hat, das war unter allem Niveau. Oder: Der Organist könnte auch mal richtig üben.

Oder: Der Chor ist eine Katastrophe. Fordern Sie Kinder und Enkel auf, doch selbst mitzumachen, dann vielleicht bestünde Hoffnung, dass Orgel und Chor besser klängen. Ansonsten dürfen Sie *Ihre* Gemeinde auch gerne verteidigen. Nicht schönreden, aber verteidigen. Natürlich ist nicht immer alles perfekt, jedoch geben alle diese Menschen ihr Bestes. Schon allein ihr Einsatz an Zeit und Energie wäre doch des Lobes wert. Wenn Ihre Kinder und Enkel wissen, Oma und Opa lassen nichts auf ihre Gemeinde kommen, werden sie sich zurückhalten.

Sie dürfen Zeit und Ihr Geld gerne maßvoll in die Gemeinde investieren

Lassen Sie Ihre Kinder und Enkel wissen, dass Sie sich finanziell und persönlich in Ihrer Gemeinde einbringen. Mit Ihrem Geld können Sie tun und lassen, was Ihnen wichtig ist. Wäre Ihnen der Fußball- oder Angelverein wichtig, könnten Kinder und Enkel auch dagegen nichts einwenden. Es wäre aber total falsch, wenn Sie Ihren in Not geratenen Kindern die finanzielle Zuwendung entziehen und das Geld stattdessen in die Kirche tragen. Mit Recht wären die Kinder enttäuscht und hätten so ihre Zweifel an der Kirche.

Anhang

Alle im Anhang aufgeführten Bibelverse sind, wenn nicht anders vermerkt, der Lutherübersetzung 1984 entnommen.

Paulus war kein Großvater

Der Philemonbrief

Dieser persönliche Brief wurde von Paulus während seiner ersten Gefangenschaft in Rom (ca. 62 n.Chr.) geschrieben. Er richtet sich an Philemon, der in Kolossä lebt und dessen Sklave Onesimus zu Paulus nach Rom geflohen ist. Bei seiner Rückkehr wird Onesimus von Tychikus begleitet. Sie kehren über Ephesus (Epheser 6,21) nach Kolossä (Kolosser 4,7-9) zu Philemon zurück.

Paulus wirkt als geistlicher Mentor, indem er zwischen Onesimus und Philemon zu vermitteln versucht.

Martin Luther schrieb dazu: *Diese Epistel zeigt ein meisterlich lieblich Exempel christlicher Liebe. Denn da sehen wir, wie St. Paulus sich des armen Onesimus annimmt und ihn gegen seinen Herrn vertritt mit allem, was er vermag, und stellet sich nicht anders, als sei er selbst Onesimus, der sich versündigt habe. Doch tut er das nicht mit Gewalt oder Zwang, wozu er wohl Recht hätte, sondern entäußert sich seines Rechtes, womit er zwingt, dass Philemon auf sein Recht auch verzichten muss. Eben wie uns Christus getan hat gegenüber Gott dem Vater, also tut auch St. Paulus für Onesimus gegenüber Philemon ... Denn wir sind alle seine Onesimi, wenn wir's glauben.* (nach: McDonald, Kommentar zum NT)

Der Name Onesimus bedeutet der *Nützliche*.

Ein entlaufener Sklave ist seinem Herrn alles andere als nützlich. Paulus betont das in den Versen 11 und 20. Auch erwähnt er Onesimus in Kolosser 4,9: *Mit ihm sende ich Onesimus, den treuen und lieben Bruder, der einer der Euren ist.* Alles, wie es hier steht, werden sie euch berichten. Paulus betont, wie hilfreich Onesimus ihm geworden ist.

Die Sklaverei war in der Antike ein Teil der staatlichen Ordnung. Historiker schätzen die Zahl der Sklaven auf eine bis anderthalb Millionen, was etwa 20 Prozent der Bevölkerung im Römischen Reich ausmachte. Der Sklave wurde wie ein Werkzeug von seinem Besitzer gebraucht und hatte keine Menschenrechte in heutigem Sinn.

Der Philemonbrief im Wortlaut:

1 Paulus, ein Gefangener Christi Jesu, und Timotheus, der Bruder, an Philemon, den Lieben, unsern Mitarbeiter, 2 und an Aphia, die Schwester, und Archippus, unsern Mitstreiter, und an die Gemeinde in deinem Hause:

3 Gnade sei mit euch und Friede von Gott, unserm Vater, und dem Herrn Jesus Christus!

4 Ich danke meinem Gott allezeit, wenn ich deiner gedenke in meinen Gebeten 5 – denn ich höre von der Liebe und dem Glauben, die du hast an den Herrn Jesus und gegenüber allen Heiligen –, 6 dass der Glaube, den wir miteinander haben, in dir kräftig werde in Erkenntnis all des Guten, das wir haben, in Christus. 7 Denn ich hatte große Freude und Trost durch deine Liebe, weil die Herzen der Heiligen erquickt sind durch dich, lieber Bruder.

8 Darum, obwohl ich in Christus volle Freiheit habe, dir zu gebieten, was sich gebührt, 9 will ich um der Liebe willen doch nur bitten, so wie ich bin: Paulus, ein alter Mann, nun aber auch ein Gefangener Christi Jesu. 10 So bitte ich dich für meinen Sohn Onesimus, den ich gezeugt habe in der Gefangenschaft, 11 der dir früher unnütz war, jetzt aber dir und mir sehr nützlich ist.

12 Den sende ich dir wieder zurück und damit mein eigenes Herz. 13 Ich wollte ihn gern bei mir behalten, damit er mir an deiner statt diene in der Gefangenschaft um des Evangeliums willen. 14 Aber ohne deinen Willen wollte ich nichts tun, damit das Gute dir nicht abgenötigt wäre, sondern freiwillig geschehe. 15 Denn vielleicht war er darum eine Zeit lang von dir getrennt, damit du ihn auf ewig wiederhättest, 16 nun nicht mehr als einen Sklaven, sondern als einen, der mehr ist als ein Sklave: ein geliebter Bruder, besonders für mich, wie viel mehr aber für dich, sowohl im leiblichen Leben wie auch in dem Herrn.

17 Wenn du mich nun für deinen Freund hältst, so nimm ihn auf wie mich selbst. 18 Wenn er aber dir Schaden angetan hat oder etwas schuldig ist, das rechne mir an. 19 Ich, Paulus, schreibe es mit eigener Hand: Ich will's bezahlen; ich schweige davon, dass du dich selbst mir schuldig bist. 20 Ja, lieber Bruder, gönne mir, dass ich mich an dir erfreue in dem Herrn; erquicke mein Herz in Christus.

21 Im Vertrauen auf deinen Gehorsam schreibe ich dir; denn ich weiß, du wirst mehr tun, als ich sage. 22 Zugleich bereite mir die Herberge; denn ich hoffe, dass ich durch eure Gebete euch geschenkt werde.

23 Es grüßt dich Epaphras, mein Mitgefangener in Christus Jesus, 24 Markus, Aristarch, Demas, Lukas, meine Mitarbeiter.

25 Die Gnade des Herrn Jesus Christus sei mit eurem Geist!

Vers 1 Paulus sieht sich in erster Linie nicht als Gefangener des Römischen Imperiums. Vielmehr ist er Jesus Christus untrennbar verbunden. Sonst bezeichnet er sich als Knecht (wörtlich: Sklave) Christi. Timotheus ist beim Verfassen des Briefes bei Paulus, aber nicht der Koautor. Dass Paulus Philemon (wörtlich: Liebender) als Geliebten und Mitarbeiter anspricht, weist auf eine enge freundschaftliche Beziehung hin. So kann Paulus auf Augenhöhe den Konflikt mit Onesimus ansprechen. Er ist damit eine väterliche oder großväterliche Instanz – für uns ein Vorbild.

Vers 2 Philemon hat eine Gemeinde in seinem Hause, deren Leiter er offensichtlich ist. Daher ist er ein Mitarbeiter und Mitkämpfer für die gemeinsame Sache Christi. Wenn die Grüße an die Hausgemeinde gerichtet sind, stellen sie auch für jene ein lebendiges Beispiel christlicher Vergebung dar. Außerdem wird Philemon in seine Verantwortung genommen.

Vers 4 Paulus ist ein treuer Beter. In seiner kontinuierlichen Fürbitte ist Philemon immer präsent.

Vers 5 Der Stellenwert des Glaubens bei Philemon ist Paulus bekannt. Auch streicht er dessen wachsende Liebe heraus. Beides wird durch die Gemeinschaft (Vers 6), die sie miteinander teilen, gestärkt. Paulus muss keinen Druck ausüben, damit das Problem gelöst werden kann. Mit Gelassenheit kann er sich Philemon zuwenden, dass er schon das Richtige tun wird. (Vers 7)

Vers 8 Aufgrund seiner apostolischen Autorität hätte Paulus die Möglichkeit zu gebieten oder einzufordern. Philemon hätte ihm bestimmt gehorcht – es wäre aber eine drittklassige Lösung gewesen. Als geistlicher Mentor tritt Paulus anders auf. In Achtsamkeit will er beide Seiten gewinnen, um damit eine bessere Ausgangsposition für das künftige Miteinander zu bekommen. Auf der Ebene des Glaubens und des gegenseitigen Vertrauens ist das möglich. Das ist genau die Basis, auf der wir Großeltern agieren sollten. So hätte Paulus Philemon bitten können, seinen entlaufenen Sklaven bei sich abzuholen, um sicher zu sein, dass es gut geht. Im Vertrauen zu Philemon, sendet er aber Onesimus zu ihm zurück. Wir können an die Vernunft, an die Ehre oder an unsere Beziehung zueinander appellieren. Das wäre eine nachhaltige Lösung eines Konfliktes als ein schneller Sieg aufgrund unserer Autorität.

Vers 9 Um der Liebe Raum zu geben, bittet Paulus. Hier gebraucht er nicht den Begriff, der für die Bruderliebe verwendet wird, sondern das Wort *agape*. Jesus sprach von dieser Liebe, die ihren Grund in Gott hat, und lebte sie selbstaufopfernd vor. Paulus bittet Philemon. Der griechische Begriff *parakaleo* kann auch ermutigen, ermahnen, trösten bedeuten. Johannes spricht in dieser Weise vom

Heiligen Geist als dem Parakleten, der für uns Mittler ist. Übertragen bedeutet es, dass Paulus hier geistgeleitet als Mentor oder Mediator handelt. Da er nicht auf seine apostolische Autorität pocht, gibt Paulus einen Hinweis auf sein Alter, seine Gefangenschaft und seine geistliche Vaterschaft gegenüber Onesimus (Vers 10).

Paulus bezeichnet sich als alten Mann – im Altertum waren es die Lebensjahre zwischen 49 und 56. In gleicher Weise tat es Zacharias bei der Ankündigung der Geburt seines Sohnes (Lukas 1,18).

Vers 10 Unter dem Einfluss des Apostels hat sich Onesimus bekehrt. Das bekräftigt er mit den Worten *das Kind, das ich gezeugt (oder geboren) habe.*

Vers 11 Hier gebraucht Paulus zum ersten Mal das Wortspiel *nützlich – unnütz.* Der Name Onesimus bedeutet *Der Nützliche.* Irgendwie war er für seinen Herrn unnütz, unprofitabel geworden. Möglicherweise ergriff er darum die Flucht. Durch seine Lebensveränderung (Bekehrung) ist Onesimus für beide nützlich geworden. Paulus verzichtet auf ihn und schickt ihn wieder an seinen Herrn zurück. Nochmals greift er dieses Wortspiel im Vers 20 auf.

Vers 12 Wie mein eigenes Herz, sende ich ihn dir. Liebevoller kann man das wohl kaum ausdrücken. Durch den Glauben entstand offensichtlich eine einzigartige persönliche Beziehung. Er ist ihm regelrecht ans Herz gewachsen.

Vers 13 Onesimus ist dem Apostel so bedeutsam geworden, dass er ihn am liebsten bei sich behielte. Er ist fest überzeugt, dass Philemon, wäre er hier bei Paulus, den Apostel genauso unterstützen würde, wie es Onesimus gerade tut. Wir erkennen hier eine starke Form der Wertschätzung. Mentoren begegnen anderen auf Augenhöhe.

Vers 16 Hier nennt der Apostel Onesimus *einen geliebten Bruder.* Auf diese Lebensveränderung (Bekehrung) weist Paulus, wie wir bereits sahen, in Kolosser 4,9 hin. Auf der Basis des Glaubens treten damit soziale Unterschiede in den Hintergrund. Es gibt die Ebene Paulus – Philemon – Onesimus. Aus Sklaven und Herren werden Brüder und Freunde.

Vers 17 Luther hat es gut getroffen, wenn er hier vom Freund spricht. Wörtlich ist es der Teilhaber in einer Gemeinschaft (koinonos). Dabei geht es um die innere Verbundenheit. Wenn diese Verbindung tatsächlich so eng ist, soll Philemon seinen Sklaven so aufnehmen wie er es auch mit Paulus tun würde. Diese Aussage macht deutlich, dass Paulus nicht einfach neutral über eine Sache verhandelt. Es geht um eine ihm wichtige Person, darum bringt er sich persönlich mit ins Spiel.

Vers 18 Gewissermaßen setzt er noch eins drauf. Er ist sogar bereit für entstandenen Schaden aufzukommen.

Vers 19 Paulus betont nochmals, dass er für denkbar entstandenen Schaden aufkommen wird. Er hat es eigenhändig in seinem Brief an Philemon geschrieben.

Vers 20 Hier wird das Wortspiel wieder aufgegriffen. Paulus möchte auch von Philemon Nutzen haben, indem dieser freundlich mit Onesimus umgeht. Das wäre herzerquickend für den Apostel.

Vers 21 Paulus ist sich sicher, dass er Philemon nicht einen Katalog von Verhaltensregeln aufschreiben müsse. Er selbst hat genug Weisheit das eine und andere zu tun, mehr als sich Paulus vorstellen könnte.

Vers 22 Paulus sehnt sich danach, selbst nach Kolossä zu kommen. So bittet er um eine Unterkunft bei Philemon.

Vers 24 Unter den Mitarbeitern des Paulus wird auch Markus genannt. Mit Johannes Markus hatte Paulus einen Konflikt. *Barnabas aber wollte, dass sie auch Johannes mit dem Beinamen Markus mitnähmen. Paulus aber hielt es nicht für richtig, jemanden mitzunehmen, der sie in Pamphylien verlassen hatte und nicht mit ihnen ans*

Werk gegangen war. Und sie kamen scharf aneinander, sodass sie sich trennten. Barnabas nahm Markus mit sich und fuhr nach Zypern. Paulus aber wählte Silas und zog fort, von den Brüdern der Gnade Gottes befohlen. (Apostelgeschichte. 15,37-40).

In diesem schwierigen Fall hatte Paulus ihm später vergeben, denn es heißt: *Lukas ist allein bei mir. Markus nimm zu dir und bringe ihn mit dir; denn er ist mir nützlich zum Dienst.* (2. Timotheus 4,11). Da Johannes Markus den Gläubigen in Kolossä gut bekannt war, konnte er auch Philemon entsprechende Anweisungen geben. Paulus hatte den Konflikt gelöst und zeigte damit, dass auch andere Schwierigkeiten gelöst werden können.

So endet dieser Brief mit einem gelungenen Beispiel praktizierter Vergebung. Liebe Großeltern, nehmen Sie aus dem Philemonbrief die Denkanstöße mit, die Ihnen in Ihrem Alltag und Umgang mit Enkeln und Familie hilfreich sind. Gottes Gnade ist zugesagt.

Ist Großelternschaft eine Berufung?

Aus der Bibel kennen wir mehrere Arten von Berufung:

- *Berufung in die Nachfolge*

Alle Menschen sind zur Kindschaft Gottes berufen. Es bleibt die persönliche Entscheidung, diesen Ruf anzunehmen.

Philipper 4,12-14: Siegespreis der himmlischen Berufung

- *Berufung zum Dienst*

2. Timotheus 1,8ff

Berufung zum Dienst kann durch übernatürliche Ereignisse geschehen

- am brennenden Dornbusch bei Mose (2. Mose 3)
- eine Engelserscheinung bei Gideon (Richter 6)
- die Vision des Jesaja (Jesaja 6)
- ein Lichtstrahl vom Himmel bei Saulus (Apostelgeschichte 9)

Berufungen geschehen auch unspektakulär, wie die Berufung von Silas, einem der engsten Mitarbeiter des Apostels Paulus. Von seiner Berufung lesen wir in Apostelgeschichte 15,40: *Paulus aber wählte Silas und zog fort, von den Brüdern der Gnade Gottes anbefohlen.* Hier wird nicht erkennbar, dass Gott mit Silas direkt gesprochen hat – Silas Berufung geschieht durch von Gott Berufene, hier durch Paulus. Der Apostel Paulus, befindet sich zu dieser Zeit in einer ernsten personellen Notlage. Nachdem sich sein Mitarbeiter Barnabas von ihm getrennt hat (Apostelgeschichte 15,39), benötigt er dringend einen Neuen. Da erinnert er sich an Silas aus Jerusalem, der nach einem Kurzeinsatz in Antiochia wieder abgereist war. Paulus hat ihn persönlich kennengelernt, die Chemie zwischen ihnen stimmte. Jetzt nimmt er ihn mit.

Der Kirchenvater Augustin verließ im 5. Jahrhundert sein bisheriges Umfeld, um in einer Gemeinschaft mit Gleichgesinnten zu leben. Luther dagegen verlässt seine Klostergemeinschaft und geht zurück in die Welt als Zeichen seiner Berufung. Für ihn wertete das Kloster den geistlichen Stand auf und das Christsein im Alltag ab. Damals galten das Beten oder die Wortverkündigung als besondere Tätigkeiten und genossen deshalb auch besonderes Ansehen. Das alltägliche Tun genauso wie das geistliche Tun auf eine Stufe zu stellen und jeder Tätigkeit ihre Würde zukommen zu lassen, darauf kam es Luther an. So gab es für ihn keinen Unterschied mehr zwischen der Arbeit einer Magd, dem Handwerk eines Knechts und der Beschäftigung geistlicher Würdenträger.

Martin Luther, (Vorrede zu den *Opera latina*, Wittenberg 1545), beschreibt sein Turmerlebnis 1515 bei der Entdeckung von Römer 1,17: *Der Gerechte lebt aus dem Glauben. Hier meinte ich geradezu, ich sei wiedergeboren, die Türen hätten sich geöffnet und ich sei in das Paradies selbst eingetreten.*

Zur Erklärung: Der griechische Bibeltext lautet übersetzt: *Denn darin wird offenbart die Gerechtigkeit Gottes...* Der Genitiv zum Begriff Gerechtigkeit machte den Menschen damals zu schaffen. Warum? Gott ist gerecht und verlangt darum von jedem Menschen, dass er ebenfalls ein gerechtes Leben führt, dachte man. Die Entdeckung Luthers war, dass Gott nicht nur ein gerechtes Leben erwartet, sondern selbst den Menschen gerecht macht.

Das neue Verständnis eines Genitivs eröffnet Luther die Pforten des Paradieses und verändert sein Lebensbild von Grund auf. So entdeckt er ein neues Gesicht der Heiligen Schrift in weiteren Genitiven, die in gleicher Weise zu verstehen sind: Werk Gottes, Kraft Gottes, Weisheit Gottes... Alles kommt letztendlich von Gott, wir müssen es nur annehmen. In seiner zweiten Psalmauslegung von 1519 schreibt er *grammatica hoc est vera theologia* (Grammatik ist die wahre Theologie). Damals, durch den Blitzschlag bei Stotternheim (1505), fühlte er sich berufen, ins Kloster zu gehen. Aufgrund eines Naturereignisses hatte er geschlussfolgert, zum Mönch berufen zu sein. Sein Vater sah das anders und hinterfragte es bei der Priesterweihe (1509) seines Sohnes. In seiner Schrift *Von den Möchsgelübden* (1521) geht Luther nochmals auf die Frage seiner Berufung ein und schreibt: *und der Vater hatte recht*. Damit machte er deutlich, dass er sich seiner inneren Berufung zum Mönch nicht wirklich sicher war.

Eine andere Berufung ließ Luther schließlich zur Ruhe kommen und gab ihm Gewissheit: die *äußere* Berufung zum *Doktor der Heiligen Schrift* (1512). Zuerst sprach sie ihm Staupitz, der Generalvikar des Klosterordens, zu, später die Universität in Wittenberg.

Luther spricht jedem Christen – auch der Magd und dem Knecht – eine Berufung für ihr bzw. sein Leben zu. Er ruft sie auf, sich ihrer Berufung für ihre Arbeit gewiss zu sein. Was immer sie tun. 1534 aus einer Predigt: *Sieh auf dein Amt und Beruf. Ich bin zu predigen berufen. Wenn ich nun Gottes Wort predige, so tu ich ein heilig Werk, daran Gott Wohlgefallen hat. Bist du Vater, bist du Mutter, glaube an Jesus Christus – so bist du ein heiliger Vater und eine heilige Mutter. Bete mit deinen Kindern und höre wie sie dir den Katechismus aufsagen. Siehe wie es im Hause zugeht und wie man kocht. Das sind lauter heilige Werke, denn dazu bist du berufen. Das heißt ein heiliges Leben, welches in Gottes Wort und in der Berufung hingeht.*

Kirchenvater Augustin war eine prägende Person der lateinischen Kirche der Antike und Inspirator des Mittelalters. In seinen Confessiones (8 Bücher) beschreibt er das erste Drittel seines Lebens als Suche nach Lebenssinn. Im Jahr 384 (mit etwa 30 Jahren) wurde er als Professor für Rhetorik an die kaiserliche Akademie in Mailand berufen. Dort wurde er durch Bischof Ambrosius beeinflusst. Er fand hier die Synthese von Christentum und platonischer Philosophie – scheinbar sein Glück.

Als aber eine tiefe Betrachtung aus geheimem Grunde all mein Elend hervorzog und vor dem Angesichte meines Herzens sammelte, da brach ein gewaltiger Gewittersturm, den Tränen in Strömen begleiteten, in mir los... So sprach ich und weinte bitterlich in der Zerknirschung meines Herzens. Und siehe, da hörte ich eine Stimme aus einem benachbarten Hause in singendem Tone sagen, ein Knabe oder ein Mädchen war es: Nimm und lies! Nimm und lies! Buch VIII, Kap.12

Bei seinem Freund Alypis liegt eine Bibel, die er öffnet. Er schlägt dabei Römer 13,13.14 auf: *Lasst uns ehrbar wandeln als am Tage, nicht in Fressen und Saufen, nicht in Wollust und Unzucht, nicht in Hader und Neid; sondern ziehet an den Herrn Jesus Christus und wartet des Leibes nicht so, dass ihr seinen Begierden verfallet.*

Damit war für ihn alle Nacht des Zweifels verflogen. Ein innerer Ruf führte zu seiner Veränderung – aus Selbstbezogenheit wurden Dankbarkeit, Bekenntnis, Gebet.

Er zieht sich zunächst auf das Landgut Casiacum zurück und lässt sich in der Osternacht 387 im Mailänder Dom taufen. Er gibt seine Professur auf: *Und ich beschloss vor deinem Angesichte, den Dienst meiner Zunge vom Markt der Geschwätzigkeit nicht gewaltsam, sondern unbemerkt zurücktreten zu lassen, damit nicht ferner Jünglinge, die nicht bedacht sind auf dein Gesetz, nicht auf deinen Frieden, sondern auf lügenhaften Unsinn und gerichtliche Streitigkeiten, sich nicht aus meinem Munde die Waffen kauften für ihre Raserei.* Buch IX, Kap.2

Du schaffest, dass er mit Freuden dich preise, denn zu deinem Eigentum erschufst du uns, und ruhelos ist unser Herz, bis es ruhet in dir. Buch I, Kap 1

Danach geht er in sein Elternhaus nach Tagaste (Nordafrika) und gründet eine Kommunität gläubiger Freunde.

Überraschenderweise bekam er sogar eine äußere Berufung. Im Jahr 391 lauschte er in Hippo, einem Ort im heutigen Algerien, einer Predigt des altgewordenen Kirchenvaters Valerius, der um einen Mitarbeiter bat. Einige Zuhörer packten daraufhin Augustinus und brachten ihn unverzüglich zum Bischof mit der Bitte, ihn sofort zu weihen. Augustinus gab dem Drängen nur widerwillig nach und wurde als Priester geweiht. Dieser Ruf zur Weihe wurde vom Kirchenvolk ausgesprochen. Wenig später wurde er für 40 Jahre Bischof in Hippo.

Die Belastung als Kirchenleiter ließ sich leichter ertragen, weil er in seiner inneren Berufung (Seelsorge, Gemeinschaft) ein Gegengewicht fand. Der Kontakt zum Kirchenvolk blieb ihm wichtig. Sein Wahlspruch: *Mein starkes Verlangen und meine Freude ist: Ich will nicht selig werden ohne euch.*

In einem Vortrag hörte ich sinngemäß Folgendes: *Berufung ist mehr als die Sache eines besonderen geistlichen Standes. Es ist die Gewissmachung dafür, dass du dort, wo dich das Leben als Vater, Mutter, Großvater oder Großmutter, als Arbeiter, Angestellter oder Professor… hinstellt, das du dorthin berufen bist, Gott und deinem Nächsten zu dienen. Egal mit welcher Art von Arbeit du das tust. Hast du diesen Ruf für deine Arbeit, dann ist sie der Qualität jeder anderen Arbeit gleich. Sie ist – wie Luther es prägt – ein Beruf.*

Heute leben viele in der Spannung zwischen verschiedenen Jobs – vorübergehend mit innerer Distanz ausgeübten Tätigkeiten – statt einen Beruf lebenslang ausüben zu können. Egal, womit Arbeitnehmer ihr Geld verdienen, nach Luthers Verständnis von Beruf und Berufung kann es keine Überflüssigen geben, wie es heute viele erleben.

Wenn ein Beruf zu einer Berufung wird, kann solchem Dienst ein neues Ansehen und eine andere Sichtweise verliehen werden – das bedeutet eine neue Lebensqualität.

Suchen Sie Ihre wirkliche Berufung und leben Sie diese. Das gibt Sinnhaftigkeit und wird Ihren Mitmenschen zum Segen. Helfen Sie Ihren Enkeln deren wahre *Berufung* zu finden. Sei es als Koch, Lokführer, Professor oder Künstler. Die Bandbreite, die das Leben zu bieten hat, ist groß. Aber hüten Sie sich davor, Ihre eigene, nicht gelebte Profession dem Enkel aufzudrücken.

Vielleicht ist es ja noch nicht zu spät, den Traum zu verwirklichen, der Ihre eigentliche Berufung wäre. Wenn auch nicht mehr vollständig, dann vielleicht ansatz- oder teilweise.

Das Wort, das nicht in der Bibel steht

- Allgemein

Den Begriff *Großeltern* finden wir weder im Alten noch im Neuen Testament. Den Begriff *Großvater* suchen wir auch vergebens. Ein einziges Mal verwendet Paulus die Bezeichnung *Großmutter* im Brief an Timotheus. (2. Timotheus 1,5 *deiner Großmutter Lois*. Griechisch μάμμη Mamme; statt μήτηρ Meter für Mutter.)

Beim Blick in ein etymologisches Wörterbuch, findet man den Begriff *Großmutter* oder *Großvater* in der deutschen Sprache erst im 14. Jahrhundert. Gebräuchlich war die Bezeichnung *Ahn*. Das Oberhaupt der Familie wurde immer als *Vater* angesprochen. Zuweilen nannte man ihn auch *alten* oder *großen Vater*.

In biblischer Zeit wurde der Begriff Vater (hebräisch: *ab*) wie auch Sohn (hebräisch: *ben*) verwendet. Es konnte sich dabei um eine Verwandtschaft ersten Grades handeln – oder um die Nachkommenschaft mehrerer Generationen. *Vater* ist dann der Oberbegriff für männliche Vorfahren und *Sohn* der für männliche Nachkommen. So wird Jesus als *Sohn Davids* bezeichnet (Matthäus 1,1).

Im Alten Testament geht es hauptsächlich um *Nachkomme* bzw. *Same*; (hebräisch: *zera*). Der Same ist eine zentrale Sehnsucht des Menschen, der seine Lebenskraft entfaltet und durch seine Nachkommen nicht ausstirbt, z.B. in der Verheißung an Abraham (1. Mose 12,7 *deinen Nachkommen will ich das Land geben*).

Die Bezeichnung *Enkel* suchen wir vergeblich in der Bibel. In der deutschen Sprache finden wir sie seit dem 12. Jahrhundert (*eninkel* und *eniklin*). Ebenso ist es mit dem Wort *Familie*.

Stammbäume (hebräisch: *kathab*) hatten für den Hebräer eine große Bedeutung auch hinsichtlich der Verheißung auf den Messias. Gehöre er in diesen Stammbaum oder in die Reihe der Priester und Leviten? Priester und Leviten mussten ihre Abstammung nachweisen, um solchen Dienst verrichten zu können. Boas aus dem Buch Ruth hatte für die Witwe Ruth, die einen Mann aus seinem Stamm geheiratet hatte, zu sorgen. Man nannte das *Leviratsehe*. (5. Mose 25,5-10). Stammbäume oder Geschlechtsregister hatten damals eine soziale und theologische Funktion.

- Der Begriff *Haus*

Im Alten Testament wird für Familie der Begriff *Vaterhaus* (hebräisch: *bet ab*) oder (*mischpachah* – jiddisch Meschpoke) im Sinne von Sippe oder Großfamilie verwendet.

Ein Haus bauen ist der Ausdruck für die Gründung einer Familie.

Bekannte Aussagen: *Ich aber und mein Haus wollen dem Herrn dienen.* (Josua 24,15)

Geh in dein Haus zu den Deinen und verkünde ihnen, welch große Wohltat dir der Herr getan und wie er sich deiner erbarmt hat. (Markus 5,19)

Im Neuen Testament versammelt sich die Gemeinde häufig in einem Privathaus (Hausgemeinde, vgl. Röm. 16,23; 1.Kor. 16,19; Kol. 4,15; Phm 2). Im übertragenen Sinn bezeichnet H. das Hauswesen, die Familie und Sippe (1Mo7,1; 1Sam3,14 u.ö.), die Hausgemeinde (Apg11,14; 16,15; 2.Tim1,16; 4,19), der der Vater als ‚Hauspriester' vorsteht. (Rienecker Bibellexikon).

- Der Einfluss der Lebensweise der Vorfahren auf die Nachkommen wird im Alten Testament vielfach angesprochen. Das Alte Testament widmet dem Zusammenhang von Schuld und deren Folgen einen breiten Raum. Manchmal war die folgende Generation schlimmer als die vorige. Die Versöhnung der Generationen ist deshalb ein wichtiges Ziel vor dem Kommen des Erlösers.

Der soll das Herz der Väter bekehren zu den Söhnen und das Herz der Söhne zu ihren Vätern, auf dass ich nicht komme und das Erdreich mit dem Bann schlage. Maleachi 3,2

- Schlechter Einfluss

1. Samuel 2,30.31 *Darum spricht der HERR, der Gott Israels: Ich hatte gesagt, dein Haus und deines Vaters Haus sollten immerdar vor mir einhergehen. Aber nun spricht der HERR: Das sei ferne von mir! Sondern wer mich ehrt, den will ich auch ehren; wer aber mich verachtet, der soll wieder verachtet werden. Siehe, es wird die Zeit kommen, dass ich deinen Arm und den Arm des Hauses deines Vaters abhauen will, dass es keinen Alten geben wird in deinem Hause.* Das Wort betraf den Hohenpriester Eli und ging in Erfüllung: sein Haus starb aus.

1. Könige 16,25-28 *Und Omri tat, was dem HERRN missfiel, und trieb es ärger als alle, die vor ihm gewesen waren, und wandelte in allen Wegen Jerobeams, des Sohnes Nebats, und in seiner Sünde, durch die dieser Israel sündigen machte, dass sie den HERRN, den Gott Israels, erzürnten durch ihre Abgötterei. Was aber mehr von Omri zu sagen ist und alles, was er getan hat, und seine tapferen Taten, siehe, das steht geschrieben in der Chronik der Könige von Israel. Und Omri legte sich zu seinen Vätern und wurde begraben zu Samaria. Und sein Sohn Ahab wurde König an seiner statt.* Die Abgötterei des Königs Omri führte letztendlich wenige Generationen später zum Untergang des Königreiches Israel.

- Segensreiches Erbe

Abraham. *Und der HERR sprach zu Abram: Geh aus deinem Vaterland und von deiner Verwandtschaft und aus deines Vaters Hause in ein Land, das ich dir zeigen will. Und ich will dich zum großen Volk machen und will dich segnen und dir einen großen Namen machen, und du sollst ein Segen sein. Ich will segnen, die dich segnen, und verfluchen, die dich verfluchen; und in dir sollen gesegnet werden alle Geschlechter auf Erden.* (1. Mose 12,1-3) Dieser Segen wird durch große Nachkommenschaft und deren Auswirkungen weit über Abraham hinaus erkennbar.

Jesaja 58,14 Dann wirst du deine Lust haben am HERRN, und ich will dich über die Höhen auf Erden gehen lassen und will dich speisen mit dem Erbe deines Vaters Jakob; denn des HERRN Mund hat's geredet.

- Nachkommen in guter oder schlechter Tradition ihrer Vorfahren.

Drittes Gebot. *Du sollst dir kein Bildnis noch irgendein Gleichnis machen, weder von dem, was oben im Himmel, noch von dem, was unten auf Erden, noch von dem, was im Wasser unter der Erde ist: Bete sie nicht an und diene ihnen nicht! Denn ich, der HERR, dein Gott, bin ein eifernder Gott, der die Missetat der Väter heimsucht bis ins dritte und vierte Glied an den Kindern derer, die mich hassen, aber Barmherzigkeit erweist an vielen tausenden, die mich lieben und meine Gebote halten. (2. Mose 20,4-6)*

Hier finden wir – zeitlich eingeschränkt – die Folgen gottentfremdeter Haltung und Lebenseinstellung. Gottes Gnade der Barmherzigkeit geht dagegen über viele Generationen.

2. Könige 15,3 Und er tat, was dem HERRN wohlgefiel, ganz wie sein Vater Amazja...

2. Könige 23,32 Und er tat, was dem Herrn missfiel, wie seine Väter getan hatten.

- Von Geschlecht zu Geschlecht

Wir finden im Alten Testament auch den Begriff *Geschlecht bzw. Generation* (hebräisch: *toledoth*). Er beschreibt einen längeren, abgegrenzten Zeitraum. Dieser Zeitraum kann unterschiedlich lang sein, denn es kommt im hebräischen Denken nicht auf die Zeit, sondern die in diesem Zeitraum lebenden Menschen an. Beispiel: Die Zeit für Israel in Ägypten dauert 400 Jahre bzw. 4 Generationen

(Da sprach der HERR zu Abram: Das sollst du wissen, dass deine Nachkommen werden Fremdlinge sein in einem Lande, das nicht das ihre ist; und da wird man sie zu dienen zwingen und plagen vierhundert Jahre ... Sie aber sollen erst nach vier Menschenaltern wieder hierher kommen; denn die Missetat der Amoriter ist noch nicht voll. 1. Mose 15,13.16);

Hiob lebte 140 Jahre und sah 4 Generationen (*und Hiob lebte danach hundertundvierzig Jahre und sah Kinder und Kindeskinder bis in das vierte Glied.* Hiob 42,16)

Weiterhin bestimmt die Zuordnung zu verschiedenen Generationen das Verhältnis dieser Personen zueinander.

Beispiel: Abraham, Isaak, Jakob sind die Stammväter des Volkes Israel.

- Drittes und viertes Glied

Die Begriffe *drittes und viertes Glied*, kommen im Alten Testament viermal vor und stehen im Zusammenhang von Fluch oder Segen. *Du sollst sie nicht anbeten noch ihnen dienen. Denn ich, der HERR, dein Gott, bin ein eifernder Gott, der die Missetat der Väter heimsucht bis ins dritte und vierte Glied an den Kindern derer, die mich hassen.* 5. Mose 5,9

- Kindeskinder

Kindeskinder. (*der da Tausenden Gnade bewahrt und vergibt Missetat, Übertretung und Sünde, aber ungestraft lässt er niemand, sondern sucht die Missetat der Väter heim an Kindern und Kindeskindern bis ins dritte und vierte Glied!* 2. Mose 34,7), ist ein weiterer wichtiger Begriff im Alten Testament wie auch in den Apokryphen.

- Alte und Junge

Alte und Junge ist eine wichtige Verbindung, auf die im AT hinge-
wiesen wird.

Alte mit den Jungen sollen miteinander loben den Namen des Herrn.
Psalm 148,12.13

- Nachkommenschaft im Neuen Testament

Anders als im Alten Testament sind die leiblichen Nachkommen im
Neuen Testament nur ein Randthema. Hier geht es primär um *geistliche* Nachkommenschaft. *Deshalb muss die Gerechtigkeit durch den
Glauben kommen, damit sie aus Gnaden sei und die Verheißung
festbleibe für alle Nachkommen, nicht allein für die, die unter dem
Gesetz sind, sondern auch für die, die wie Abraham aus dem Glauben leben. Der ist unser aller Vater – wie geschrieben steht (1. Mose
17,5): ‚Ich habe dich gesetzt zum Vater vieler Völker‘ – vor Gott,
dem er geglaubt hat, der die Toten lebendig macht und ruft das,
was nicht ist, dass es sei. Er hat geglaubt auf Hoffnung, wo nichts zu
hoffen war, dass er der Vater vieler Völker werde, wie zu ihm gesagt
ist (1.Mose 15,5): ‚So zahlreich sollen deine Nachkommen sein.‘"*
Römer 4,16-18)

- Bei Jesus wird, außer seinem Stammbaum, nichts über seine
  Großeltern berichtet. Einen Hinweis auf seine Geschwister
  finden wir in Matthäus 13,55.56 (*Ist er nicht der Sohn des
  Zimmermanns? Heißt nicht seine Mutter Maria und seine
  Brüder Jakobus und Josef und Simon und Judas? Und seine
  Schwestern, sind sie nicht alle bei uns? Woher kommt ihm
  denn das alles?*)

Mehrere Generationen lebten nebeneinander. Glaube und Glaubenserfahrungen konnten so einfacher weitergegeben werden.
Folgen von Schuld und Segen waren besser erkennbar.

Miteinander Werte leben

Auch wenn wir den Begriff Verantwortung nicht in der Bibel finden, so ist das Anliegen durchaus vorhanden. Häufig lesen wir davon, dass Rechenschaft gegeben wird.

Wir Menschen sind verantwortlich

- vor Gott, unserem Schöpfer (*So wird nun jeder von uns für sich selbst Gott Rechenschaft geben.* Römer 14,12),
- vor weltlicher Ordnung (*Jedermann sei untertan der Obrigkeit, die Gewalt über ihn hat.* Römer 13),
- vor Arbeitgebern (*nicht mit Dienst allein vor Augen, um den Menschen zu gefallen, sondern als Knechte Christi, die den Willen Gottes tun von Herzen. Tut euren Dienst mit gutem Willen als dem Herrn und nicht den Menschen;* Epheser 6, 6.7).
- Auf der anderen Seite tragen wir Verantwortung für uns selbst, unsern Partner, die Partnerin, für die Familie (*Gefällt es euch aber nicht, dem HERRN zu dienen, so wählt euch heute, wem ihr dienen wollt: Den Göttern, denen eure Väter gedient haben jenseits des Stroms, oder den Göttern der Amoriter, in deren Land ihr wohnt. Ich aber und mein Haus wollen dem HERRN dienen.* Josua 24,15), für meinen Nächsten, sogar für meine Umwelt.

- *Unser Gottesbild*

Kinder übernehmen das Gottesbild ihrer Eltern, wie die es von ihren Eltern übernommen haben. Wenn wir über Gott sprechen, müssen wir uns dem Verständnis und der Entwicklungsphase des jungen Menschen anpassen. Auf dem einfachen Gottesbild, das wir zunächst vermitteln, können wir später aufbauen, ohne es grundlegend verändern zu müssen. Auf alle Fälle müssen wir verständlich sein. Bibelgeschichten sind dazu äußerst hilfreich.

Von Dr. Martin Luther stammt das sogenannte *Lutherkränzlein*. Mit Hilfe von drei Fragen erschloss er den Bibeltext:

Wofür kann ich danken?

Worum sollte ich bitten?

Was soll ich tun?

Wenn wir dann noch verschiedene Bibelübersetzungen verwenden, kann uns der Bibeltext noch verständlicher werden. (Im Internet findet man kostenlos verschiedene Übersetzungen und andere Hilfsmittel.) Eigene Notizen sind eine wertvolle Erinnerung und Gedächtnisstütze.

Wichtig ist, dass wir ein ausgewogenes Bild von Gott weitergeben.

Leiter sollten achtgeben, dass sie nicht in eine der drei Fallen tappen:

- Recht zu haben;
- Macht zu haben;
- Erfolg zu haben

Ein guter Leiter versteht Kritik, wenn sie konstruktiv ist, als Wertschätzung. Er entdeckt die Begabungen seiner Mitmenschen und bietet Freiräume zum Entwickeln an.

- Gut und gut gemeint

Wie kommt es, dass wir bestimmte Dinge in guter Absicht sagen oder tun und werden dabei völlig missverstanden? Denken wir dabei an Situationen in unseren Familien: beim Ehepartner, den Kindern oder Enkeln. Haben wir nicht auch Ähnliches in der Gemeinde erlebt? Ist das Gegenteil von *gut* immer *schlecht oder böse* – oder ist es *gut gemeint*?

In der Bibel gibt es einige Beispiel dafür, wie Menschen glaubten, es gut zu meinen und dabei genau das Gegenteil bewirkten. Sie handelten in bester Absicht und trotzdem waren die Folgen negativ.4

- Petrus. Matthäus 16, 21-23: *Seit der Zeit fing Jesus an, seinen Jüngern zu zeigen, wie er nach Jerusalem gehen und viel leiden müsse von den Ältesten und Hohenpriestern und Schriftgelehrten und getötet werden und am dritten Tage auferstehen. Und Petrus nahm ihn beiseite und fuhr ihn an und sprach: Gott bewahre dich, Herr! Das widerfahre dir nur nicht! Er aber wandte sich um und sprach zu Petrus: Geh weg von mir, Satan! Du bist mir ein Ärgernis; denn du meinst nicht, was göttlich, sondern was menschlich ist.*

Petrus reagiert hier, wie wohl jeder reagiert hätte: natürlich wünscht niemand seinem Meister einen solchen Tod. Verständlicherweise möchte Petrus ihn gerne davon abhalten, auf diese Weise freiwillig zu sterben.

Kurz darauf wird er sogar handgreiflich, um Jesus zu verteidigen. Lukas 22, 50.51: *Und einer von ihnen schlug nach dem Knecht des Hohenpriesters und hieb ihm sein rechtes Ohr ab. Da sprach Jesus: Lasst ab! Nicht weiter! Und er rührte sein Ohr an und heilte ihn.* Jesus heilt den Schaden, den Petrus – in *gut gemeinter Absicht* – angerichtet hat.

- Sara. Gott gab Abraham die Verheißung einer großen Nachkommenschaft. Die Jahre gingen ins Land, Abraham und Sara wurden älter, ihr Lebensende rückte stetig näher, ohne dass sich die Verheißung erfüllte. Schließlich kam Sara auf einen *gut gemeinten* Plan: 1. Mose 16, 1-6: *Sarai, Abrams Frau, gebar ihm kein Kind. Sie hatte aber eine ägyptische Magd, die hieß Hagar. Und Sarai sprach zu Abram: Siehe, der HERR hat mich verschlossen, dass ich nicht gebären kann. Geh doch zu meiner Magd, ob ich vielleicht durch sie zu einem Sohn komme. Und Abram gehorchte der Stimme Sarais. Da nahm Sarai, Abrams Frau, ihre ägyptische Magd Hagar und gab sie Abram, ihrem Mann, zur Frau, nachdem sie zehn Jahre im Lande Kanaan gewohnt hatten. Und er ging zu Hagar, die ward schwanger. Als sie nun sah, dass sie schwanger war, achtete sie ihre Herrin gering. Da sprach Sarai zu Abram: Das Unrecht, das mir geschieht, komme über dich! Ich habe meine Magd dir in die Arme gegeben; nun sie aber sieht, dass sie schwanger geworden ist, bin ich gering geachtet in ihren Augen. Der HERR sei Richter zwischen mir und dir. Abram aber sprach zu Sarai: Siehe, deine Magd ist unter deiner Gewalt; tu mit ihr, wie dir's gefällt.* Zwar handelten Abraham und Sara nicht ungesetzlich, was sie taten, war nach damaligem Recht legitim, aber es lag kein Segen darauf, denn Gottes Weg war ein anderer. Nicht der mit der Magd gezeugte Sohn Ismael war zum Erben bestimmt, sondern Saras später geborener Sohn Isaak. *Gut gemeint* war eben nicht *gut*.

- *Rebekka.* Schon vor der Geburt der Zwillinge Esau und Jakob teilte Gott den Eltern seine Absicht mit, dass *der Ältere dem Jüngeren dienen* werde. Das bedeutete das Erstgeburtsrecht für Jakob, den jüngeren. 1. Mose 25,23: *Und der HERR sprach zu ihr: Zwei Völker sind in deinem Leibe, und zweierlei Volk wird sich scheiden aus deinem Leibe; und ein Volk wird dem andern überlegen sein, und der Ältere wird dem Jüngeren dienen.* Es ist das jahrtausende alte Dilemma aller Eltern: das Lieblingskindsyndrom. Das Lieblingskind wird bevorzugt, ohne Rücksicht auf Verluste. Rebekkas Lieblingskind war nun mal Jakob. Der Vater hatte sich Esau ausgesucht. Deshalb will er ihm das Erbe übertragen. Das geschah, indem der Vater eine Segenshandlung vornahm. Deshalb sah sich die Mutter genötigt, ihren Lieblingssohn zum Betrug anzustiften. Mittels Täuschung erschlich sich Jakob also diesen Erstgeburtssegen bei seinem bereits erblindeten Vater. Zwar hatte er, was er und seine Mutter wollten, dennoch verlor er in diesem Moment alles. Quasi mit Handgebäck musste er flüchten und zwanzig Jahre in einem fremden Land leben. Er sah seine Mutter nie wieder. Auch hier ist festzustellen: *gut gemeint, aber nicht gut gehandelt.*

Jeder Mitarbeiter in einer Kirchengemeinde steht in der Gefahr, Gottes Werk auf seine Weise vorwärts bringen zu wollen. Deshalb gilt, besonders in Krisenzeiten, Gottvertrauen und Geduld zu haben. Die Bibel ist voll von ähnlichen Beispielen, wo Menschen glaubten, sie müssten aktiv werden, weil Gott scheinbar nicht handelte.

- Wie stehen Selbstwahrnehmung und Wahrnehmung der anderen zueinander?

Jesus wies in unserem Umgang mit anderen auf das Problem Splitter und Balken im Auge, hin. (Matthäus 7,3-5 *Was siehst du aber den Splitter in deines Bruders Auge und nimmst nicht wahr den Bal-*

ken in deinem Auge? Oder wie kannst du sagen zu deinem Bruder: Halt, ich will dir den Splitter aus deinem Auge ziehen?, und siehe, ein Balken ist in deinem Auge. Du Heuchler, zieh zuerst den Balken aus deinem Auge; danach sieh zu, wie du den Splitter aus deines Bruders Auge ziehst.)

Weil viele Christen ein übersteigertes Harmoniebedürfnis und eine ebenso falsch verstandene übersteigerte Demutshaltung an den Tag legen, haben Machtmenschen hier leichtes Spiel und unterstützen dadurch den Anspruch göttlicher Autorität der Agierenden. Da Gemeinde für die Schwachen und Gestrandeten der Gesellschaft da sein will, wird sie auch unwillkürlich zu einem Sammelbecken von ungefestigten Persönlichkeiten, die das Vertrauen anderer schnell ausnutzen. Wie gehen wir damit um? Ein Pastorenkollege sagte es so: „Bete für den unsympathischen Menschen und sprich mit ihm über Jesus – entweder er wird dein Freund oder eure Wege trennen sich."

Als Ältere sollten wir mit gutem Beispiel vorangehen, Vorbilder für Jüngere sein. So schreibt Paulus: *So will ich nun, dass die Männer beten an allen Orten und aufheben heilige Hände ohne Zorn und Zweifel.* (1. Timotheus 2,8) *Den alten Männern sage, dass sie nüchtern seien, ehrbar, besonnen, gesund im Glauben, in der Liebe, in der Geduld;* (Titus 2,2) Ähnliches wird auch älteren Frauen empfohlen.

Füreinander beten

Sprich's doch mal aus ...

Ich meine, dass das Reden *mit* Gott wichtiger ist, als das Reden *über* Gott. Dennoch ist eine Anleitung zum Gebet hilfreich, so wie die Jünger Jesus baten *Herr lehre uns beten.* (Lukas 11,1). Sprechen wir kaum über unser Beten, weil es etwas ganz Intimes ist, unser vertrautes Gespräch mit Gott?

Warum sollen wir eigentlich beten, wenn Gott allwissend ist (Psalm 139)?

- Die Bibel sagt, dass wir eine besondere Beziehung zu Gott eingehen dürfen.
- Er will himmlischer Vater für uns sein, der Verantwortung für uns übernimmt, sich um uns kümmert, für uns sorgen will (Matthäus 6,25).
- Wir dürfen ihm vertrauen wie Kinder. Zum Vertrauen (griechisch auch: *glauben*) gehört, unser Hinwenden zu ihm mit unseren Anliegen. Es geht dabei nicht um die Frage, ob ER das eine oder andere für uns tun kann oder nicht, sondern ob wir ihm vertrauen.
- Beten ist das Gespräch mit Gott. Dieses Gespräch braucht auch das Wort Gottes (Bibel), wo wir Gott näher kennen lernen können.

So verkommt es nicht zum Monolog, sondern wird ein Dialog. Die nötige äußere und innere Stille, hilft, Ihre Anliegen zu durchdenken, bevor Sie sie aussprechen. Sie verhilft auch, auf das zu hören, was Gott Ihnen mitteilen möchte.

Es braucht Entschlossenheit, die regelmäßige Zeit zum Gebet und zum Lesen seines Wortes zu finden.

Jesus sprach einmal vom Glauben wie ein Senfkorn (Matthäus 17,20), *der Berge versetzen kann.* Wie groß ist mein Vertrauen in

Gottes Tun? Was will ich ihm sagen? Kann ich mich mit allem an ihn wenden? Ist etwas zu klein, was ich Ihm nicht zumuten mag oder etwas zu groß, was Ihn überfordern sollte?

Ich bin dankbar für die Aussage des Apostels Petrus: *Alle eure Sorge werft auf ihn; denn er sorgt für euch.* (1. Petrus 5,2). Das stärkt mein Vertrauen in die Person Jesus.

Mir und vielleicht auch Ihnen ist diese Gebets-Struktur hilfreich:

- Zunächst danke ich Gott: für meine Ehepartnerin, meine Familie, die Enkel, Freunde, das Zuhause, Gesundheit, Geborgenheit ...
- Ich bitte um Verständnis: Ich habe Fragen an sein Wort, ich habe Lebensfragen ...
- Ich bitte um Vergebung meiner Schuld in Worten, Gedanken, Handlungen ...
- Herr, schenke mir ... Geduld, Kraft, Gesundheit, Hilfe, Frieden, Freude ...
- Herr, ich bitte für: meine Ehepartnerin, die Kinder und Enkel, liebe Menschen, Verantwortliche in Kirchen, Politik ...
- Mit dem Wort *Amen,* was übersetzt heißt – so soll es sein – wird mein Gebet beendet.

Eine gute Gebetsanleitung ist das *Vaterunser* (Matthäus 6). Außerdem können wir viele Gebetsanregungen in den Psalmen finden. Sie waren das Lieder- und Gebetbuch der Gemeinde des Alten Testaments. Jesus wies schon damals darauf hin, dass es nicht darauf ankommt, *viele Worte* (Matthäus 6,7) zu machen, sondern welche innere Einstellung wir haben. Der Theologe Jörg Zink, formulierte es so: *Beten ist nichts für Redegewandte, sondern für Hörfähige.*

Was können wir für unsere Enkel tun? Mit ihnen beten oder zuhören, wenn sie beten. Vor allem sollten wir Fürbitte für sie tun. Keiner betet richtig, wenn er nur Segen für sich allein erbittet. Das Wesen der Fürbitte ist die Stellvertretung (vgl. hohepriesterliches Gebet Jesu in Johannes 17). Der Beter erweist damit dem anderen für den er bittet, einen einzigartigen Dienst (Hebräer 2,17).

In der Bibel finden wir viele Beispiele für Fürbitte:

- *Abraham.* Er bittet mehrmals für die Bewohner der Stadt Sodom, in der auch die Familie seines Neffen Lot wohnte (1. Mose 18,32), um Gottes gnädiges Handeln. Überall wo er während der Wanderungen sein Zelt aufschlug, errichtete er einen Opferaltar (1. Mose 13,18). Auf diese Weise feierte er mit seiner Großfamilie Gottesdienst und trat für sie als Familienoberhaupt vor Gott ein.

- *Jesus.* Er gibt Petrus in einer Krisensituation die Zusage *ich habe für dich gebetet, dass dein Glaube nicht aufhöre.* Lukas 22,32. In diese große Fürbitte Jesu sind auch wir mit hineingenommen: *Ich bitte aber nicht allein für sie, sondern auch für die, die durch ihr Wort an mich glauben werden.* (Johannes 17,20)

- *Paulus.* Zu seinem Dienst als Apostel gehörte nach seinem Selbstverständnis auch die *Fürbitte.* (Philipper 1,3-6; Kolosser 1,3; 1. Thessalonicher 1,2.3)

- In der *Fürbitte* bringen wir eine Sache oder Personen in den helfenden, heilenden und segnenden Bereich Gottes. Ihre Not, ihre Anliegen haben wir in dieser Weise zu den unsrigen gemacht. *Einer trage des anderen Last* (Galater 6,2).

- *Fürbitte* ist ein Stück Hilfe für mutlose, kranke, belastete, leidende, hungernde, gefangene Menschen. Wir sind nicht vor Ort, können aber auf diese Weise mit ihnen verbunden sein. Fürbitte kommt letzten Endes wieder uns zugute (1. Timotheus 2,1-3).

- *Hiob.* Zwei interessante Dinge fallen hier auf. Zunächst bittet er für seine Freunde, die ihn seelisch verletzt hatten (Hiob 42,8-10). Dann geht es um seine Familie (Hiob 1,5). Weil es ihm wichtig war, dass seine Kinder unter Gottes Einfluss bleiben sollten, setzte er sich für sie ein. Es liest sich hier wie eine Vorsichtsmaßnahme seinerseits, zeigt aber die tiefe Wertschätzung seiner Nachkommen.

Als glaubende Großeltern können wir uns einiges von diesen Fürbetern abschauen. In Sorgfalt und Ausdauer mit einem geduldigen Bemühen dürfen wir die *Geheimwaffe* Gebet gebrauchen.

Miteinander trauern

Aus der Bibel habe ich die Überzeugung von der Auferstehung der Toten bei der Wiederkunft Jesu Christi gewonnen.

Wundert euch darüber nicht. Denn es kommt die Stunde, in der alle, die in den Gräbern sind, seine Stimme hören werden und werden hervorgehen, die Gutes getan haben, zur Auferstehung des Lebens, die aber Böses getan haben, zur Auferstehung des Gerichts. Johannes 5,28.29;

Jesus spricht zu ihr: Ich bin die Auferstehung und das Leben. Wer an mich glaubt, der wird leben, auch wenn er stirbt; Johannes 11,25).

In der Begebenheit um den verstorbenen Lazarus (Johannes 11), macht Jesus einiges über den Tod deutlich.

- Zunächst bekommt er die Nachricht vom Kranksein seines Freundes (*Maria aber war es, die den Herrn mit Salböl gesalbt und seine Füße mit ihrem Haar getrocknet hatte. Deren Bruder Lazarus war krank.* Vers 2).
- Seine Antwort (*Als Jesus das hörte, sprach er: Diese Krankheit ist nicht zum Tode, sondern zur Verherrlichung Gottes, damit der Sohn Gottes dadurch verherrlicht werde.* Vers 4)
- und sein Zögern (*Als er nun hörte, dass er krank war, blieb er noch zwei Tage an dem Ort, wo er war; danach spricht er zu seinen Jüngern: Lasst uns wieder nach Judäa ziehen!* Verse 6.7) dramatisieren die Situation nicht.
- Dann bezeichnet Jesus den Tod als Schlaf (*Das sagte er und danach spricht er zu ihnen: Lazarus, unser Freund, schläft, aber ich gehe hin, ihn aufzuwecken. Da sprachen seine Jünger: Herr, wenn er schläft, wird's besser mit ihm. Jesus aber sprach von seinem Tode; sie meinten aber, er rede vom leiblichen Schlaf. Da sagte es ihnen Jesus frei heraus: Lazarus ist gestorben;* Verse 11-14).

- Schließlich erweckt er seinen bereits bestatteten Freund Lazarus zum Leben und nennt sich die *Auferstehung und das Leben*.

Warum tat er das? Für ihn ist der Tod kein Hindernis. Denn wenn er selbst Schöpfer ist (Kolosser 1,16), kann er auch wieder neues Leben hervorbringen (vgl. 1. Korintherbrief 15). Deshalb ist der Tod in seinen Augen wie ein Schlaf, aus dem es wieder ein Erwachen gibt. Also ein Zustand ohne Bewusstsein (*Denn die Lebenden wissen, dass sie sterben werden, die Toten aber wissen nichts; sie haben auch keinen Lohn mehr, denn ihr Andenken ist vergessen. Ihr Lieben und ihr Hassen und ihr Eifern ist längst dahin; sie haben kein Teil mehr auf der Welt an allem, was unter der Sonne geschieht.* Prediger 9, 5.6). Wir sprechen deshalb auch von Totenruhe und von Friedhöfen. Die Hoffnung, dass der Tod nicht das Letzte ist, gab vielen Christen Trost und Zuversicht für sich und ihre verstorbenen Lieben in den schweren Stunden des Abschiednehmens.

Was haben sie in deinem Hause gesehen?

Er sprach: Was haben sie gesehen in deinem Hause? Hiskia sprach: Sie haben alles gesehen, was in meinem Hause ist, und es ist von meinen Schätzen nichts, was ich ihnen nicht gezeigt hätte. (2. Könige 20,15

Jeder Mensch verknüpft mit seiner Arbeit eine bestimmte Zielstellung. Manche versuchen, etwas Wohlstand zu erreichen. Andere quälen sich ab, um besonders gut und viel essen zu können. Sie kennen bestimmt auch Menschen, die jeden möglichen und unmöglichen Anlass zum Feiern nehmen. So gibt es auch Menschen, die sehr fleißig sind, um es später bequem zu haben.

Oft trifft man auch Zeitgenossen an, die wie Könige in ihrem Reich Wohnung herrschen. Getreu nach dem Motto My home – my castle setzen sie ihre Priorität. Die Frage ist: Welchen Wert messe ich diesen Gegenständen bei? Und die Konsequenz daraus: Was zeige ich meinen Gästen, die mich besuchen?

Stellen wir uns einen Schrank mit drei Schubladen vor, der dann noch etliche Fächer aufweist.

-    Auf der ersten Schublade steht: Hiskias Heim

Der König Hiskia lebte ungefähr 700 v. Chr im Reich Juda. Sein Name bedeutet Meine Stärke ist Jahwe. Er war der Sohn des schwachen Regenten Ahas. Trotzdem ist er ein gläubig frommer König, der auf den Propheten Jesaja hört, aber auch auf die Ratgeber seines Vaters. So wird er folgendermaßen beschrieben: *Im dritten Jahr Hoscheas, des Sohnes Elas, des Königs von Israel, wurde Hiskia König, der Sohn des Ahas, des Königs von Juda. Er war fünfundzwanzig Jahre alt, als er König wurde; und er regierte neunundzwanzig Jahre zu Jerusalem. Seine Mutter hieß Abi, eine Tochter Secharjas. Und er tat, was dem HERRN wohlgefiel, ganz wie sein Vater David.*

Er entfernte die Höhen und zerbrach die Steinmale und hieb das Bild der Aschera um und zerschlug die eherne Schlange, die Mose gemacht hatte. Denn bis zu dieser Zeit hatte ihr Israel geräuchert und man nannte sie Nehuschtan. Er vertraute dem HERRN, dem Gott Israels, sodass unter allen Königen von Juda seinesgleichen nach ihm nicht war noch vor ihm gewesen ist. Er hing dem HERRN an und wich nicht von ihm ab und hielt seine Gebote, die der HERR dem Mose geboten hatte. (2. Könige 18,1-6)

Hiskia ruft Priester und Leviten wieder in ihre Dienste zurück. Er ist ein Mann der Stunde, ein Reformer. Er bringt das Volk zum Schuldbekenntnis (2. Chronik 29,6) und erkennt Gottes segnende Wirkung: *Und Hiskia freute sich samt allem Volk über das, was Gott dem Volke bereitet hatte; denn es war unvermutet schnell gekommen.* (2. Chronik 29,36). Während sein Land in einer Krisenzeit bestehen bleibt, ging das Reich Israel (Nordreich) in der assyrischen Gefangenschaft 722 v.Chr. unter.

Eines Tages erkrankt er lebensbedrohlich. (2. Könige 20,1) Hiskia betet zu Gott und weint sehr. Zu diesem Zeitpunkt war er 39 Jahre alt und hatte noch keinen Nachkommen. Der Herr erhört sein Gebet sofort, indem der Prophet Jesaja dem König Genesung zusagt. (Verse 4.5) Der König bittet außerdem um ein Zeichen, dass seine Heilung auch glaubwürdig ist. Gott stimmt dem zu (Verse 8-11) und lässt den Schatten an der Sonnenuhr um 10 Striche zurückgehen.

Hiskia wird umgehend gesund und hoher Besuch kündigt sich an: *Zu dieser Zeit sandte Merodach-Baladan, der Sohn Baladans, der König von Babel, Brief und Geschenke an Hiskia; denn er hatte gehört, dass Hiskia krank gewesen war.* (Vers 12) Die Glückwünsche und Geschenke waren für ein Schutzbündnis gegen Assyrien gedacht. Hier vertraut Hiskia auf seine irdische Macht und schließt ein politisches Bündnis - ungeachtet des Prophetenrates – gegen Sanherib.

Hiskia aber freute sich über die Boten und zeigte ihnen das ganze Schatzhaus, Silber, Gold, Spezerei und das beste Öl und das Zeug-

haus und alles, was an Schätzen vorhanden war. Es war nichts in seinem Hause und in seiner ganzen Herrschaft, was ihnen Hiskia nicht gezeigt hätte. (Vers 13) Voller Stolz zeigt er seinen Reichtum und seine Rüstung. Dabei verschweigt er das Wunder seiner Genesung. Kein Hinweis auf den lebendigen Gott und das Zeichen mit der Sonnenuhr. Wie anders verhielt sich zuvor der König Salomo: *Und als die Königin von Saba die Kunde von Salomo vernahm, kam sie, um Salomo mit Rätselfragen zu prüfen. Und sie kam nach Jerusalem mit einem sehr großen Gefolge, mit Kamelen, die Spezerei trugen und viel Gold und Edelsteine. Und als sie zum König Salomo kam, redete sie mit ihm alles, was sie sich vorgenommen hatte. Und Salomo gab ihr Antwort auf alles und es war dem König nichts verborgen, was er ihr nicht hätte sagen können... Gelobt sei der HERR, dein Gott, der an dir Wohlgefallen hat, sodass er dich auf den Thron Israels gesetzt hat! Weil der HERR Israel lieb hat ewiglich, hat er dich zum König gesetzt, dass du Recht und Gerechtigkeit übst.* (1.Könige 10, 1-3.9)

So viel zur historischen Begebenheit.

- zweite Schublade: Unser Heim – die Familie.

Herrscht eine kühle Familienatmosphäre oder fühlen sich Kinder und Jugendliche bei Ihnen wohl? Sind TV und moderne Medien die Alleinunterhalter und Ersatz für fehlende Geselligkeit? Gibt es noch gemeinsame Mahlzeiten? Immer häufiger ist das Zuhause nur noch eine gemeinsame Adresse, wo man übernachtet und sich am Kühlschrank bedient. Wenn es so bei der Enkelfamilie zugeht, haben Sie, liebe Großeltern, eine Aufgabe. Machen Sie Ihr Zuhause zu einem Ort der Begegnung, einem Daheim, wo die Enkel fröhlich und unbeschwert sein können. Im Neuen Testament steht das Wort Freude sehr häufig.

Was ist Ihnen wichtiger? Ungestört Zeitung zu lesen, Nachrichten zu sehen oder ein spontanes Gespräch mit Ihrem Enkelkind zu haben? Kinder haben ein gutes Empfindungs- aber auch Erinnerungsvermögen. Sie wissen genau, ob sie respektvoll behandelt wurden. Die Bibel mahnt uns deshalb *keine bittere Wurzel aufwachsen zu lassen* (Hebräer 12,15). Geborgenheit, Nestwärme sind äußerst wichtig für Kinder und Jugendliche, damit sie brauchbare Menschen werden können.

Betreiben Sie kein Doppelspiel vor den Enkeln. Machen Sie klare und bestimmte Ansagen in Güte. Das Hineinnehmen in Verantwortung soll in kleinen Schritten und altersgemäß geschehen. Das fördert die Zugehörigkeit, zeigt auf, dass man erst genommen wird und im Familienverbund wichtig und wertvoll ist. Ein Lob für kleine Dinge, wie auch das Vergeben bzw. Entschuldigen, gehören zum guten Familienklima einfach dazu.

Friedrich Bodelschwingh formulierte es so: *Alle Tage ein Danklied mehr und ein Klagelied weniger.*

Falls Sie auch materiell nicht so gut aufgestellt sein sollten, christliche Werte und den Zugang zur Bibel können Sie auf alle Fälle vermitteln. Diese Basis ist ein unschätzbarer Wert fürs ganze Leben. Viele biblische Persönlichkeiten kamen zuerst daheim mit dem Glauben in Berührung. *Da sprach die Tochter des Pharao zu ihr: Nimm das Kindlein mit und stille es mir; ich will es dir lohnen. Die Frau nahm das Kind und stillte es. Und als das Kind groß war, brachte sie es der Tochter des Pharao, und es ward ihr Sohn und sie nannte ihn Mose; denn sie sprach: Ich habe ihn aus dem Wasser gezogen. (2.Mose 2,9)* Später wird über Mose berichtet: *Durch den Glauben wollte Mose, als er groß ward, nicht mehr ein Sohn heißen der Tochter Pharao. (Hebräerbrief 11,24)*

Ohne Vertrauen geht es nicht

- Ohne gegenseitiges Vertrauen geht es nicht. Haben Sie zu Ihren Enkeln Vertrauen? Oder sind sie nur Grünschnäbel oder Dummschwätzer? Vielleicht gibt es zuhause ein Generationsproblem, Eltern und Kinder verstehen sich nicht mehr. Haben Sie Hilfe anzubieten? Bereits in biblischer Zeit gab es ähnliche Konflikte. Der Prophet Maleachi schrieb folgendes: *Siehe, ich will euch senden den Propheten Elia, ehe der große und schreckliche Tag des HERRN kommt. Der soll das Herz der Väter bekehren zu den Söhnen und das Herz der Söhne zu ihren Vätern ...* (Maleachi 3,23.24).
- Vertrauen heißt zuvorkommen. *Einer komme dem andern mit Ehrerbietung zuvor.* (Römerbrief 12,10). Im Straßenverkehr gibt es das Vorfahrtsrecht. Der Paragraph der *Rücksichtnahme und gegenseitigen Achtung* steht aber darüber. Ein wertungsfreies Aussprechen, kann zerstörtes Vertrauen wieder aufbauen. Geheimnisse darf es zwischen einzelnen Familienmitgliedern geben, Heimlichtuerei dagegen ist ungesund und untergräbt die Familienatmosphäre. Ein Ehekrach – auch zwischen den Großeltern – wirkt auf die Enkel verstörend, aber eine konstruktive Lösungssuche prägt sich bei ihnen ein. Dass wir versagen, muss nicht tragisch sein. Entscheidend ist nur, wie wir die Situation lösen.

Glauben vermitteln

- Glauben wird zuallererst zu Hause vermittelt. *Denn ich erinnere mich an den ungefärbten Glauben in dir, der zuvor schon gewohnt hat in deiner Großmutter Lois und in deiner Mutter Eunike; ich bin aber gewiss, auch in dir.* (2. Timotheusbrief 1,5)
Paulus wertschätzt hier den *Bildungsweg* seines Mitarbeiters Timotheus. Deshalb rät er ihm: *Du aber bleibe bei dem, was du gelernt hast und was dir anvertraut ist; du weißt ja, von wem du gelernt hast.* (Kapitel 3,14).

Auch von Jesu Elternhaus wird in knapper Weise vorbildhaft berichtet: *Das Kind aber wuchs und wurde stark, voller Weisheit, und Gottes Gnade war bei ihm ... Und alle, die ihm zuhörten, verwunderten sich über seinen Verstand und seine Antworten ... Und Jesus nahm zu an Weisheit, Alter und Gnade bei Gott und den Menschen.* (Lukas 2, 40.47.52)

Was würde ein jüngerer Mensch in Ihrem Hause sehen? Kann er dort etwas lernen oder stünde er bloß im Wege?

- Da gibt es noch das Pfeilgift, womit wir unsere Reden tränken, um sie wie Pfeile auf andere abzuschießen: Klatsch, Tratsch, Mutmaßungen, Heuchelei, altes Gerede ... Wie reden Sie zuhause in Anwesenheit der Enkel über Nachbarn, Verwandte, den Gottesdienst oder die letzte Predigt? Vorsicht vor dem Pfeilgift der Übertreibung!

Ist Ihr Zuhause ein Magnet für Fremde?

- Wir empfangen keinen Besuch – sagen die einen. Mein Mann, meine Frau wünscht das nicht. Die tragen nur Dreck herein, nehmen meine kostbare Zeit in Anspruch und wollen noch bewirtet werden. Andere sagen: Bloß keine alten Leute, Kinder oder gar Asoziale. Der Apostel Petrus gibt uns folgenden Rat mit: *Seid gastfrei untereinander ohne Murren. Und dient einander, ein jeder mit der Gabe, die er empfangen hat, als die guten Haushalter der mancherlei Gnade Gottes.* (1. Petrusbrief 4, 9.10). Durch das Kennenlernen werden aus Fremden, Gäste und möglicherweise Freunde.
- Eine andere Art ist, den Besuch zu ertragen. Wir setzen zwei Gesichter auf. Die Gäste werden freundlich und zuvorkommend behandelt – und wenn sie gegangen sind, nach Strich und Faden heruntergeputzt.
- Wie halten Sie es selber mit Besuchen? Worüber unterhalten Sie sich im Freundeskreis? Kommt frischer Wind ins Gespräch oder rühren Sie altes Gewäsch zum Kaffeekränzchen

immer wieder um? Geschehen solche Besuche routinemäßig, weil sie mal wieder dran sind oder können Sie trösten, ermutigen, neue Perspektiven aufzeichnen?

- dritte Schublade: *Unser Heim – der Gottesdienst*

David formulierte es so: *Eines bitte ich vom Herrn, das hätte ich gerne: dass ich im Hause des Herrn bleiben könne mein Leben lang, zu schauen die schönen Gottesdienste des Herrn und seinen Tempel zu betrachten* (Psalm 27,4).

Unsere Familie war gerne auf großen Gottesdiensten, christlichen Kongressen oder anderen solchen Events. Meistens gibt es ein gutes musikalisches Programm, einen bemerkenswerten Gastsprecher und viele Begegnungen. Wir treffen Freunde, die wir schon länger nicht mehr gesehen haben. Berührend, großartig und unvergesslich können solche Gottesdienste sein. Aber auch kleinere Familiengottesdienste, ein Erntedank- oder Adventsgottesdienst, eine Taufe oder das Abendmahl gehören dazu. Anbetung und Gott die Ehre geben sind die eine Seite des Gottesdienstes. Das heißt so viel wie: Wir dienen Gott.

- Ein anderer Teil ist Erbauung. Gott dient uns.
- Ein dritter Teil sind Diakonie und Mission. Auf diese Weise dienen wir unserem Nächsten.

Welchen Stellenwert hat der Gottesdienst in Ihrem Leben? Besuchen Sie den wöchentlichen Gottesdienst eher selten? Sind Sie dann nur Konsument? Oder kritischer Begleiter? Bringen Sie sich mit ein? Von Jesus wird berichtet: *Und er kam nach Nazareth, wo er aufgewachsen war, und ging nach seiner Gewohnheit* (griechisch: ethos) *am Sabbat in die Synagoge und stand auf und wollte lesen.* (Lukas 4,16).

Unser Tagesablauf besteht aus vielen Gewohnheiten, die wir gewöhnlich regelmäßig tun. Manches tun wir gern – anderes muss auch getan werden, wenn nicht von uns, vom wem sonst? Mehrere

Dinge fallen mir in diesem Text auf: Jesus wurde etwas angewöhnt, das er dann selbst als Gewohnheit übernahm. Schließlich wurde der Gottesdienstbesuch zu seinem Bedürfnis. Es war also mehr als nur ein Brauch oder eine Sitte, denn Jesus hatte sich selbst dazu entschieden. Jesus ist in der Synagoge kein stiller Zuhörer. Er bringt sich ein und liest vor.

Wie ist es denn nun, liebe Brüder? Wenn ihr zusammenkommt, so hat ein jeder einen Psalm, er hat eine Lehre, er hat eine Offenbarung, er hat eine Zungenrede, er hat eine Auslegung. Lasst es alles geschehen zur Erbauung! (1. Korintherbrief 14, 26). Paulus zeigt, dass Gemeinde vom Mitmachen lebt. Schließlich gibt eine Generation der anderen diesen Schatz des Glaubens weiter. Hier sind Großeltern wichtig.

-   Ist Ihre Kirchengemeinde für Sie Parkplatz oder Tankstelle?

Unser PKW muss immer wieder betankt werden, damit wir fahren können und unser Ziel erreichen. Ein Parkplatz dient dazu, dass wir bei einer längeren Fahrt eine Verschnaufpause einlegen und die Fahrtüchtigkeit überprüfen. Manchmal ist er auch Abstellort für längere Zeit. Die Gemeindeversammlung ist ein Ort zum *Kurzparken*. Ich treffe eine Standortbestimmung, treffe Freunde als Weggefährten und mache mir mein Reiseziel erneut bewusst. Der Parkplatz ist nicht mein Reiseziel. Ich muss auch während meiner Fahrt Tankstellen aufsuchen, um meinen Bestimmungsort zu erreichen. Gemeinde ist als Ort für Dauerparker völlig ungeeignet. Welches Klima herrscht in Ihrer Gemeinde/Kirche?

Der Einzelne kann auch in der großen Gemeinschaft untergehen, einsam sein. Auch in Kirchengemeinden herrschen Sympathie und Antipathie, die Dazugehörigkeit zu einer Gruppe oder sich fühlen wie ein Fremdkörper.

Es sind nicht immer die Andern, die uns das Leben schwer machen. Die können wir kaum ändern. Wir können aber unseren Blickwinkel ändern, den ersten Schritt gehen und müssen nicht warten, bis Einer auf uns zukommt. *Darum nehmt einander an, wie Christus euch angenommen hat zu Gottes Lob.* (Römerbrief 15,7) Das Neue Testament enthält eine Fülle solcher Imperative. Wir können ihnen aber nur deshalb nachkommen, weil sie auf dem Indikativ (die Erlösung durch Jesus Christus) aufgebaut sind. Wenn ich Gott für den Nächsten, der mir Probleme macht, danken kann, ändert sich etwas in meiner Einstellung zu diesem Menschen. Nicht von ungefähr heißt es: Danken schützt vor Wanken und Loben zieht nach oben.

Das Gemeindeklima macht eine Gemeinde unverwechselbar. Die Temperatur kann im Laufe der Zeit schwanken. So macht eine Gemeinde gute, segensreiche Zeiten durch, kennt aber auch Dürrezeiten und Kälte. Helfen Sie mit, für eine gute Temperatur, ein gutes Klima, zu sorgen.

Ich mag das Lied von Manfred Siebald: *Ins Wasser fällt ein Stein, ganz heimlich still und leise, und ist er noch so klein, er zieht doch weite Kreise. Wo Gottes große Liebe in einen Menschen fällt, da wirkt sie fort, in Tat und Wort...* Schon das kleinste Wort, die unscheinbarste Tat, kann Großes bewirken. Es sind nicht immer die großen Dinge oder die großen Leute, die viel bewirken. *Ihr* Verhalten kann viel dazu beitragen, dass Gemeinde/Kirche eine Offenheit erlebt, wo Fremde zu Gästen und Freunden werden.

Was haben sie in Ihrem Hause gesehen? In unserer biblischen Begebenheit hatte der König Hiskia versagt. Seinen Glauben und seine Erfahrung mit Gott behielt er für sich – top secret. Ich möchte Sie ermutigen, Ihren Glauben in Ihrem Zuhause zu leben. Teilen Sie ihn mit Ihren Enkeln.

Füreinander die Schöpfung bewahren

Nach der Bibel, wie nach dem Glaubensbekenntnis der Kirche (Apostolicum) glauben viele Christen an den Schöpfergott. Damit übernehmen sie Verantwortung für die Schöpfung.

Oh, Timotheus! Bewahre, was dir anvertraut ist... Diese Worte richtete Paulus einst an seinen Mitarbeiter Timotheus (1. Tim. 6,20). Ich übertrage die Bitte des Apostels auch auf die Schöpfung. Da die Begriffe ökologischer Fußabdruck, Klimawandel und Nachhaltigkeit in aller Munde sind, wollen wir uns diesem Thema widmen.

- In der Bibel finden wir diese Termini nicht, wohl aber das Anliegen. So lesen wir im Alten Testament 399 mal vom Bewahren (hebräisch: *Schamar*). Im Neuen Testament steht es 26 mal (griechisch: *phylasso*).
- Im ersten Buch Mose erhalten die ersten Menschen den Auftrag die Erde zu bebauen und zu bewahren (*Und Gott der HERR nahm den Menschen und setzte ihn in den Garten Eden, dass er ihn bebaute und bewahrte. 1. Mose 2,15*). Der Mensch ist von Anfang an gefordert, die göttliche Ordnung zu erhalten, zu bewahren, zu beobachten. Das gilt nicht nur für die Schöpfung, sondern auch für andere Bereiche des Lebens.
- So heißt es in den Sprüchen: *Mein Sohn, lass sie nicht aus deinen Augen weichen, bewahre Umsicht und Klugheit!* (Sprüche 3,21); *Bleibe in der Unterweisung, lass nicht ab davon; bewahre sie, denn sie ist dein Leben.* (Sprüche 4,13) Im Buch Prediger 4,17 lesen wir: *Bewahre deinen Fuß, wenn du zum Hause Gottes gehst, und komm, dass du hörst. Das ist besser, als wenn die Toren Opfer bringen; denn sie wissen nichts als Böses zu tun.*
- Gott selbst sagt, dass er Menschen, Tiere, Städte, Völker und seine Zusagen bewahrt. Eine dieser Aussagen finden wir nach dem Ende der Sintflut an Noah gerichtet: *Solange die*

Erde steht, soll nicht aufhören Saat und Ernte, Frost und Hitze, Sommer und Winter, Tag und Nacht. (1. Mose 8,22). Gott ist nicht nur der Schöpfer dieser Welt, sondern auch deren Bewahrer und Erhalter.

- Im Neuen Testament geht es beim Bewahren meist um den geistlichen Bereich.
    - *Er aber sprach: Ja, selig sind, die das Wort Gottes hören und bewahren.* (Lukas 11,28). Timotheus soll auch weiterhin das anvertraute Gut bewahren: *Dieses kostbare Gut, das dir anvertraut ist, bewahre durch den Heiligen Geist, der in uns wohnt.* (2. Timotheus 1,14).
    - Paulus spricht auch einen besonderen Segenswunsch aus: *Und der Friede Gottes, der höher ist als alle Vernunft, bewahre eure Herzen und Sinne in Christus Jesus.* (Philipperbrief 4,7).
    - Mit einem ähnlichen griechischen Begriff stehen bewahren und tun in einem engen Zusammenhang. *Maria aber behielt alle diese Worte und bewegte sie in ihrem Herzen.* (Lukas 2,19).
    - Und auch das letzte Buch der Bibel weist darauf hin: *Selig ist, der da liest und die da hören die Worte der Weissagung und behalten, was darin geschrieben ist; denn die Zeit ist nahe.* (Offenbarung 1,3).

Das Thema Umweltschutz geht jeden an, auch die, die nicht an die Schöpfung glauben, damit nicht unsere Lebensgrundlage Erde zerstört wird. Wer sich schuldig macht an unserm Planeten und der Schöpfung, wird von Gott, dem Schöpfer, dafür zur Rechenschaft gezogen werden. (Offenbarung 11,18)

Die Bewahrung der Schöpfung und der verantwortungsvolle Umgang wird bis zum letzten Buch der Bibel thematisiert. *Und er sprach mit großer Stimme: Fürchtet Gott und gebt ihm die Ehre; denn die Stunde seines Gerichts ist gekommen! Und betet an den, der gemacht hat Himmel und Erde und Meer und die Wasserquel-len!* (Offenbarung 14,7)

Wer glaubt, dass Gott der Schöpfer dieser Erde ist, *muss* sich für den Erhalt der Schöpfung einsetzen. Wer Gott als Schöpfer anbetet, betrachtet unsere Erde als Leihgabe für die er täglich danken kann und an deren Bewahrung er sich aktiv beteiligt.

Miteinander aus Krisen gestärkt hervorgehen

Der Apostel Paulus ist hier ein gelebtes Beispiel, wenn er folgende Aussage trifft: *Ich sage das nicht, weil ich Mangel* (griechisch: hysteresis) *leide; denn ich habe gelernt, mir genügen* (griechisch: autarkes) *zu lassen, wie's mir auch geht. Ich kann niedrig sein und kann hoch sein; mir ist alles und jedes vertraut: Beides, satt sein und hungern, beides, Überfluss haben und Mangel leiden; ich vermag alles durch den, der mich mächtig* (griechisch: endynamoo) *macht.* (Philipper 4, 11-13) Ist Paulus ein Lebenskünstler gewesen? Könnte man sagen. Aber er schreibt es ja selbst, dass er in Jesus seinen Halt, seine Geborgenheit gefunden hat. So kann er in den unterschiedlichsten Lebenssituationen genügsam sein oder wir würden heute sagen: zurechtkommen.

- In Bezug auf Personen hat es Paulus so formuliert: *Darum nehmt einander an, wie Christus euch angenommen hat zu Gottes Lob.* (Römer 15,7)
- Wir brauchen einander, gerade in instabilen Situationen. Zuversicht aus dem Glauben stärkt unseren inneren Halt. Erinnern wir uns daran, dass Jesus alles unter Kontrolle hat (*Und er stieg in das Boot und seine Jünger folgten ihm. Und siehe, da erhob sich ein gewaltiger Sturm auf dem See, sodass auch das Boot von Wellen zugedeckt wurde. Er aber schlief. Und sie traten zu ihm, weckten ihn auf und sprachen: Herr, hilf, wir kommen um! Da sagt er zu ihnen: Ihr Kleingläubigen, warum seid ihr so furchtsam? Und stand auf und bedrohte den Wind und das Meer. Da wurde es ganz stille.* Matthäus 8, 23-26).
- Jesus sagt uns: *Das habe ich mit euch geredet, damit ihr in mir Frieden habt. In der Welt habt ihr Angst* (griechisch: thlipsis = Bedrängnis)*; aber seid getrost, ich habe die Welt überwunden.* (Johannes 16,33)
- 365 Mal soll das *Fürchte dich nicht*... In der Bibel stehen – also für Jeden Tag des Jahres eine Ermutigung. Wir müssen

diese Beistandszusagen Gottes nicht alle auswendig aufsagen können. Manchmal reicht die Zeit nicht mal dazu. Die Telefonnummer Gottes 5015 sollten wir kennen. In Psalm 50,15 steht: *Rufe mich an in der Not, so will ich dich erretten und du sollst mich preisen.* Gut zu wissen, wo Hilfe abrufbar ist.

- Wir dürfen einander ermutigen und helfen (*Einer trage des andern Last, so werdet ihr das Gesetz Christi erfüllen.* Galater 6,2)
- An der Hoffnung gilt es festzuhalten. Nicht zuletzt gibt es das geflügelte Wort die Hoffnung stirbt zuletzt.

Quellenverzeichnis

Alle im Buch aufgeführten Bibeltexte sind, wenn nicht anders vermerkt, der Lutherübersetzung 1984, Stuttgarter Bibelgesellschaft, entnommen.

Flow, Ausgabe 50 /2020

Kirchenvater Augustin,
https://bkv.unifr.ch/works/4/versions/11/divisions/93277 5.8.2020

Luther, https://rpi-baden.de/html/media/dl.html?i=24877 5.8.2020

ERF, Beten – warum? Sendung vom 27.1.2003

J.M.Drescher, Wenn ich neu anfangen könnte, Hg Bund freier evangelischer Gemeinden in der DDR, 1987

Bruno Radom Hg, Wenn es stiller um uns wird; St. Benno Verlag Leipzig 1972

Volker und Martina Kessler; Die Machtfalle; Brunnenverlag Gießen 2001

Donna Habenicht; Wie man Kindern Werte vermittelt; Adventverlag Lüneburg 2004

Donna Habenicht, Auf dem Weg zum Glauben, Adventverlag Lüneburg 1999

Walter Bauer, Wörterbuch zum Neuen Testament; Verlag Töpelmann Berlin 1952

Osterloh und Engelland, biblisch theologisches Handwörterbuch, Vandenhoeck & Ruprecht, Göttingen 1964

Erwin Preuschen, griechisch-deutsches Taschenwörterbuch zum Neuen Testament, Verlag Töpelmann Berlin 1937

Gerhard Kittel, Theologisches Wörterbuch zum Neuen Testament, Kohlhammer Verlag Stuttgart 1933

Friedrich Kluge, Etymologisches Wörterbuch der deutschen Sprache, online

Ökumenische Versammlung, Für Gerechtigkeit, Frieden und Bewahrung der Schöpfung, Dresden – Magdeburg – Dresden, innerkirchliches Manuskript 1989

William MacDonald, Kommentar zum Neuen Testament, CLV Bielefeld 1992

Frank Uphoff, Ausarbeitung über Befreiung, o.D.

Fritz Rienecker, Lexikon zur Bibel, R.Brockhaus Verlag Wuppertal 1983

Wuppertaler Studienbibel CD-Rom Ausgabe 1996

Ralf Luther, Neutestamentliches Wörterbuch, evangelische Buchgemeinde Stuttgart 1962

Werner H. Schmidt und Gerhard Delling, Wörterbuch zur Bibel, Evangelische Hauptbibelgesellschaft Berlin 1972

Marianne und Reinhard Kopp, Typisch Oma, typisch Opa?! Edition GroßelternAkademie, 2019, BoD Norderstedt, ISBN 978- 3-74947197-3

Johannes Derksen, Hochwürden Kräuterbein, St. Benno-Verlag GmbH Leipzig/ Verlag Cordier Heiligenstadt, 3. Auflage 1981, Lizenznummer 480-77-81

Marco von Münchhausen, Wo die Seele auftankt, 2004, Campus Verlag GmbH, Frankfurt/Main ISBN 3-593-37308-4

Manfred Karremann, Es geschieht am helllichten Tag, erste Auflage 2007, DuMont Buchverlag Köln, ISBN 978-3-8321-8040-9

Isabel Losada, Um Gottes Willen, 1. Auflage 2000, Gerth Medien, Asslar, ISBN 3-89437-659-7

Friedemann Schulz von Thun, Miteinander reden, Rowohlt Taschenbuch GmbH, 1981, Auflage 1990, 1080-ISBN 3 499 17489 8

Axel Hambraeus, der Pfarrer in Uddarbo, Evangelische Verlagsanstalt GmbH, Berlin 1962, zweite Auflage, Lizenz 420. 205-247-62.III-18-149.hg

Nancy van Pelt, Herausforderung Erziehung, Advent-Verlag Zürich, Wegweiser-Verlag Wien, 2. Auflage 1997, ISBN 3-905008-42-4 (Krattigen), ISBN 3-900160-05-8 (Wien)

Helga Gürtler, das Glück einer besonderen Beziehung, Herderverlag 2004

https://www.glaubensstimme.de/doku.php?id=autoren:s:spurgeon:p:andachten_zum_brief_an_philemon 29.6.2020

https://www.studylight.org/commentaries/spe/philemon.html 29.6.2020

https://www.beltz.de/sachbuch_ratgeber/buecher/produkt_produktdetails/42027-wer_ein_warum_zu_leben_hat.html 30.7.2020

https://karrierebibel.de/resilienz/ 30.7.2020

Heiko Schäffler, https://monami.hs-mittweida.de/frontdoor/deliver/index/docId/9035/file/Bachelorarbeit+-+Mit+Kindern+%c3%bcber+den+Tod+sprechen.pdf 26.1.2020

Svenja Schulze, https://monami.hs-mittweia.de/frontdoor/deliver/index/docId/6378/file/Svenja+Schulze-+Master+Endversion.pdf 26.1.2020

https://www.bibelkommentare.de/kommentare/744/das-herz-gewinnen 03.08.2020

https://editionf.com/vorbilder/12.05.2020

https://familienzeit.evangelisches- gemeindeblatt.de/detailansicht/glaube-wird-nicht-vererbt-sondern-geschenkt-1623/ 12.05.2020

https://sthbasel.ch/wp-content/uploads/Ass-Prof-Dr-Schweyer-Christliche-Bildung-zu-Hause.pdf 12.05.2020

https://www.gluecksdetektiv.de/authentisch-sein/ 11.05.2020

https://www.lutz-herkenrath.de/thema/authentisch-sein/ 11.05.2020 http://www.schule-der-wertschaetzung.at/wp-content/uploads/2010/04/als-ich-mich-selbst-zu-lieben-begann.pdf 11.05.2020

https://editionf.com/vorbilder/

https://auslegungssache.at/4030/wer-sein-kind-liebt-der-zuechtigt-es/
    15.05.2020

http://franziskaklinkigt.blogspot.com/p/wer-sein-kind-liebt.html   Edition
unerzogen, tologo Verlag, ISBN: 9783937797373   15.05.2020)

https://www.vaterfreuden.de/vaterschaft/erziehungsfragen/wie-man-kinder-vor-sexuellem-missbrauch-sch%C3%BCtzt

https://www.sicher-stark-team.de/kindesmissbrauch.cfm

https://www.welt.de/gesundheit/psychologie/article136101491/So-gut-ist-Glauben-fuer-unsere-Gesundheit.html 10.05.2020

https://www.badische-zeitung.de/was-es-bedeutet-ein-fan-zu-sein--85701532.html 16.06.2020

https://de.wikipedia.org/wiki/Fan 16.06.2020

http://www.ikabod.de/Artikel/Theo-Lehmann---Jesus-braucht-keine-Fans.pdf 16.06.2020

Goodbye, Jehova, Misha Anouk, rowohlt, e-book, 2016

https://www.naiv-kollektiv.org/bibliothek/wer-sein-kind-liebt-theorie-und-praxis-struktureller-gewalt/

Christian Möller, Vortrag über Berufung, gesendet beim ERF

In der Edition GroßelternAkademie sind bisher erschienen

Typisch Oma, typisch Opa?! Wir Großeltern von heute	Großelternratgeber 12,99 EUR, 396 Seiten, ISBN 9783749471973
Mein liebes Enkelkind	Für 366 Tage, mit einem tägli- chen Impulssatz zur Großeltern- schaft. ISBN 9 783750 461857 11,99 EUR
Das ABC für Großeltern	fasst alphabetisch von Acht- samkeit bis Zurückhaltung das Großelterndasein zusammen. ISBN 9 783748 120216 3,99 EUR
Coole Großeltern	„Coole Großeltern" sind heutzu- tage die gefragtesten unter den älteren Menschen. ISBN 9 783750 403321 3,99 EUR
Neugier aufs Dessert	Impulse und Nachdenkenswer- tes für Großeltern mit Zitaten berühmter Menschen. ISBN 9 783751 997317 4,99 EUR

zu beziehen über den Buchhandel, Amazon oder den BoD-Buchshop.

Weitere Informationen über die GroßelternAkademie unter

www.grosselternakademie.de